《神农本草经》三解

柳少逸◎编著

全国百佳图书出版单位
中国中医药出版社
·北京·

图书在版编目（CIP）数据

《神农本草经》三解 / 柳少逸编著 . — 北京：中国中医药出版社，2022.10

ISBN 978 – 7 – 5132 – 7752 – 5

Ⅰ . ①神…　Ⅱ . ①柳…　Ⅲ . ①《神农本草经》—研究
Ⅳ . ① R281.2

中国版本图书馆 CIP 数据核字（2022）第 157244 号

中国中医药出版社出版

北京经济技术开发区科创十三街 31 号院二区 8 号楼
邮政编码　100176
传真　010-64405721
三河市同力彩印有限公司印刷
各地新华书店经销

开本 787 × 1092　1/16　印张 18.25　字数 397 千字
2022 年 10 月第 1 版　2022 年 10 月第 1 次印刷
书号　ISBN 978 – 7 – 5132 – 7752 – 5

定价　98.00 元
网址　www.cptcm.com

服 务 热 线　010-64405510
购 书 热 线　010-89535836
维 权 打 假　010-64405753

微信服务号　zgzyycbs
微商城网址　https://kdt.im/LIdUGr
官 方 微 博　http://e.weibo.com/cptcm
天猫旗舰店网址　https://zgzyycbs.tmall.com

如有印装质量问题请与本社出版部联系（010-64405510）

柳氏医派及其学术特征概述

（代序）

  柳氏医派，从 20 世纪 20 年代末发轫，至 50 年代中期，形成了一系列学术思想和临床经验。初步构建起学术框架和学术特色，此为第一阶段，柳吉忱先生为柳氏医派的创始人。经过 60、70 年代的传承发展，到 80 年代中期至 90 年代，理论体系和临床实践方法体系更加完善，第二代传承人创新了一系列的中医药学新理论、新命题、新范畴，诸如"中国象数医学体系""内伤性疾病病机四论体系""太极思维临床辨证论治体系""中医复健医学体系"和"方证立论法式之临床应用体系"等，共同组成完整的胶东柳氏医学流派五大创新性学术体系。使柳氏医派提升到了一个新的高度，学术影响日益扩大，除得到国内中医药学界的普遍认可外，甚至影响到东瀛。这是柳氏医派发展的第二阶段，柳少逸为其代表，蔡锡英为其中坚。进入新世纪，柳氏医派第二代传承人更加成熟，反映柳氏医派特点的学术专著大量出版，医派特征日益凸显；第三代传承人亦逐渐成长、成熟，对柳氏医派的传承日趋规范，不断丰富柳氏医派的理论体系；特别是"柳少逸中医传承工作室"的建立，有着二三十年工作经历的第三代传承人，将临证及阅读古医籍所遇难题与柳氏医派相对应思考，经过理论—实践—再理论—再实践的过程的几个反复，对柳氏医派的认识更加深入，对柳氏医派的传承更加踏实，对柳氏医派的实践更加深化，服务患者的方法更加熟练，临床疗效得到进一步提高，总结和发展柳氏医派的论文、专著正逐渐增多。

  柳吉忱（1909—1995），名毓庆，号济生，以字行，山东栖霞人。六岁入本族私塾，民国时期入高小、中学，后拜清末贡生"栖邑济生堂传人"儒医李兰逊先生为师，尽得其传。曾先后毕业于天津尉稼谦、上海恽铁樵国医班。1941 年参加抗日工作，以教师、医师身份为掩护从事地下革命活动。新中国成立后历任栖东县立医院、栖霞县人民医院业务院长，烟台市莱阳中心医院中医科主任、主任医师。受山东省莱阳专员公署委派，1954～1958 年，负责莱阳专区的中医培训工作，主办了七期中医进修班，并亲自授课，讲授黄帝内经、伤寒论、金匮要略、神农本草经、温病条辨和中国医学史，为全地区培养了大批中医骨干，一部分成为筹建山东省中医药学校的骨干教师，一部分成为组建半岛地县级医院的骨干中医师。20 世纪 60～70 年代，又教子课徒十余人，山东诸多名医出自其门下。

　　自 1955 年起，吉忱先生历任山东省中医药学会理事、烟台市中医药学会副理事长、莱阳市政协常委。学贯《黄帝内经》《难经》《神农本草经》及仲景诸经之旨，及唐宋以后医籍，临证澄心用意，穷幽极微，审证候之深浅，明药性之紧缓，制方有据，每收效于预期。诊务之暇，勤于笔耕，著述颇丰。先后著有《内经讲稿》《伤寒论讲稿》《金匮要略讲稿》《温病学讲稿》《本草经讲稿》《中国医学史讲稿》《中医方剂学讲稿》。尚著有《风火简论》《中医外治法集锦》《济众利乡篇》《热病条释》《柳吉忱医疗经验》《脏腑诊治纲要》等书。并撰写了"运气学说之我见""哮与喘的证治""癫狂痫痴的证治""崩漏治验"等百余篇学术论文。以其雄厚的理论基础和丰富的临床经验，创建了"以方证立论"为法式的医学流派。倡"理必《内经》、法必仲景、药必《本经》"之临床辩证思维方法，和医者当"知方药、知针灸、知推拿"之学科结构，且桃李遍天下，而成为柳氏医学流派创始人和奠基者。1983 年离休，仍以济世活人为己任。1987 年，受山东中医界的重托，创办山东扁鹊国医学校并出任校长，开创新中国成立后民办中医教育之先河。

　　2019 年 10 月 20 日，是柳吉忱先生诞辰 110 周年纪念日，又恰逢中国中医药出版社《柳吉忱中医四部经典讲稿》出版，柳氏医派传承工作室筹办了"纪念柳氏医学流派创始人柳吉忱先生诞辰 110 周年座谈会暨学术传承研讨会""中国中医药出版社《柳吉忱中医四部经典讲稿》(《内经讲稿》《本草经讲稿》《伤寒论讲稿》《温病学讲稿》) 首发式"。这次活动的主要精神是践行习近平总书记关于传承发展中医药事业的伟大号召，传承柳吉忱先生"恪守医道尊严""全心全意为人民服务"的职业精神，发扬先生赤心爱国、自强不息、奋发有为的优良传统。

　　原中华中医药学会儿科专业委员会主任委员、山东省卫生厅副厅长张奇文教授做了"传承名医学术，推进中医发展"的主旨讲话。他评价柳吉忱先生是中医界不可多得的人才，他一生为中医教育、医疗、学术研究做出了极大贡献，不仅是新中国成立后中医教育的先行者，更是新中国成立后民办中医教育的开创者。谓先生"师承名医，学贯古今，理论研究坚持'三必'有源，临证坚守'三知'立身，学术特点鲜明，临床以方证立论，参西不悖中，师古不泥古，有机运用辨病与辨证思维，以其成熟的医疗经验，完善的理论架构，自成一系，极大地丰富了中医学的内涵，而当之无愧地成为柳氏医学流派的奠基者"。并评价先生"不仅是一位师者，一生勤奋，山东诸多名医皆出自其门下，堪为师表；又是一位医者，74 岁才离职休养，栖身医林几十载，一生救人无数；更是一位学者，躬耕杏林，著述等身，至离世前几天还在著书立说；还是一位贤者，毕生以医德为重，以'济生'为己任，以解除病人痛苦为最大的快慰；作为一个爱党爱国者，虽中庸之道为其一生之立身，仁以为己任为其一生之立品，但当外虏入侵之时，吉忱先生虽一介书生，然仍舍生忘死从事抗日工作，彰显出对国家、对民族之大爱"。

　　莅临会议的中华中医药信息学会副会长兼秘书长、国家中医药管理局办公室徐皖生副主任，做了题为"不忘先贤，薪火传承"的重要讲话，认为"医学流派在中医药学的传承和发展过程中发挥了重要的作用，而柳吉忱先生创立的柳氏医学流派，是中医学众多流派中的一朵奇葩，为山东中医学乃至全国中医学的发展添写了精彩的一页"。"胶东柳氏医学流派的传承脉络清晰，理论体系完整，临床效果肯定，学术思想成熟，学术架构合理，学术著作丰富"，"柳氏医派的传承，不仅仅是'术'的层面的传承，更有'道'的层面的传承"。继而指出，"胶东柳氏医派内容丰富，与其创始人柳吉忱先生所倡导的'知方药、知针灸、知推拿'的学术架构是一致的。临床治疗涉猎内、外、妇、儿、五官等诸科，治疗手段不仅有方药，更是涉及针灸、推拿、艾灸、刮痧等诸适宜技术；且以有效而成熟的手段治疗脑瘫、癫痫等疑难病"。"当前中医药的传承和发展已经上升到了国家层面，国家对中医药事业的重视到了前所未有的程度，我们中医人要借《中医药法》的东风，自强不息干实事、干正事，下实功夫，我们的中医事业才能发展好，才能不辜负党中央对我们的信任，不辜负人民群众对我们的热切期盼！相信通过这次会议的召开，柳氏医派一定能够得到更好的传承和发展，一定能够发扬光大，为中医药学术的繁荣和发展做出应有的贡献！为'健康中国'战略的实施做出应有的贡献！"最后徐主任强调，"柳吉忱先生的学术尚需进一步发掘、整理、传承，胶东柳氏医派非常有必要进行传承和发扬。搞好诸如柳氏医派等民间学派的挖掘，是一件非常有意义的事情，需要大家共同努力做好，共同为柳吉忱先生等老一辈中医人未竟的事业而努力！"他说："今天的这个活动意义重大，大家能聚在一起，充分体现了大家传承和发扬中医事业的决心和信心，我相信柳氏医派一定能够发扬光大，一定能够在祖国医学中占有重要地位。"

会议期间，我有题为"顾后瞻前，继往开来"的讲话。《柳吉忱中医四部经典讲稿》一书，是柳吉忱先生在莱阳专区中医进修班授课讲稿的部分内容。该讲稿深入浅出，通俗易懂，适应了进修班学员文化层次高低不等、中医知识参差不齐的实际状况。柳吉忱先生先后培养各层次、各专业的学员，桃李满天下，医教誉杏林。形成我省一个重要的学术流派——胶东柳氏医学流派，被尊为学派创始人。传承是中医永恒的主题。虽然我们花了很大的力量，做了很多的工作，但是真正把柳吉忱先生的学术思想和敬业精神传承下来，还是没有完全做到位，尚有许多遗稿未能整理出来，要安排专人进行整理，尽快使柳吉忱先生的其他著作面世，让柳吉忱先生了却心愿。关于柳吉忱先生的学术传承，我们中医行业也要跟进。不仅要学习继承柳吉忱先生为代表的老一辈名老中医做人、医人、育人的大医精诚、无私奉献精神，而且要传承先贤，引领后学，共同为弘扬柳氏医学流派的学术思想和临床经验，丰富祖国医学瑰宝，发挥中医药优势，造福人类健康，做出我们应有的时代贡献。

据悉，近期"柳氏广意派小儿推拿中医药特色技术"被山东省卫生健康委员会纳入"2020年齐鲁医派中医学术流派传承项目名单"；烟台市卫生健康委员会将"推动胶东柳氏医学流派创新发展，深入挖掘并整理推广柳氏广意派小儿推拿中医药特色技术"，纳入"2020年全市卫生健康工作重点"。由此可知当前中医药的传承和发展已经上升到国家及各级政府的层面。于是整理柳吉忱先生遗著，完成《柳吉忱医学全书》的出版，成为其门人的重要工作。除《柳吉忱中医四部经典讲稿》《柳吉忱诊籍纂论》外，其余遗著分别由第二代传承人柳少逸、蔡锡英，第三代传承人汉敬德、刘玉贤、王永前、柳朝晴等分工整理。

庚子仲夏，柳少逸先生将《〈神农本草经〉三解》书稿寄来，邀我为之序。

柳少逸乃吉忱公哲嗣，牟永昌之高徒，1969 年毕业于山东中医学院。先后在栖霞县人民医院、烟台市莱阳中心医院中医科工作，有深厚的理论基础和丰富的临床经验。后出任山东烟台中医药专修学院院长，泰山医学院、济宁医学院兼职教授，莱阳复健医院院长顾问。作为中医学科带头人，其为首届中华中医药学会中医药文化分会理事，中国中医药研究促进会小儿推拿外治分会副主任委员，首届山东中医药学会民间疗法专业委员会主任委员、肾病专业委员会委员、心脑病专业委员会委员，烟台市中医药学会民间中医药传承委员会名誉主委，烟台市名老中医，全国知名中医药专家学者。其幼承庭训，长有师承，又经院校系统学习，更兼个人砥砺钻研，创建了以天人相应的整体观、形神统一的生命观、太极思维的辩证观三大理论为核心的中国象数医学体系；构建起慢性内伤性疾病的思辨纲领——病机四论体系：老年、退行性疾病的虚损论，功能失调性疾病的枢机论，器质性疾病的气化论，有形痼疾的痰瘀论；及中医复健医学体系和方证立论法式。著有《经络腧穴原始》《〈内经〉中的古中医学——中国象数医学概论》《五运六气三十二讲》《〈黄帝内经〉针法针方讲记》《柳少逸医案选》《柳少逸医论医话选》《柴胡汤类方及其应用》《小儿推拿讲稿——广意派传承录》《脑瘫中医治疗康复技术讲稿》《柳吉忱诊籍纂论》《牟永昌诊籍纂论》《伤寒方证便览》《中医非药物疗法荟萃》《中医康复疗法荟萃》《中国象数医学研究荟萃》《人癌之战与三十六计》《柳氏抗癌用药式与药性解三十三讲》《中医外治法荟萃》《少阳之宗》《杏苑耕耘录》《中国名中医名言辑释》《柳少逸书法集》《柳少逸陶刻文集》《名老中医之路续编》1～6 辑、《〈扁鹊心书〉灸法讲解》《柳吉忱中医四部经典讲稿》《金匮要略讲稿》《医经学派推拿术讲稿》《五运六气简编》等系列著作，被中国中医药出版社肖培新主任誉为"大医鸿儒"，为柳氏医派的代表人物。随着时间的推移，柳氏医派在中国医学发展史上，必定会留下厚重的一页。

由此可知，柳氏医学流派的传承，是遵循一条"根往下扎，树朝上长"的发展规律。因对柳吉忱、柳少逸父子及该派学术体系的熟知，故以"柳氏医派及其学术特征概述"为文，代为序。

蔡剑前

2020 年仲夏于泉城

自　序

　　家父吉忱公，六岁入本族私塾，至民国接受现代教育，其后入天津尉稼谦国医班、上海恽铁樵国医班学习。曾拜晚清贡生儒医"栖邑济生堂"传人李兰逊先生为师，从而走上了济世活人之路。"七七事变"后，日军侵入胶东，家父投笔从戎，参加抗日工作。其时敌伪进行经济封锁，医药奇缺，公遂利用地方中草药和针灸推拿等法，给部队战士及广大干群治病。新中国成立后，先后任栖东县立医院、栖霞县人民医院业务院长，莱阳专署中医药门诊部主任，烟台市莱阳中心医院中医科主任，山东省中医药学会理事。曾于1950年在山东医学院师资班学习西医一年。吉忱公于20世纪50年代，尚负责山东省胶东地区的中医培训工作，曾主办了七期中医进修班，自编讲义，亲自讲授黄帝内经、伤寒论、金匮要略、温病条辨、神农本草经、中国医学史，及西医人体解剖学、诊断学。所培养的学员，一部分成为创办山东省中医药学校的骨干教师，一部分成为组建半岛地、县级医院的骨干中医师。当余师事家父习医时，上述讲义亦是必修课，故公戏称余一人为"第八期学员"。

　　1977年10月，余被选送参加"山东中医学院中药方剂师资班"学习。行前吉忱公语云："带上《〈本草经〉讲稿》，得暇可将'讲稿'，按中药功效分类法重新汇编以成'索引'，同时，对《神农本草经》中药原文进行词解，以便于在临床教学中，传授《神农本草经》的药学知识。"

　　余于1963年8月，又师从"栖邑丰裕堂"传人，清末秀才儒医牟熙光先生之子、世医牟永昌公。从师之初，师以明代缪希雍《本草经疏》语告云："凡为医师当先识药，药之所产，方隅不同，则精粗顿异；收采不时，则力用全乖。"故先安排余到中药房司药三个月，然后随师侍诊。1970年10月余参加了山东省在栖霞牙山举办的中草药学习班。自此，余则关注中药的基原及生药学、炮制学、鉴定学、制剂学等中药多学科知识的学研。故而在师资班学习期间，得暇将《神农本草经》中的中药，对原文进行断句，并词解之。然后将吉忱公《〈本草经〉讲稿》中"讲解"部分植入。余又以"续解"的形式，补充了每药的基原及临床配伍应用，进行归纳总结，对每味药写成了一段简文，于是就有了《〈本草经〉三解》小册子。

《礼记·曲礼》云:"医不三世,不服其药。"唐代孔颖达《礼记正义》注云:"三世者,一曰《黄帝针灸》;二曰《神农本草》;三曰《素女脉诀》。"《素问》古称《素女脉诀》,《灵枢经》古称《黄帝针经》《针经》。明代宋濂尝云:"古之医师,必通于三世之书,所谓三世者,一曰《针灸》,二曰《神农本草》,三曰《素女脉诀》。《脉诀》所以察证,《本草》所以辨药,《针灸》所以祛疾,非是三者不可以言医。"据此家父吉忱公徒课,强调了中医经典著作的学习。故而柳氏医学流派,又被称为医经学派,其遵循的是一条"理必《内经》、法必仲景、药必《本经》"的临床准则。吉忱公认为这是一种临床思维方法,非是"厚古薄今"。"理必《内经》"是因《黄帝内经》是中医基础理论之源;"法必仲景",因《伤寒杂病论》是讲辨证施治法则的;"药必《本经》",不是只用《神农本草经》那三百六十五味药,而是讲药性理论,即性味归经、升降浮沉及配伍方法等,尤因《神农本草经》乃药物学、方剂学之源头活水也。

近几年,大家建议余设立"中医传承工作室",因年事已高,难为其事,故坚辞之。还是因那份"为往圣继绝学"的使命感,故于2018年底将工作室成立了。尤其"柳氏广意派小儿推拿中医药特色技术"被山东省卫生健康委员会纳入了"2020年齐鲁医派中医学术流派传承项目名单",烟台市卫生健康委员会将"推动胶东柳氏医学流派创新发展,深入挖掘并整理推广柳氏广意派小儿推拿中医药特色技术"纳入"2020年全市卫生健康工作重点"之后,为了给工作室的同学们进行经典著作"补课",即让他们学习吉忱公中医四部经典讲稿——《内经讲稿》《本草经讲稿》《伤寒论讲稿》《温病学讲稿》,还有余之《伤寒方证便览》《金匮要略讲稿》。因《神农本草经》中有众多冷僻药,故决定将《〈本草经〉三解》小册子进行整理,选入常用的中药,终成《〈神农本草经〉三解》。自1955年吉忱公以《〈本草经〉讲稿》授课,至今天《〈神农本草经〉三解》的讲用,历时六十余个春秋,故此书的成编,也了却了家父吉忱公那桩心愿,是为序。

柳少逸

壬寅年仲春于三余书屋

目录

序　录 ……………………………………………………… 1

上　品 ………………………………………………………… 19

丹砂（朱砂）……… 20
朴消（芒硝）……… 21
滑石 ……………… 22
紫石英 …………… 24
菖蒲（石菖蒲）…… 25
鞠华（菊花）……… 26
人参 ……………… 28
天门冬（天冬）…… 30
甘草 ……………… 31
干地黄 …………… 33
术（白术）………… 35
菟丝子 …………… 38
牛膝 ……………… 39
柴胡 ……………… 40
麦门冬（麦冬）…… 42
独活 ……………… 44
车前子 …………… 45
木香 ……………… 46
薯蓣（山药）……… 47
薏苡仁 …………… 49
泽泻 ……………… 50
远志 ……………… 51
龙胆 ……………… 53

细辛 ……………… 54
石斛 ……………… 55
巴戟天 …………… 56
白英 ……………… 58
赤箭（天麻）……… 58
卷柏 ……………… 60
芎䓖（川芎）……… 61
黄连 ……………… 63
络石（络石藤）…… 64
蒺藜子（刺蒺藜）… 65
黄芪 ……………… 66
肉松容（肉苁蓉）… 68
防风 ……………… 70
蒲黄 ……………… 72
续断 ……………… 73
漏芦 ……………… 74
天名精（鹤虱）…… 75
决明子 …………… 76
丹参 ……………… 77
茜根（茜草）……… 79
五味子 …………… 80
蛇床子 …………… 82
地肤子 …………… 83

茵陈 ……………… 84
沙参 ……………… 85
王不留行 ………… 86
升麻 ……………… 87
牡桂（肉桂）……… 89
槐实（槐角）……… 90
枸杞（枸杞子）…… 92
柏实（柏子仁）…… 93
茯苓 ……………… 94
酸枣（酸枣仁）…… 96
檗木（黄柏）……… 97
五加皮 …………… 98
蔓荆实（蔓荆子）… 99
辛夷 ……………… 101
桑上寄生（桑寄生）
……………… 102
杜仲 ……………… 103
女贞实（女贞子）… 104
橘柚（陈皮）……… 105
发髲（血余炭）…… 107
龙骨 ……………… 108
麝香 ……………… 109
牛黄 ……………… 111

白胶（鹿角胶）…… 112	桑螵蛸 ………… 120	蓬蘽（覆盆子）…… 125
阿胶 ………… 113	海蛤（海蛤壳）… 121	鸡头实（芡实）…… 126
石蜜（蜂蜜）…… 115	文蛤 ………… 122	胡麻（黑芝麻）…… 128
牡蛎 ………… 116	藕实茎 ………… 123	麻蕡（火麻仁）…… 129
龟甲 ………… 118	大枣 ………… 124	冬葵子 ………… 130

中品 ………………………………………… **133**

雄黄 ………… 134	狗脊 ………… 168	吴茱萸 ………… 196
石流黄（硫黄）… 135	茅根（白茅根）… 169	栀子 ………… 198
石膏 ………… 136	紫菀 ………… 170	芜荑 ………… 199
慈石（磁石）… 138	紫草 ………… 171	枳实 ………… 200
铁落 ………… 139	败酱（败酱草）… 172	厚朴 ………… 202
干姜 ………… 140	白鲜（白鲜皮）… 173	秦皮 ………… 203
枲耳实（苍耳子）… 142	紫参（拳参）… 175	山茱萸 ………… 204
葛根 ………… 143	藁本 ………… 176	猪苓 ………… 206
栝楼根（天花粉）… 144	石韦 ………… 177	龙眼（龙眼肉）… 207
苦参 ………… 146	萆薢 ………… 178	合欢（合欢皮）… 208
当归 ………… 147	白薇 ………… 179	鹿茸 ………… 209
麻黄 ………… 149	水萍（浮萍）… 181	羚羊角 ………… 210
通草 ………… 151	王瓜 ………… 182	犀角 ………… 212
芍药（白芍）… 152	地榆 ………… 183	天鼠屎（夜明砂）… 213
蠡实（马蔺子）… 154	海藻 ………… 184	露蜂房（蜂房）… 214
瞿麦 ………… 155	泽兰 ………… 185	鳖甲 ………… 216
元参（玄参）… 156	防己 ………… 187	柞蝉（蝉蜕）… 217
秦艽 ………… 158	款冬花 ………… 188	蛴螬 ………… 218
百合 ………… 159	牡丹（牡丹皮）… 189	乌贼鱼骨（海螵蛸）219
知母 ………… 160	假苏（荆芥）… 191	白僵蚕（僵蚕）… 221
贝母 ………… 162	翘根 ………… 192	䗪虫（土鳖虫）… 222
白茝（白芷）… 163	桑根白皮（桑白皮）	梅实（乌梅）…… 223
淫羊藿 ………… 165	………… 193	薤（薤白）………… 225
黄芩 ………… 166	竹叶 ………… 195	

下品 ·· **227**

铅丹 ················ 228
代赭（代赭石）······ 229
附子 ················ 230
乌头 ················ 232
半夏 ················ 233
虎掌（天南星）······ 235
大黄 ················ 236
葶苈（葶苈子）······ 238
桔梗 ················ 239
草蒿（青蒿）········ 241
旋覆花 ············ 242
射干 ················ 243
恒山（常山）········ 244
甘遂 ················ 245

白蔹 ················ 247
青葙子 ············ 248
白及 ················ 249
大戟 ················ 250
泽漆 ················ 251
贯众 ················ 252
商陆 ················ 253
萹蓄 ················ 254
白头翁 ············ 255
连翘 ················ 256
蚤休（重楼）········ 257
夏枯草 ············ 258
芫花 ················ 259
巴豆 ················ 260

蜀椒（川椒）········ 261
皂荚 ················ 263
楝实（川楝子）······ 264
郁李仁 ············ 265
雷丸 ················ 266
六畜毛蹄甲 ········ 267
白颈蚯蚓（地龙）··· 268
蜈蚣 ················ 269
水蛭 ················ 270
鼠妇 ················ 272
桃核仁（桃仁）······ 273
杏核仁（苦杏仁）··· 274
彼子（榧子）········ 275

附录·· **277**

序 录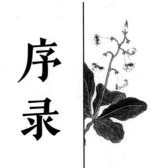

《神农本草经》，又简称《本草经》《本经》。是我国现存最早的一部药物学的专著，该书分三卷，共收载药物 365 种，其中植物药 252 种，动物药 67 种，矿物药 46 种。该书根据药物功效的不同，分为上、中、下三品。

《神农本草经》有"序录"，《本草纲目》称为"名例"。"序录"的原文来自敦煌残卷本陶弘景《本草经集注·序录》一文，实则其内容尚早见于《大观经史证类备急本草》序例"梁陶隐居序"中，因陶弘景隐居"茅山岩岭之上"，故自号"隐居先生"。纵观"序录"的内容，是中药学第一篇全面、系统、纲领性地阐述中药药性理论的论著。今对其内容作一解读。

【原文】

上药一百二十种，为君，主养命以应天，无毒，多服、久服不伤人。欲轻身益气，不老延年者，本上经。

【词解】

①上药：《说文解字》云："药，治病草也。"意谓凡治病之物，皆谓药。药分三品，《素问·至真要大论》云："三品何谓？岐伯曰：所以明善恶之殊贯也。"上药，或称上品，即泛指上等药品。

②君：与下文的"臣""佐使"相对应。一指方剂的组合关系，诚如《素问·至真要大论》所云："方制君臣何谓也？岐伯曰：主病之谓君，佐君之谓臣，应臣之谓使，非上下三品之谓也。"一指药物三品分类，以"明药善恶不同性用也"。

对此，陶弘景云："本说如此，今案上品药性，亦皆能遣疾，但其势力和浓，不为仓卒之效，然而岁月常服，必获大益。"

③主养命：指延长寿命。《博物志》载："《神农经》曰：上药养命，谓五石之练形，六芝之延年也。"《抱朴子》载："《神农四经》曰：上药令人身安命延。"《周礼·天官·疾医》云："以五味、五谷、五药养其病。"注云："养，犹治也。病由气胜负而生，攻其赢，养其不足者。"均谓主治疗疾病而谓"养"。

④以应天：应者，对应也。《说文解字》云："应，当也。"陶弘景云："（上品药性）岁月常服，必获大益，病既愈矣，命亦兼申。""天道仁育，故云应天。一百二十种者，当谓寅、卯、辰、巳之月，法万物生荣时也。"此即《素问·气交变大论》"善言天者，必应于人"之谓也。此即中医学"天人相应的整体观"的思想。

⑤无毒：毒，有广义、狭义之分。古代将能治病的药物统称为"毒药"，此即广义的毒。如《素问·移精变气论》云："今世治病，毒药治其内，针石治其外。"此处的"上药""无毒"，是陶氏夸大了上药的作用。

⑥多服、久服：《本草经考注》云："多服者，过用也。上药和厚，宜过用可。""久服者，长用也。所云岁月常服是也。"

⑦不伤人：陶弘景云"其势力和浓""岁月常服，必获大益"，意谓"多服、久服不

伤人"。

⑧轻身：意谓服用"上药一百二十种"药物有轻身之效。诚如《本草经考注》所云："凡上药，每通利九窍关节，故久服之，则一身之中，毫无凝滞，其躯壳自然轻辖。"

⑨益气：指具有补益人身之元气作用。

⑩不老延年：《抱朴子》载："《神农四经》曰：上药令人身安命延。"即有延年益寿之能。

⑪本上经：古人称卷或篇为经。《素问·病能论》云："《上经》者，言气之通天也；《下经》者，言病之变化也。"《黄帝内经》中所讲的"上经""下经"，同《金匮》《揆度》《奇恒》等书，均是古时的医书名称。

【讲解】

《神农本草经》中，列为"上品"的120种为君药，这些药物应天时而有天人相应之机，是用来保养人体健康的。故无毒无害，多服久服也不会损害人体。所以要想延年长寿就选用上品中的120种药物。

【原文】

中药一百二十种为臣，主养性以应人，无毒有毒，斟酌其宜。欲遏病补虚羸者，本中经。

【词解】

①中药：或称中品，系指此类中药一百二十种为中等药品。较"上药一百二十种，为君"者，则为"臣"药。对此，陶弘景有云："中品药性，疗病之辞渐深，轻身之说稍薄，于服之者祛患当速，而延龄为缓。"

②臣：指中品，或指中等药品，具辅助作用一类药物，故《本草经考注》有云："中药功效颇多，能透达幽邃之小疴，有臣下之任，且以助君药和厚性，但中自有君臣耳。"

③主养性：指中品类药有调养性情的功效。《本草经考注》引《神农经》云："中药养性，谓合欢蠲忿，萱草忘忧也。"

④以应人：陶弘景云："人怀性情，故云应人。""一百二十种者，当午、未、申、酉之月，法万物成熟时也。"此即《素问·宝命全形论》"人生于地，悬命于天，天地合气，命之曰人。人能应四时者，天地为之父母"之谓也，亦《灵枢·岁露论》"人与天地相参也，与日月相应也"之谓也。

⑤无毒有毒，斟酌其宜：谓中品药物其毒性大小不一，临床中应斟酌施用。对此《本草经考注》云："中品中有无毒、小毒、有毒三等，用之治病，唯在于医工之斟酌其益耳。"对此，《素问·五常政大论》记云："帝曰：有毒无毒，服有约乎？岐伯曰：病有久新，方有大小，有毒无毒，固宜常制矣。大毒治病，十去其六；常毒治病，十去

其七；小毒治病，十去其八；无毒治病，十去其九。"意谓用无毒药者，其病必轻，故"十去其九"；大毒治病其病必重，故"十去其六"。是因病与药相当也。

⑥欲遏病：《尔雅》云："遏，止也。""欲遏病"，意谓阻止疾病的发生、发展，止当前所患之病也。

⑦补虚赢：《说文解字》云："赢，瘦也。""虚赢"，泛指慢性虚损性的一类疾病。"补虚赢"，即应用补养性药物来治疗此类疾病。诚如《素问·通评虚实论》所云"邪气盛则实，精气夺则虚"，故有"虚者饮药以补之"之论。故《本草经考注》记云："诸虚从七情来，皆关心性，故用中药养性之物，则气血顺环，虚转为实也。《灵枢经》云：'久视伤血，久卧伤气，久坐伤肉，久立伤骨，久行伤筋。'《病源》云：'五劳者，志劳、思劳、心劳、忧劳、虚劳，并诸虚，皆关心性之证也。'"

⑧本中经：本类药物是对应"上经"（上药），"下经"（下药）而言。

【讲解】

综上所述，《神农本草经》中，列为"中品"的120种为臣药，用以保养情志以与人相应，这类药有无毒、小毒、有毒之分，用以治病，当在于斟酌使用，即"斟酌其益"之谓也。如果想遏制疾病的发生发展，以补虚救弱，当选用此类药物。

【原文】

下药一百二十五种为佐使，主治病以应地，多毒，不可久服。欲除寒热邪气，破积聚，愈疾者，本下经。

【词解】

①下药：或称下品，泛指下等的一百二十五种药物。陶弘景云："下品药性，专主攻击毒烈之气，倾损中和，不可常服，愈病即止。"

②为佐使：即在处方中，作为佐药和使药配合臣药，而发挥辅佐性的一类药物。《本草经考注》云："下药性峻，走驰不止，故以为佐使。三品次方如此。若在一方上，则下药亦为君，不在此例。承气汤大黄为君，四逆汤附子为君之类是也。"由此可知，上、中、下三品的君、臣、佐、使之分是约数，不可机械地应用。

③主治病：《说文解字》云："医，治病工也。""药，治病草也。"此乃统言之，若析言之，则治病有养命养性、治病疗疾之别。如《博物志》载：《神农经》云：……下药治病，谓大黄除实，当归止痛。"

④以应地：陶弘景云："地体收杀，故云应地。一百二十五种者，当谓戌、亥、子、丑之月，法万物枯藏时也。"此即《灵枢·岁露论》"人与天地相参也，与日月相应"之谓也。

⑤多毒，不可久服：盖因下品药物多为有毒之物，故不可常服久服，中病即止。

⑥欲除寒热邪气：《灵枢·小针解》云："神者，正气也。客者，邪气也。"《灵枢·刺

节真邪》云："黄帝曰：余闻气者，有真气，有正气，有邪气。何谓真气？岐伯曰：真气者，所受于天，与谷气并而充身者也。正气者，正风也，从一方来，非实风，又非虚风也。邪气者，虚风之贼伤人也，其中人也深，不能自去。正风者，其中人也浅，合而自去，其气来柔弱，不能胜真气，故自去。"大凡"真气"乃呼吸之气与水谷化生之气。而"正气"乃四时正常之气，故又谓"正风"。"邪气"乃四时不正之气，乃六淫邪气，又称"贼风"，重者又称"疫疠"之气，其伤人尤甚，故多以"下药"用之。

⑦破积聚：《难经·五十五难》云："病有积有聚，何以别之？""积者，阴气也，聚者，阳气也。"故积指胸腹内积块，坚硬不移，痛有定处；聚指腹中有块而聚散无常的病证。故《金匮要略·五脏风寒积聚病脉证并治》有"积者，脏病也，终不移；聚者，腑病也，发作有时，辗转痛移，为可治"之论。而本类药有理气导滞、活瘀散结之功，故有其治。

⑧愈疾：《说文解字》云"疾，病也"，"瘉，病瘳也"。瘉通愈。大凡"除寒热邪气，破积聚，愈疾"一类药物，多具有毒的特点。

⑨本下经：本类药物是应对"上经"（上药）、"中经"（中药）而言。

【讲解】

下品药 125 种为佐使药，是用以治疗与地相应的有毒的一类药物，不可多服、久服。如果要祛除寒热病邪，消除癥瘕积聚一类的疾病，就要多选下品的药物。

【原文】

三品合三百六十五种，法三百六十五度，一度应一日，以成一岁。

【词解】

①法：取法、效法。

②三百六十五度：度，躔度。用以标志日月星辰在天空运行的度数。古代天文学家为测定天体星辰的运行，将天空分为三百六十五等分距离，称为"三百六十五度"。如《尚书·尧典》云："周天三百六十五度，日行一度。"《素问·六节脏象论》有"天度者，所以制日月之行也；气数者，所以纪化生之用也。天为阳，地为阴；日为阳，月为阴；行有分纪，周有道理。日行一度""故大小月三百六十五日而成岁"之论。

【原文】

药有君臣佐使，以相宣摄，合和，宜用一君、二臣、三佐、五使，又可一君、三臣、九佐使也。

【词解】

①药有君臣佐使，以相宣摄：意谓在制方配伍中，有君臣佐使之组合，相互宣发摄制，而使制方发挥更好的疗效。对此，《药镜》云："宣者，君行意也。摄者，臣行令而后摄；佐使无不奉行君意，乃如成其合和。"

②合和：合者，共同也；和者，调和也。意谓制方时合诸药之特性，达调和阴平阳秘之效而愈病。

③宜用一君、二臣、三佐、五使，又可一君、三臣、九佐使也：本段论述制方的两种组合，"一君、二臣、三佐、五使"；"一君、三臣、九佐使"。《素问·至真要大论》中亦列举其他方案："君一、臣二，奇之制也。君二、臣四，偶之制也。君二、臣三，奇之制也。君二、臣六，偶之制也。"又云："君一、臣二，制之小也。君一、臣三、佐五，制之中也。君一、臣三、佐九，制之大也。"诚如陶弘景所云："犹如立人之制，若多君少臣，多臣少佐，则气力不周也。"

【讲解】

用药有君、臣、佐、使的组方原则，起到相辅相成、相反相制的作用。同时尚介绍了制方组合的两种方式以达到合和的功效。

【原文】

药有阴阳配合，子母兄弟，根茎花实，草石骨肉。

【词解】

①药有阴阳配合：掌禹锡按《蜀本》注云："凡天地万物，皆有阴阳，大小，各有色类，寻究其理，并有法象。"《素问·阴阳应象大论》云："阴阳者，天地之道也，万物之纲纪，变化之父母，生杀之本始，神明之府也。治病必求于本。"《素问·生气通天论》云"凡阴阳之要，阳密乃固""阴阳离决，精气乃绝"，提示了人身只有"阴平阳秘"，才益气安身。而对药物五味阴阳之用何如？《素问·至真要大论》有云："辛甘发散为阳，酸苦涌泄为阴，咸味涌泄为阴，淡味渗泄为阳。六者或收或散，或缓或急，或燥或润，或软或坚，以所利而行之，调其气，使其平也。"

②子母兄弟：此乃古人将药物基原的相互亲缘关系比成子、母、兄、弟。"子母"为药物的衍生关系，如乌头与附子为母与子的关系；"兄弟"为同科属植物，如羌活、独活，同为伞科多年生草本植物。

③根茎花实：《本草经考注》解云："根茎花实者，总草木而言之。凡药有唯用根不用茎，唯用实不用花者，或有根茎花实并用者，故并举之。"

④草石骨肉：草，为植物的统称，包括草本植物和木本植物；石，为矿物类统称；骨，为动物的支架；肉，为动物肌体。故骨肉为动物的统称。

【讲解】

药物有阴阳两种不同属性，配合应用就会有像母子兄弟那样的相互为用、相互制约的作用。

【原文】

有单行者，有相须者，有相使者，有相畏者，有相恶者，有相反者，有相杀者。凡此七情，合和视之，当用相须、相使者良。勿用相恶、相反者。若有毒宜制可用；相畏、相杀者，不尔，勿合用也。

【词解】

①有单行者：《本草经考注》云："单行者，即单方，谓一物独行也。"如"独参汤"。

②有相须者：《本草经考注》云："须者，俟也，待也，谓两药相待而奏效也。"又如《本草纲目》所云："相须者，同类不可离也。"如知母与黄柏，桃仁与红花，乳香与没药。即功效相类似的药物配合应用，可增强原有疗效。这是一种常用的配伍。

③有相使者：使，使者也。《本草纲目》记云："相使者，我之佐使也。"即性能功效方面有共性，或治疗目的一致的药物相配合，或一种药物为主，他药为辅，以提高疗效的药物配伍。这也是一种常用的配伍方式。

④有相畏者：畏者，惧也。《本草纲目》云："相畏者，受彼之制也。"即一种药物毒性或烈性，能被另一种药减轻和消除的配伍。如半夏伍生姜，生姜能减低半夏的毒性。

⑤有相恶者：恶，厌恶之谓。《本草纲目》云："相恶者，夺我之能也。"即两药合用，一种药物能减低另一药的疗效。如人参恶莱菔子，盖因莱菔子降气能减低人参补气的功能。

⑥有相反者：反，必不宜和也。《本草纲目》云："相反者，两不相合也。"意谓两种药合用，能产生或增强毒性反应或副作用。

⑦有相杀者：杀，消减，削弱之谓也。《本草纲目》云："相杀者，制彼之毒也。"即一种药物能减轻或消除另一种药物的毒性或副作用。如防风能杀附子之毒，干姜能杀半夏之毒。

⑧凡此七情：七情，即将药物配伍使用概括为七种情况。即单行、相须、相使、相畏、相杀、相恶、相反七种配伍方式。

⑨合和视之：《隋志》有四时采药及合目录四卷，《旧唐志》有四时采取诸药及合和四卷，当是古代合和法之书也。由此可见，通过药物组合而使人体达到阴平阳秘的方法历史久远。

⑩当用相须、相使者良：相须相使之配伍，共达相宣发之能，故谓良伍。

⑪ 勿用相恶、相反者：盖因这两种配伍，均可造成不良反应，故而当"勿用"。

⑫ 若有毒宜制可用；相畏、相杀者，不尔，勿合用也：意谓若药有毒副作用，可通过配伍或加工炮制，以减低、或消除其毒副作用，方可使用；古人谓属相畏、相杀性配伍，一般不用。

【讲解】

本段文字论述了药物使用的七种方式，其中有使疗效增强的是相须和相使两种；使疗效降低的是相恶性配伍；能减低或消除毒副作用的是相畏和相杀性配伍；能产生或增强毒副作用的是相反性配伍；尚有单味药使用或配合使用各行其效的合用。

【原文】

药有酸、咸、甘、苦、辛五味，又有寒、热、温、凉四气，及有毒、无毒。阴干、曝干，采造时月生熟，土地所出，真伪陈新，并各有法。

【词解】

①药有酸、咸、甘、苦、辛五味：五味，首先是指人的感觉器官辨别出来的这种滋味，它是药物真实味道的反映。更重要的是，通过长期的临床实践观察，不同味道的药物作用于人体，产生了不同的反应，获得不同的治疗效果，从而总结归纳出五味的药性理论。所以五味不仅仅是药物味道的真实反映，更重要的是对药物作用的高度概括。五味的含义既代表了药物味道的"味"，又包涵了药物作用的"味"，而后者构成了中医五味理论的主要内容。诚如《素问·脏气法时论》所云"辛散、酸收、甘缓、苦坚、咸软"，这是对五味的最早概括。《灵枢·九针论》云"酸入肝，辛入肺，苦入心，甘入脾，咸入肾，淡入胃，是谓五味"，此乃古人对五味与脏腑关系的最早论述。后世医家在此基础上进一步补充，日臻完善。

②又有寒、热、温、凉四气：《素问·至真要大论》云"调气之方，必别阴阳"，"寒热温凉，衰之以属"。由此可知，四气，是指寒、热、温、凉四种不同的药性，又称四性。它反映了药物对人体阴阳盛衰、寒热变化的作用，为药性理论重要的组成部分，是说明药物作用的主要理论依据之一。药性的寒热温凉是由药物作用于人体的不同反应和所获得的不同疗效而总结出来的，它与所治疗疾病的性质是相对而言的。此外，四性以外还有一类平性药，它是指寒热界限不很明显、药性平和、作用较缓和的一类药。虽称平性，但实际上也有偏温偏凉的不同，如甘草性平，生用性凉，炙用则性偏温。所以平性仍未超出四性的范围，是相对而言的，它不是绝对的平性，因此仍称四气而不称五气。故而人们有"平应入性"主张。如《本草纲目》记云："五性焉，寒热温凉平。"这是中国药学史上第一个提出五性分类法。另外，寒凉属阴，温热属阳，寒凉与温热是相对立的两种药性，而寒与凉、温与热之间则仅是程度上的不同。

③有毒、无毒：《本草经考注》云："上药无毒，中药无毒有毒，下药多毒。此和而

言之也。"由此可知，有毒无毒，是指药物对人体的毒性反应。

④阴干、曝干：是指将新鲜的动植物药品进行干燥处理的两种方法，以达长期保存的目的。阴干是将新鲜药物放置于通风无阳光处进行干燥；曝干是直接将新鲜药物放置于阳光下进行干燥的方法。

⑤采造时月生熟：中药的采集是有时间性的，尤其是植物类药品。对此，孙思邈《千金翼方》记云："夫药采取不知时节，不以阴干、曝干，虽有药名，终无药实。"而陶弘景在《本草经集注》中更有详论："凡采药时月"，"其根物多以二月、八月采者，谓春初津润始萌，未充枝叶，势力淳浓故也。至秋，枝叶干枯，津润归流于下。今即事验之，春宁宜早，秋宁宜晚，华、实、茎、叶，乃各随其成熟尔。"

⑥土地所出：指药物的产地及周围环境，对药物的功效也至关重要。诚如陶弘景所云："诸药所生，皆有境界。"

⑦真伪：系指药物有真假之分，优劣之别，医者当明辨之。诚如陶弘景《本草经集注》云："众医瞎不识药，唯听市人，市人又不辨究，皆委采送之家。采送之家，传习治拙，真伪好恶莫测，所以有钟乳酢煮令白，细辛水渍使直，黄芩蜜蒸为甜，当归酒洒取润，螵蛸胶着桑枝，蜈蚣朱足令赤。诸有此等，皆非事实，世用既久，转以成法，非复可改，末如之何，又依方分药，不量剥除。"

⑧陈新：指药物有新、陈之分，医者亦当明鉴。除陈皮、半夏宜用陈久之物，其他药物宜用当年新采者。而陈药久之易霉坏变质影响疗效，故当弃用之。

⑨并各有法：意谓对药物的采集、加工方法，及毒性的识别，药物的新旧、产地所出，均有一定方法。

【讲解】

药物有酸、咸、甘、苦、辛五味，又有寒、热、温、凉四性，尚有有毒或无毒，适宜阴干或晒干，采集加工的季节，还有产地的不同，真伪的鉴别，新采药与陈久药的弃用，均有其法度和法式。

【原文】

药有宜丸者，宜散者，宜水煮者，宜酒渍者，宜膏煎者，亦有一物兼宜者，亦有不可入汤酒者。并随药性，不得违越。

【词解】

①药有宜丸者：《本草经考注》云："丸之为物，其体也。结势不外达而渐溶化，故其力最缓，而补则取次收效，泻则羁下癥癖。然大毒难入汤散者，丸以用之。"又云："古云丸者，皆以蜜和或枣肉和丸，仲景方、《千金》《外台》等所载皆然。"意谓药物适宜制成丸药，或谓因病情需要而适宜服用某种剂型。

②宜散者：散，系指将药物捣碎，然后碾成粉末状剂型，即粉剂。《本草经考注》

云："散之为物，其体也散，故直到膈胃，而犹有外达之势""是以力颇劣于汤，然比丸为捷。"

③宜水煮者：水煮，系用水煎煮药物后而形成的水溶剂型。对此，《本草经考注》云："水煮者，即汤法也。盖汤之为言荡也，谓荡涤肠胃""汤之为物，煮取精液，药之性味混然融出，气势全壮，其力最捷，表里上下无所不达，卒病痼疾无所不适。是故补泻温凉、有毒无毒，皆以汤为便，所以用汤最多也。唯其最峻，故大毒之药，功用过烈，乃在所畏。本草不宜入汤酒者，多系大毒之品，其意可知也。"

④宜酒渍者：渍，《说文解字》云："沤也。又浸渍也。"系用酒浸泡药物后的酒溶剂型。《本草经考注》引《医心方》云："病有新旧，疗法不同。邪在毫毛，宜服膏及以摩之。不疗，二十日入于孙络，宜服药酒，酒是熟液，先走皮肤，故药气逐其酒势入于孙络，邪气散矣。"

⑤宜膏煎者：即膏剂。含内服膏，今称膏滋方；有外膏，今有硬膏、软膏之分。对此陶弘景《本草经集注》中则有详说："凡合膏，初以苦酒渍，令淹浃，不用多汁。密覆勿泄，从今旦到明旦，亦有止一宿者。三上三下，以泄其焦势，令药味得出，上之使匝，匝沸仍下之，取其沸，静良久乃上宁，欲少生。其中有薤白者，以两头微焦黄为候。有白芷、附子者，亦令小黄也。猪肪皆勿令经水，腊月弥佳。绞膏亦以新布，若是可服之膏，膏滓亦堪酒煮稍饮之。可摩之膏，膏滓则宜以薄病上，此盖欲兼尽其药力也。"《本草经考注》举凡《金匮要略·黄疸病脉证并治》猪膏发煎，及《金匮要略·疟病脉证并治》鳖甲煎丸、《金匮要略·腹满寒疝宿食病脉证治》大乌头煎，并不用猪膏，用蜜或酒煎，是等亦出于膏煎者，宜称蜜煎酒煎。由此可知，膏滋方有水、酒、蜜、脂为溶物。

⑥亦有一物兼宜者：意谓一药可应用于多种疾病。对此，陶弘景有云："又案药性一物，兼主十余病者，取其偏长为本。莒庭先生曰：药之为物，气味相藉，必有一定不移之本性，于是其功乃有偏长，扩而充之则兼主十余病，其理昭然矣。""如麻黄苦温，其功发阳，故能治邪气表壅，亦能治肺冷喘咳，亦能治水湿外实。黄耆甘温，其功托阳，故能治虚劳不足，亦能治痈疽脓溃，能治湿邪黏滞之类，其所主虽多端，要其指归则一，盖配合之宜转辗活用，皆本于一定之本性而已。仲景用药理必如此，古本草之旨，亦复不外乎此矣。"

⑦亦有不可入汤酒者：系指只能用于丸剂、散剂，但不宜用于汤剂、酒剂的药。诚如《本草经考注》所云："大毒猛厉之药，不可入煮汤渍酒中，只丸药及外傅宜用之。陶氏序录载丸药不宜汤酒者若干种。"

⑧并随药性，不得违越：意谓药物的应用，当根据药性理论而施，而不得相违。对此《本草经考注》有云："谓凡百药物，并随其本性而治用，则其用无穷。然至其法与理，不得相违脊相逾越耳。"

【讲解】

药物使用的剂型，有的适用于制成丸剂，有的适宜制成散剂或者汤剂、酒剂、膏滋剂，也有的药物适宜制成各种剂型，也有不可以制成汤剂、酒剂的，这都要根据药性做出选择，均不得违背药性理论。诚如陶弘景所云，病有宜服丸者，服散者，服汤者，服酒者，服膏煎者，亦兼用，察病之源，以为其制。

【原文】

欲疗病，先察其原，先候病机。五脏未虚，六腑未竭，血脉未乱，精神未散，服药必活。若病已成，可得半愈。病势已过，命将难全。

【词解】

①欲疗病，先察其原：疾病之源，是导致疾病的根源，《素问·阴阳应象大论》记云："治病必求于本。"对此《本草经考注》云："治病，谓治凡百诸病也""源即因也，以察知其病因为先务也。"

②先候病机：大凡治病，须求其致病之因，尚须审察其病机。故《素问·至真要大论》有"审察病机，无失气宜"之论。对此，《本草经考注》云："凡病之所发动谓之病机，即为以所候，故又谓之病候。巢氏《诸病源候论》之名，盖采于此言。既察知病源，又候得其病所发动之机变，而后始可施治也。"

③五脏未虚，六腑未竭：意谓五脏功能未虚，六腑功能未竭。《灵枢·卫气》云："五脏者，所以藏精神魂魄者也；六腑者，所以受水谷而行化物者也。"《灵枢·本神》云："血、脉、营、气、精神，此五脏之所藏也。"又云："是故五脏，主藏精者也。"《灵枢·九针论》云："五主：心主脉，肺主皮，肝主筋，脾主肌，肾主骨。"故施之以治，俾"五脏未虚"，其所主、所藏功能必正常，故谓"服药必活"。《灵枢·经水》云："六腑者，受谷而行之，受气而扬之。"《灵枢·卫气》云："六腑者，所以受水谷而行化物者也。"《灵枢·本脏》云："六腑者，所以化水谷而行津液者也。"故"六腑未竭"，则六腑受水谷行化物、行津液之功能正常。

④血脉未乱：《灵枢·营卫生会》云："中焦亦并胃中，出上焦之后，此所受气者，泌糟粕，蒸津液，化其精微，上注于肺脉，乃化而为血，以奉生身，莫贵于此。"《灵枢·决气》云："中焦受气取汁，变化而赤，是谓血。"《素问·五脏生成》云："肝受血而能视，足受血而能步，掌受血而能握，指受血而能摄。"对此，《灵枢·本脏》又有"是故血和则经脉流行，营复阴阳，筋骨劲强，关节清利矣"之论，此即"血脉未乱"，而"服药必活"之由因也。

⑤精神未散：《素问·金匮真言论》云："夫精者，身之本也。"《灵枢·小针解》云："神者，正气也。"《灵枢·平人绝谷》云："故神者，水谷之精气也。"《素问·八正神明论》云："血气者，人之神。"故，若"五脏未虚，六腑未竭，血脉未乱"，即脏腑功能

正常，必可见人之"精神未散"。

⑥服药必活：意谓脏腑经络气血正常，即使患病亦早期可痊愈，故谓"服药必活"。

⑦若病已成，可得半愈。病势已过，命将难全：意谓人体脏腑经络功能正常，疾病早期施药可愈病。而病已成，施药则得以小愈；而疾病后期、脏腑功能衰竭，则以难愈。

【讲解】

诊治疾病，当掌握疾病的病因病机，施药以使人的机体达到"五脏未虚，六腑未竭，血脉未乱，精神未散"的功能状态则可愈病。同时首先论述治疗疾病要查清病因，掌握疾病的发展变化规律，强调治疗越早，效果越好，有预防的观点。此即《素问·四气调神大论》"是故圣人不治已病治未病，不治已乱治未乱，此之谓也；夫病已成而后药之，乱已成而后治之，譬犹渴而穿井，斗而铸锥，不亦晚乎"的观点。

【原文】

若用毒药疗病，先起如黍粟，病去即止。不去倍之，不去十之，取去为度。

【讲解】

本段文字表述了若用毒药治病，最初剂量如黄米、小米那样小，病去就立即停止用药。若病不去，可增加一倍剂量，若病还是不去，可增大剂量，直到病去为止。

"取去为度"，意谓用毒药治病，用药宜从小量开始，逐渐加大用量，以不引起毒性反应而能治好疾病为止。《神农本草经》"序例"关于药物毒性的认识，有两种情况：①药物的毒性与三品分类有关。上药无毒，多服、久服不伤人；中药无毒有毒，斟酌其宜；下药多毒，不可久服。并且认识到"多服""久服"不同。②使用毒性药物时应采取的步骤。即先由小剂量开始，逐步增加至中等剂量，最后再用大剂量。

【原文】

疗寒以热药，疗热以寒药，饮食不消以吐下药，鬼注蛊毒以毒药，痈肿疮瘤以疮药，风湿以风湿药，各随其所宜。

【词解】

①疗寒以热药，疗热以寒药：即治疗寒证疾病，多用具热性特点的药物；而治疗热证疾病，多用具有寒性特点的药物。此即《素问·至真要大论》"寒者热之，热者寒之，微者逆之，甚者从之""治寒以热，治热以寒"之谓也。

②饮食不消以吐下药：饮食不消化的疾病，或用涌吐药，或用泻下药。如《金匮要略》有瓜蒂散、大承气汤之用。

③鬼注蛊毒以毒药：鬼注、蛊毒，多属肺痨和寄生虫一类疾病，故多用有一定毒性药物。

④痈肿疮瘤以疮药：即痈肿疮瘤类疾病，多用可治疗疮疡类药物。

⑤风湿以风湿药：即风湿类疾病，多用祛风胜湿类药物。

⑥各随其所宜：即根据疾病各自的病因病机，采用针对性治法。

【讲解】

大凡治疗寒证当用温热性质的药，治疗热证当用寒凉性质的药，饮食不消化的疾病当用涌吐药或者泻下药，肺痨和寄生虫的疾病当用有一定毒性的药，痈肿疮瘤的疾病当用外科疗疮药，风湿病当用祛风除湿药，根据各自的病因选择有针对性的治法与用药。对此，《本草经考注》尚有评论："谓各药随其性所宜而斟酌用之也。以上并提举凡大病所谓寒热者，三因共有之证，寒热虚实最不宜不辨也。饮食不消者，不内外因之最甚者，故非吐则利，得分利而愈也。鬼疰蛊毒者，外因之入最深者，故非大毒猛厉之品则不能治。风湿者，外因之在血脉间者。痈肿疮瘤者，内因之发于表外者也。宜适当也。"

【原文】

病在胸膈以上者，先食后服药。病在心腹以下者，先服药而后食，病在四肢血脉者，宜空腹而在旦。病在骨髓者，宜饱满而在夜。

【讲解】

病位在胸膈以上的，宜饭后服药；病位在心腹以下的，宜饭前服药；病在四肢血脉的，宜早晨空腹时服药；病位在骨髓的，宜晚上加食后服药。此乃常法，然常须根据不同的疾病，不同的病因病机，而采取具体的服药时间。

【原文】

夫大病之主，有中风伤寒，寒热温疟，中恶霍乱，大腹水肿，肠澼下利，大小便不通，奔豚上气，咳逆，呕吐，黄疸，消渴，留饮癖食，坚积癥瘕，惊邪，癫痫，鬼注，喉痹，齿痛、耳聋、目盲，金创踒折，痈肿恶疮，痔瘘，瘿瘤，男子五劳七伤，虚乏羸瘦，女子带下，崩中，血闭，阴蚀，虫蛇蛊毒所伤。此大略宗兆，其间变动枝叶，各宜依端绪以取之。

【词解】

①夫大病之主："主"字与下文"其间变动枝叶"之"枝叶"二字相应。《素问·至真要大论》云："夫百病之生也，皆生于风寒暑湿燥火，以之化之变也。"《诸病源候论》云："大病者，中风、伤寒、热劳、温疟之类是也。"并与此文义相类。《周易》曰："大

衍之数五十。"故五十为天地万物之总数。本章节病目凡五十种，故"百病所生"，当为天下大病之约数。

②有中风伤寒："中风"，即卒中，证见卒然昏倒，不省人事，或体口眼㖞斜，半身不遂，言语不利等候。而此处之"中风伤寒"，乃阴阳盛衰所致的外寒内热或外热内寒的症候。

③寒热温疟：《素问》有"疟论"之篇。"痎疟"乃疟病之总称。其状："疟之始发也，先起于毫毛，伸欠乃作，寒栗鼓颔，腰脊俱痛；寒去则内外皆热，头痛如破，渴欲冷饮。"究其病因，岐伯谓"阴阳上下交争，虚实更作，阴阳相移也"。对"寒热温疟"，《本草经考注》云：《释名》寒，扞也。扞，格也。热，蒸也，如火所烧蒸也。《五常政大论》云：大暑以行咳嚏鼽衄，鼻窒曰疡，寒热胕肿。王注云：寒热谓先寒而后热，则疟疾也。此云寒热，盖与此同义，谓寒疟正证也。温疟者，热疟也，亦是寒热之病，故此连言之。《说文》云：疟，寒热休作病。《释名》云：疟，酷虐也。凡疾或寒或热耳，而此疾先寒后热，两疾似酷虐者，然则先寒而后热者为疟之本证。"

④中恶霍乱："霍乱"，谓病之挥霍闷乱，成于顷刻间者。对霍乱之病机，《灵枢·五乱》云："清气在阴，浊气在阳。营气顺脉，卫气逆行，清浊相干……乱于肠胃，则为霍乱。"对"中恶霍乱"，《本草经考注》云："霍乱，《素问》唯有名而不说证候，《灵枢·五乱》略说证候，至《伤寒论》证治共详，云呕吐而利，名曰霍乱。《肘后》始言病因病源，说名义，云其病挥霍之间，便致撩乱也。窃谓霍乱吐利，急卒而来，故与中恶连称欤。而《病源·霍乱门》中又别出'中恶霍乱候'，云冷热不调，饮食不节，令人阴阳清浊之气相干，而变乱于肠胃之间，则成霍乱。而云中恶者，谓鬼气卒中于人也。其状卒然心腹绞痛，而客邪内击，与饮食寒冷相搏，致阴阳之气亦相干乱，肠胃虚则变吐利烦毒，为中恶霍乱也。是中恶而后成霍乱者。盖古有中恶霍乱连称，如《本经》者，故巢氏遂赘出此条欤。而《千金》云：原夫霍乱之为病也，皆因食饮，非关鬼神。"

⑤大腹水肿：即腹中积水，大凡肿之由于水气者。而《金匮要略》有"水气病脉证并治"专篇。对"大腹水肿"，《本草经考注》解云：《素问·水热穴论》水病下为浮肿大腹。《厥论》阴气盛于上则下虚，下虚则腹胀满。《灵枢·胀论》云：夫胀者，皆在于脏腑之外，排脏腑而郭胸胁，胀皮肤，故命曰胀。《经脉篇》云：主血所生病者，大腹水肿，膝膑肿痛。《至真要大论》云：诸胀腹大皆属于热。立之案：大腹者，彭胀膜满之总称。水肿者，统言四肢诸部，乃对大腹而成语也。《脏气法时论》所云腹大胫肿是也。"

⑥肠澼下利："肠澼"，乃肠病，即痢疾也。病名首见于《黄帝内经》，如《素问·通评虚实论》记云："肠澼便血……身热便死，寒则生……肠澼下白沫……脉沉则生，脉浮则死……肠澼下脓血……脉悬绝则死，滑大则生。""下利"，粪出不坚也。其证治则见于《金匮要略·呕吐哕下利病脉证治》，含泄泻与痢疾而言。后人沿用，专指痢疾，又改"利"为"痢"字。对"肠澼下利"，《本草经考注》解云："肠澼者，下利中之重证，而肠中之气襞积不通之义也。盖下利而不肠澼者有之，肠澼而不下利者未之有也。

此称肠澼下利者，综括凡下利而言也。《素》《灵》并云肠澼，《金匮》云便脓血，又云下重，《病源》谓之滞痢言其证，又谓之肠垢言其物，《千金》《外台》谓之滞下，宋以后则谓之积滞，皆称异而义同耳。后世以痢疾为外邪热因，泄泻为内证寒因，古无此别，总谓之下利泄泻。至于《金匮》下利一门，专斥外邪，《病源》《千金》《外台》谓之痢疾，辨论治法颇为详审。"

⑦大小便不通：大便不通谓之秘，或谓之闭，故有"便秘""便闭"之称谓；小便不通谓之癃，或谓之淋，故有"癃证""淋证"之病名。而此处不称"癃闭"，而云"大小便不通"者，乃统言之也。意谓大便不通非秘，小便不通非淋者，亦有之，故以"大小便不通"撰之。

⑧奔豚上气："奔豚"一症，首见于《黄帝内经》，如《灵枢·邪气脏腑病形》云："肾脉"，"微急为沉厥奔豚，足不收，不得前后。"而《金匮要略》有"奔豚气病脉证并治"专篇。其证见"奔豚病，从少腹起，上冲咽喉，发作欲死，复还止，皆从惊恐得之"，"奔豚气，上冲胸，腹痛，往来寒热"。《灵枢·邪气脏腑病形》云："肺脉"，"滑甚为息贲上气。"意谓肺得滑脉而甚者，当为"息贲上气"之疾。《灵枢·经筋》云："支转筋，痛甚成息贲。胁急，吐血。"意谓肺气积于胸胁，可发喘息上奔。而《金匮要略》在"肺痿肺痈咳嗽上气病脉证治"篇中，有"上气"病证治的论述："上气面浮肿，肩息，其脉浮大，不治"，"上气喘而燥者，属肺胀，欲作风水。"由此可见，"上气"，为气逆不降之意，故"上气"在《金匮要略》中与"肺痿""肺痈""咳嗽"并为一篇。

⑨咳逆：《说文解字》云："咳，逆气也。"咳，病证名，往往以"咳嗽"并称。其首见于《黄帝内经》，如《素问·阴阳应象大论》云："秋伤于湿，冬生咳嗽。"意谓感受外邪而生病。《素问·示从容论》云："咳嗽烦冤者，是肾气之逆也。"示意内生邪气亦可致咳嗽。对咳嗽一病，《素问》有"咳论"专篇，内生五邪均可致咳，如岐伯对黄帝之问，有"五脏六腑皆令人咳，非独肺也"之答。

促促气急，或咳而上逆者。故《金匮要略》有"上气喘而躁者，属肺胀"的记载，而"上气"作为喘病而与咳嗽同列一篇进行论述。

⑩呕吐：《说文解字》云："呕，吐也。"《释名》云："呕，伛也。"《说文解字》云："吐，泻也。"《释名》云："吐，泻也。"即口中有声有物出也。故呕吐，病名也。首见于《黄帝内经》，如《素问·至真要大论》云："诸呕吐酸，暴注下迫，皆属于热。"

⑪黄疸：《说文解字》云："疸，黄病也。"最早的文献记载，首见于《黄帝内经》，如《素问·平人气象论》云："溺黄赤，安卧者，黄疸。"《灵枢·论疾诊尺》云："身痛而色微黄，齿垢黄，爪甲上黄，黄疸也。"而《金匮要略》则有"黄疸病脉证并治"的专篇。该篇所论的黄疸范围很广，凡是因各种不同致病因素而引起发黄的证候，皆属黄疸病范畴。

⑫消渴：《说文解字》云："消，尽也……渴，尽也。"颜师古注《急就篇》云："消渴，引饮不止也。"故渴欲饮水，大渴引饮之类，均称消渴病。对此病，《黄帝内经》多有记载。如《素问·奇病论》中黄帝"有病口甘者，病名为何"及"何以得之"之问，

而岐伯有"其气上溢，转为消渴"之答。而《金匮要略·消渴小便利淋病脉证并治》中，则有关于"消渴病"的证治。

⑬ 留饮癖食：《本草经考注》云："癖，当作辟，即食饮留辟之义。留饮者，总于四饮之谓；癖食者，谓宿诸证也。"《金匮要略·痰饮咳嗽病脉证并治》有对留饮证候的表述。"夫心下有留饮，其人背寒冷如手大。""留饮者，胁下痛引缺盆，咳嗽则辄已。""胸中有留饮，其人短气而渴，四肢历节痛，脉沉者，有留饮。"《诸病源候论·癖食不消候》云："癖者，冷气也。冷气久乘于脾，脾得湿冷则不能消谷，故令食不消。使人羸瘦不能食，时泄利，腹内痛，气力乏弱，颜色鳖黑是也。"

⑭ 坚积癥瘕：《诸病源候论》云："癥者……盘牢不移动者。"意谓其形状可征验也；又云："瘕者，假也。"意谓其虚假可动也。对此病《黄帝内经》有众多表述，如《素问·大奇论》云："三阳急为瘕。"《素问·骨空论》云："任脉为病……瘕聚。"其他如《灵枢·邪气脏腑病形》有"水瘕"、《素问·气厥论》有"虑瘕"、《素问·玉机真脏论》有"疝瘕"的记载。

⑮ 惊邪：惊者，有触而心动之谓。最早文献首见于《黄帝内经》，如《素问·大奇论》云："二阳急为惊。""脉至如数，使人暴惊。"《素问·至真要大论》云："少阳之胜，热客于胃……善惊，谵妄。"《本草经考注》云："此云惊邪者，后世所谓惊风之类也。急卒得病不知所因，故云邪云风。其实内因，而为心肝二脏，痰中有虚实，其治不同，虚证不治，实证可治也。"

⑯ 癫痫：即癫证与痫证的合称。癫，指精神错乱的一类疾病；痫，指发作性的神志疾病。《素问·宣明五气》云："邪入于阳则狂……搏阳则为癫疾。"故又有癫与狂并称名癫狂，且《灵枢经》有"癫狂"专篇。而狂证较重，故预后不良，如《灵枢·癫狂》云："癫疾者，疾发如狂者，死不治。"《素问·奇病论》黄帝有"人生而有病癫疾者""安所得之"之问，而岐伯有"病名为胎病。此得之在母腹中时，其母有所大惊，气上而不下，精气并居，故令子发为癫疾也"之对。此云"巅疾"，即痫证也。

⑰ 鬼注，喉痹：鬼注，即疫毒邪气所致之疾，在《素问·奇病论》称五疫"尸鬼"。喉痹者，喉里肿塞痹痛，水浆不得入之疾也。对此，《素问·阴阳别论》云："一阴一阳结，谓之喉痹。"

⑱ 齿痛、耳聋、目盲：此皆五官之疾也。在《黄帝内经》均有记载，如《素问·至真要大论》云："岁少阴在泉，热淫所胜""齿痛颏肿"，意谓火热淫邪可致齿痛。《灵枢·决气》云："精脱者，耳聋。"盖因肾开窍于耳，肾主藏精，故肾精亏虚，可致耳聋。目盲，在《黄帝内经》中称为"目不明"，如《灵枢·决气》云："气脱者，目不明。"盖因目乃五脏精气灌注入处，故气虚脱者，必致目盲不明。

⑲ 金创踒折：金创，乃刀枪之创伤之疾也。踒折，折伤也。即手足腰脊挫闪骨折之疾。

⑳ 痈肿恶疮：此即《黄帝内经》中痈疽疮疡类疾病。如《素问·生气通天论》云："营气不从，逆于肉理，乃生痈肿。"意谓气血逆行不畅，热毒瘀于肉里，可发痈肿。

《素问·疏五过论》云："五脏菀热，痈发六腑。"《灵枢·脉度》云："六腑不和则留为痈。"均提示了五脏六腑功能失调，热蕴脏腑，而生痈肿。

㉑痔：《说文解字》云："痔，后病也。"即痔疮也。对此，《素问·生气通天论》有"因而饱食，筋脉横解，澼肠为痔"之论。

㉒瘘：乃瘘疾之统称也。盖古文"瘘""漏"通用，《素问·生气通天论》云："陷脉为瘘，留连肉腠。"此为瘘疾最早的文献。大凡为孔之疮皆谓之瘘。非单指肛瘘，他如生于颈部之鼠疮，生于口齿之齿瘘。

㉓瘿：《说文解字》云："瘿，颈瘤也。"习称"瘿瘤"。此疾多因外感六邪，营卫气血凝郁，或因内伤七情，怒气湿痰停滞，或山岚水气偏胜，致气血凝聚而成。

㉔瘤：肉起为疣，血聚为瘤。此疾多因瘀血浊气痰滞而成。

㉕男子五劳七伤：五劳，系指五脏虚损，即心劳、肝劳、脾劳、肺劳、肾劳。对五劳所伤，《素问·宣明五气》有"久视伤血，久卧伤气，久坐伤肉，久立伤骨，久行伤筋，是谓五劳所伤"的记载。而《金匮要略·脏腑经络先后病脉证》谓病有"五劳、七伤、六极"，然未有详论。然而在"血痹虚劳病脉证并治"篇中以"虚劳"之名，有详尽的论述。《医学入门》以阴寒、阴痿、里急、精漏、精少、精清、小便数为七伤，而其他医著多类同"五劳"之疾，男女皆有，从"七伤"的内容来看多系男子。

㉖虚乏羸瘦：此皆属"五劳七伤"诸虚损之证也。在《金匮要略·血痹虚劳病脉证并治》中，皆以"虚劳"论证之，如"夫男子平人，脉大为劳，极虚亦为劳"。表述了虚劳病总的脉象，如"夫失精家，少腹弦急，阴头寒，目眩、发落，脉极虚芤迟，为清谷、亡血、失精"。尚有"虚劳诸不足"的证治。

㉗女子带下：《诸病源候论》云："带下之病，白沃与血相兼带而下也。"作为妇科带下病，见于《素问·骨空论》"任脉为病""女子带下"。

㉘崩中：血妄行也。即妇女之血崩也。就其病因，在《素问·阴阳别论》有云："阴虚阳搏，谓之崩。"今统称崩漏。

㉙血闭：《素问·评热病论》云："月事不来者，胞脉闭也。"故血闭，即月经不通之谓，又称月闭、闭经、女子不月。《素问·阴阳别论》云："二阳之病发心脾，有不得隐曲，女子不月。"此乃表述了妇女月经不调的一条重要病因病机。

㉚阴蚀：女阴疮也。《金匮要略·妇人杂病脉证并治》云："少阴脉滑而数者，阴中即生疮，阴中蚀疮烂者，狼牙汤洗之。"此病多因血中湿热郁蒸而致，或先天遗毒所酿成。

㉛虫蛇蛊毒所伤：此乃蛇、虫、鱼毒，蛊毒所伤而致病，即不内外因也。

㉜此大略宗兆：《广雅·释法》云："宗，本也。"《吕氏春秋注》云："兆，大数也。"中国古老的数术学提供"数"的依据。数术从图起，从八卦八索而产生了十、百、千、万、亿、兆、经、姟之数。如"十亿为兆""十经为姟"，所兆示的是无穷数，所以"此大略宗兆"，意谓上述诸证诸疾，只是纲领性的表述，或者说是"举例说明"吧。

其间变动枝叶，各宜依端绪以取之：《素问·疏五过论》云："凡诊者，必知终始，有知余绪。"绪，端也。余绪，即末端。"有知余绪"，张景岳解云："洞察其本知其末也。"本书文字，从"大病之主"始，至"此大略宗兆"止，表述了上述诸证的变化又形成众多的病证。诚如《素问·至真要大论》云："故治病者，必明六化分治，五味五色所生，五脏所宜，乃可以言盈虚病生之绪也。"绪者，头绪也，始终也。

上品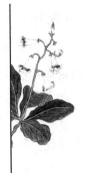

丹砂（朱砂）

【原文】

丹砂，味甘，微寒。主身体五脏百病，养精神，安魂魄，益气，明目，杀精魅邪恶鬼。久服通神明，不老，能化为汞。生山谷。

【词解】

①味甘，微寒：微寒，即性凉。徐灵胎云："甘言味，寒言性""盖入口则知其味，入腹则知其性。"因含硫化汞，实则有毒，尤忌火煅。

②主身体五脏百病：百病者，凡病皆可用，无所禁忌，非谓能治天下之病。

③养精神：徐灵胎云："凡精气所结之物，皆足以养精神。"人与天地同此，精气以类相益也。

④安魂魄：《说文解字》云："魂，阳气也。魄，阴神也。"大凡神魂属阳，精魄属阴。故《灵枢·本神》云："生之来谓之精，两精相搏谓之神，随神往来者谓之魂，并精而出入者谓之魄。"《灵枢·决气》云："两神相搏，合而成形，常先身生，是谓精。"《灵枢·平人绝谷》云："故神者，水谷之精气也。"盖因朱砂"治身体五脏百病"，即有安和五脏之用，故有"养精神""安魂魄"之功。

⑤益气，明目：《灵枢·决气》云："上焦开发，宣五谷味，熏肤，充身，泽毛，若雾露之溉，是谓气。"故而徐灵胎谓"凡石药皆能明目"。盖因石者金气所凝，目之能鉴物亦金气所成。大凡能滋精益气之品皆有明目之功。

⑥杀精魅邪恶鬼。久服通神明，不老："精魅""恶鬼"，皆人之精神失常之幻觉，朱砂安和脏腑，"养精神""安魂魄"，故有上述功效。

【讲解】

丹砂即为今之所用朱砂也。《说文解字》曰："丹，巴越之赤石也，象丹形古文作日，亦作彤、砂、水散石也。"是一种镇静药。有镇静神经兴奋和保护抑制神经作用。古人所言之"心"，有两方面的意义，一指心脏而言，一指神经而言。本药下所释"魂魄"二字，其意义如下：魂魄是古人对神经系统机能的概称，《左传》里说："附形之灵为魄，附气之神为魂"，并说人出生时耳目的感觉、手足的运动和哭泣的声音等，属于灵的作用，灵即指魄而言。出生后成长过程中逐渐发展起来的思想、意识等，认为是神的作用，即指魂而言。简单地说，魂即代表人的精神意识，魄即代表人体器官活动的本能。

《本草备要》：体阳性阴，色赤属火，泻心经邪热，镇心清肝，明目发汗，定惊祛风。多服反令人痴呆。《本草经解》：入足少阴肾经、足太阴脾经，手少阴心经。主身体五脏百病，养精神，安魂魄，益气明目。《名医别录》：通血脉，止烦满、消渴，益精神，悦泽人面，除中恶、腹痛、毒气、疥瘘、诸疮。《药性论》：镇心，主抽风。李杲：纳浮溜之火而安神明。《得配本草》：得蜜水调服五分，预解痘毒。得南星、虎掌，祛风痰。配枯矾末，治心痛。配蛤粉，治吐血。配当归、丹参，养心血。佐枣仁、龙骨，养心气。得人参、茯苓，治离魂……入六一散，治暑气内伏。入托里散，治毒气攻心。同生地、杞子，养肾阴。纳猪心蒸食，治遗浊。

大凡其用途有二：①镇心安神。治疗惊悸怔忡，如《东垣试效方》朱砂安神丸；治癫痫失性、颠倒病狂，如《千金要方》雄雌丸，皆取其镇静之效。②消毒消炎。如《三因极一病证方论》治咽痛肿之玉钥匙，《医宗金鉴》治疮痈溃疡之红升丹，是取化腐解肿毒之效。

《雷公炮制药性解》：丹砂之色，属丙丁火，心脏之所由归也。质性沉滞，勿宜多用。若火炼则有毒杀人。《本草从新》：独用多用，令人呆闷。

【续解】

基原：为天然硫化物类矿物辰砂族辰砂。

朱砂甘寒质重，色赤属火入心经，体阳而性阴，寒能清热，重可镇怯，为镇心清火、定惊安神之药。盖因心主神明，为神之舍，火不妄动，则心神俱宁。若心火亢盛，必致心神不宁，而见心烦不得眠，故与琥珀同用，名"朱珀散"；与当归、黄连、生地黄、炙甘草同用，李东垣名"朱砂安神丸"。又以其镇惊安神之功，而用治惊风、癫痫之候。如与黄连、南星、石菖蒲、瓜蒌仁、半夏、白矾、赭石、天竺黄、蜈蚣等药以治癫痫，吉忱公名"十味定痫散"。与牛黄、麝香、天竺黄、蝉衣等药合用，牟永昌公名"牛黄定瘛散"，为治小儿舞蹈病之效方。与牛黄、全蝎、钩藤同用，名"牛黄散"，以治小儿惊风。与牛黄、麝香等开窍息风药同用，名"安宫牛黄丸"，以治高热神昏、惊厥之候。因其性寒，有较强的清热解毒之功，如与雄黄、大戟、山慈菇等药同用，名"紫金锭"，以治疮疡肿毒；与冰片、硼砂等药合用，名"冰硼散"，以治口舌生疮之候。

朱砂为天然硫汞矿石，有毒性，内服不可过量或久服。同时不入煎剂，入丸散剂或冲服。

朴消（芒硝）

【原文】

朴消，味苦，寒。主百病，除寒热邪气，逐六腑积聚，结固，留癖，能化七十二种石。炼饵服之，轻身，神仙。生山谷。

【词解】

①主百病：因其具安和五脏、通达六腑之功，故云。

②除寒热邪气，逐六腑积聚，结固，留癖：盖因其有泻下、软坚、清热之功，而可涤去蓄结积食，故可疗上述诸疾。

③能化七十二种石：诸硝，通生于卤地，状似末盐，见水而消，能消化诸物，故谓之硝。《本草纲目》谓其"利大小便""破五淋"，故为溶石之药。

【讲解】

芒硝是一种盐类泻药。有泻下通便、刺激肠管蠕动之力。《本草备要》：朴硝，即皮硝。大泻，润燥，软坚。能荡涤三焦，肠胃实热，推陈致新。治阳强之病，伤寒，疫痢，积聚结癖，留血停痰，黄疸淋闭，瘰疬疮肿，目赤障翳。通经堕胎。如《伤寒论》大承气汤方。

【续解】

基原：为天然硝酸盐类矿石经煮炼的粗制结晶。

芒硝味辛咸苦，性寒。辛能润燥，咸能软坚，苦能下泄，寒能清热。故能荡涤胃肠实热而除燥屎，以治实热积聚，大便燥结，谵语发狂等候，如调胃承气汤之施。他如《伤寒论》大陷胸汤、大承气汤，及调胃承气汤，皆用芒硝消散，破结软坚。大黄推荡，走而不守，与芒硝相须为用，此即"坚积者以咸软之，热盛者以寒消之"之谓。又以其泻火解毒之功，用治咽喉肿，口疮，与冰片、硼砂同用，《外科正宗》名冰硼散之外用；若皮肤湿疹、荨麻疹，或痔疮肿痛，可用芒硝、白矾，沸水溶化趁热烫洗；若目赤肿痛，可用元明粉置豆腐上蒸化，取汁点眼。

土硝溶化后，滤去杂质，结于上层细芒如锋者，为"芒硝"，沉于下层为"朴硝"；芒硝经风化成粉者，名"风化硝"；将芒硝同甘草再煎炼，凝浮于上层之硝块，经风化后为"元明粉"。朴硝、芒硝、元明粉，三者功用相同。然朴硝不纯，泻下最烈，芒硝较缓，元明粉质地纯净，泻下缓和，外作口腔、眼科外用药。

滑石

【原文】

滑石，味甘，寒。主身热，泄澼，女子乳难，癃闭。利小便，荡胃中积聚，寒热，益精气。久服轻身，耐饥，长年。生山谷。

【词解】

①主身热：其味甘淡，性寒，故以其清热祛湿之功，可疗身热。

②泄澼：泄澼者，即泻利肠澼之疾，滑石可通九窍六腑之津液，滑利大小肠，分清水谷，水谷分则泄澼可愈。

③女子乳难：乳难，即产难，非乳汁不通，其用亦取其通九窍之功。

④癃闭：《素问·宣明五气》云："膀胱不利为癃。"《灵枢·五癃津液别》云："邪气内逆，则气为之闭塞而不行"，"三焦不泻，津液不化"，"不得渗膀胱。"故癃，谓不得小便之候，以其具利水通淋之功，故可疗癃闭。

⑤利小便：盖因滑石甘寒，入膀胱经，乃为消暑除热之药，故为逐积下水之治，而达利小便之功。

⑥荡胃中积聚：气壅关格不通，皆谓胃中结气积聚之由。因其味甘，性寒，具通九窍六腑之津液之功，而可滑利肠胃，凡胃中结气积聚可祛之。

⑦益精气：以其通九窍六腑之津液之功，邪祛津液自生，故谓"益精气"。

⑧久服轻身，耐饥，长年：因其通腑益气之治，胃气利，则气血生化之源充，故其效如此。《抱朴子》引《神农四经》云："上药令人身安命延。"故《神农本草经》之"上品"，均谓延年益寿之功。今天看来，一些药未必有此效。

【讲解】

滑石是一种矿石，有消炎利尿之效。《本草备要》：滑利窍，淡渗湿，甘益气，补脾胃，寒泻热，降心火。色白入肺，上开腠理而发表，下走膀胱而行水，通六腑九窍津液，为足太阳经本药。治中暑积热，呕吐烦渴，黄疸水肿，脚气淋闭，水泻热痢，吐血衄血，诸疮肿毒，为荡热除湿之要剂。《名医别录》：通九窍、六腑、津液，去留结，止渴。《本草纲目》：疗黄疸，水肿脚气，吐血衄血，金疮出血，诸疮肿毒。《本草通玄》：利窍除热，清三焦，凉六腑，化暑气。他如《圣济总录》滑石散，治热淋，小便赤涩热痛；《普济本事方》滑石丸，治伤寒衄血；《太平圣惠方》滑石散，治妇人脬转，小便数日不通。《本草纲目》：滑石利窍，不独小便也，上能利毛腠之窍；下能利精溺之窍。盖甘淡之味，先入于胃，渗走经络，游溢津气，上输于肺，下通膀胱，肺主皮毛，为水之上源，膀胱司津液，气化则能出，故滑石上能发表，下利水道，为荡热燥湿之剂。

如六一散主治肠炎泻利；天水散（河间方）用于清暑热；滑石散（《千金要方》）主治妇人产后淋漓。

【续解】

基原：为硅酸盐类矿物滑石的块状体。

滑石味甘淡，性寒而滑。滑利窍，淡渗湿。甘益气，补脾胃，寒泄热，降心火。色白入肺，上开腠理而发表，下走膀胱而行水，通六腑九窍行津液，为足太阳经之本药。

故以其利尿通淋之功，入三金排石汤，与木通、鸡内金、海金砂、金钱草同用以治石淋；入《太平惠民和剂局方》八正散，与木通、瞿麦、萹蓄等药同用以治热淋。又以其清热解暑之功，与甘草同用，《温病条辨》名六一散；与薏苡仁、白蔻仁、杏仁同用，《温病条辨》名三仁汤，多用于暑湿、湿温之证。尚以其祛湿敛疮之功，而用治湿疮、湿疹。或单用，或与枯矾、黄柏为末外用，或与薄荷、甘草合用，而成痱子粉，以治痱子。

因其性寒，故无湿热忌用。

紫石英

【原文】

紫石英，味甘，温。主心腹咳逆、邪气，补不足，女子风寒在子宫，绝孕，十年无子。久服温中，轻身，延年。生山谷。

【词解】

①主心腹咳逆、邪气：盖因心腹有邪气而为咳逆，而紫石英有镇心安神、降逆气之功，故其效如此。

②补不足：紫石英入手少阴、足厥阴、足太阴经，故以其镇心安神、除邪气之功，有安和五脏之功，而达补不足之效。

③女子风寒在子宫，绝孕，十年无子：紫石英味甘，性温，其气暖而补，故有暖子宫之效。大凡肝血不足、女子血海虚寒不孕者，而为要药之施。

④久服温中，轻身，延年：有其功，然夸其效。对此，陈修园有云："久服温中，轻身延年者，夸其血纳气之功也。"

【讲解】

紫石英为卤化物类矿物萤石原矿石之一种，为镇静安神药。《汤液本草》：入手少阴经、足厥阴经。《本草经解》：入足厥阴肝经、足太阴脾经。《药性论》：女人服之有子，主养肺气，治惊痫。虚而惊悸不安者，加而用之。《本草备要》：紫石英，甘，平。性温而补，重以去怯，湿以去枯。入心肝血分，故心神不安，肝血不足，女子血海虚寒不孕者宜之。《得配本草》：甘温，入手少阴足厥阴经血分，镇心益肝，暖子宫，除风寒。得茯苓、人参，疗心中结气。得天雄、菖蒲，治霍乱。得生姜、米醋煎，调敷痈肿毒气。煅，醋淬，研，水飞。血热者禁用。《本草经疏》：妇人绝孕由于阴虚火旺者不能摄受精气者忌用。

《肘后备急方》用紫石英五两，碎末，水煮，治虚劳心悸；巢氏用治脚气之风引汤，以紫石英为主；《青囊立效秘方》治妇人子宫虚寒，绝孕无子，用紫石英、白薇、艾叶、白胶、当归、山茱萸、川芎、香附，制丸，服之。

【续解】

基原：为卤化物类矿物萤石的矿石。

紫石英味甘性温，入心、肝、肾、肺经，并通奇脉。故为温营血而润养，及镇怯润枯通经之药。如以其镇心定惊之功，与四君子汤合用而用于因心气不足而致惊悸怔忡之疾；与龙骨、牡蛎、寒水石等药相伍，《金匮要略》名风引汤，以治痰热癫痫抽搐之候。又以其温肾养肝，荣冲益任之功，入《太平圣惠方》之紫石英丸，以治男子元阳虚衰不育，女子宫冷不孕，及崩漏带下等疾。本品尚有行经之功，尤以肝肾亏虚、冲任不调之宫寒痛经者。因其有温润肺经之功，故紫石英与钟乳石相伍，伍《韩氏医通》三子养亲汤为治肺寒痰喘之良药。

菖蒲（石菖蒲）

【原文】

菖蒲，味辛，温。主风寒湿痹，咳逆上气。开心孔，补五脏，通九窍，明耳目，出声音。久服轻身，不忘，不迷惑，延年。生池泽。

【词解】

①主风寒湿痹：菖蒲味辛性温，辛能散风，温能祛寒，芳香燥湿，故有此治。

②咳逆上气：芳香辛温，故有宣肺降逆、止咳定喘之治。

③开心孔：香入心，故有开窍益心之功。

④补五脏：气通利则补益五脏，得以安和，故谓补五脏。

⑤通九窍，明耳目，出音声：盖因耳目喉咙皆窍也，菖蒲芳香清烈，走达诸窍而通利之，故有其治。

⑥久服轻身，不忘，不迷惑，延年：因其开窍顺气，益精养神，益心智，故志高不老。精神冥昧狂乱，谓之健忘迷惑。菖蒲"补五脏""开心孔"，故以其开窍顺气、益精养神之功，则达"不忘，不迷惑"之治。

【讲解】

菖蒲为兴奋中枢神经药。能促进胃消化，制止肠胃发酵，并能弛缓平滑肌之痉挛。《名医别录》：无毒。《药性论》：味苦辛，无毒。《本草纲目》：手少阴、足厥阴。菖蒲气温，心气不足者用之，虚则补其也。肝苦急，以辛补之是也。《本草备要》：补肝益心，去湿逐风，除痰消积，开胃宽中，疗噤口毒痢，风痹惊痫。《得配本草》：辛苦，温，入手少阴、足厥阴经气分。宣五脏，通九窍。温肠胃，治霍乱。疗湿痹，愈疮疥，止心痛，祛头风，辟鬼杀虫，皆其通气之力也……浴浓汤，治温疟。配白面，治肺虚吐血。配破故纸，治赤白带下。配蛇床，搽阴汗湿痒。佐四君，治下痢噤口。佐犀角、地黄，治神昏。掺黑獭猪心蒸食，治癫痫。《本草汇言》：石菖蒲，能通心气，开肾气，温肺气，达肝气，快脾气，通透五脏六腑、十二经、十五络之药也。

龚希烈方：治咳逆上气，因气道阻塞者，用石菖蒲三钱，木香一钱，共为末，白汤调服。马瑞云方：治中风、中痰、中气、中暑、中食，人事昏迷，语言不出者，用石菖蒲、胆南星各三钱，为末。中风，防风、秦艽汤下；中痰，白芥子、制半夏汤下；中气，白术、木香汤下；中暑，川连、薄荷汤下；中食，枳实、厚朴汤下。《普济方》菖蒲丸，治小儿风痫，兼失心者；《千金要方》开心散，治好忘；《古今医鉴》清心温胆汤，治诸痫；《证治准绳》读书丸，治健忘。古人言开心窍，直指对神经的兴奋而言。

【续解】

基原：为天南星科多年生草本植物石菖蒲的根茎。

菖蒲辛苦而温，芳香性散，补肝益心，利九窍，祛痰浊，醒神健脑。故以其开窍除痰之功，用于痰浊蒙蔽清窍之神昏谵语之候，方如《温病全书》之菖蒲郁金汤，药由石菖蒲、栀子、鲜竹叶、牡丹皮、郁金、连翘、灯心草、木通、竹沥、玉枢丹组成；他如《医学心悟》之安神定志丸，药有菖蒲、远志、龙齿、茯苓、茯神、党参、朱砂，用治惊恐不得卧，癫痫，健忘等疾。本品尚有化湿开胃之功，而适用湿阻中焦、脘腹痞满之候，如验方菖蒲六味饮，药有菖蒲、郁金、姜半夏、茯苓、佩兰、厚朴等味；他如用治疗湿热毒盛之噤口痢，药用菖蒲、黄连、人参、石莲子、丹参、茯苓、陈仓米、荷蒂、陈皮、冬瓜仁，《医学心悟》名之开噤散。

菖蒲分石菖蒲、九节菖蒲、鲜菖蒲之分。本节所讲述的为天南星科多年生草本植物石菖蒲的根，而九节菖蒲为毛茛科多年生草本植物阿尔泰银莲花的根茎，鲜菖蒲为天南星科多年生常绿草本植物细叶菖蒲的根茎。皆可入药。

注：玉枢丹，方出宋代王璆《是斋百一选方》，原名"太乙紫金丹"。药由山慈菇、大戟、千金子、五倍子、麝香、雄黄、朱砂组成。以其祛痰逐秽，定惊息风之功，而用于痈疽恶疮，烫火蛇虫犬兽所伤，时行瘟疫，山岚瘴气，喉闭喉风，久病劳瘵之候。然方中多有毒性之药，不可久服。

鞠华（菊花）

【原文】

鞠华，味苦，平。主风头眩，肿痛，目欲脱，泪目，皮肤死肌，恶风，湿痹。久服利血气，轻身，耐老，延年。一名节华。生川泽及田野。

【词解】

①主风头眩，肿痛，目欲脱：菊花以其体轻达表，气清上浮，微寒清热之性，故有疏风清热、清肝泻火之功，兼有益阴明目之效，故有其治。

②泪目：即泪出之候。因其有清热泻火、益阴明目之功，故可疗泪出之候。

③皮肤死肌，恶风，湿痹：因其入肺、脾、肝、肾四经，故有补阴血、除风湿、利血脉、调四肢之功，而有其治。

④久服利血气，轻身，耐老，延年：因其入肺、脾、肝、肾四经，故有养肝肾、益肺脾、和营卫、和气血之功，故谓常服益阴壮阳，而有耐老延年之效。

【讲解】

菊花为镇静消炎解毒药，能促进皮肤感觉与循环，并能缓痛降压。《雷公炮制药性解》：入肺、脾、肝、肾四经。能补阴气，明目聪耳，清头风及胸中烦热，肌肤湿痹。《名医别录》：主治腰痛去来陶陶，除胸中烦热，安肠胃，利五脉，调四肢。《日华子本草》：利血脉，治四肢游风，心烦，胸膈壅闷，并痛毒，头痛，作枕明目。《本草备要》：味兼甘、苦，性禀平和，备受四气（冬苗、春叶、夏蕊、秋花），饱经霜露。得金水之精居多，能益金水二脏（肺肾），以制火而平木，木平则风息，火降则热除，故能养目血，去翳膜。《得配本草》：配石膏、川芎，治风热头痛；配杞子、蜜丸，治阴虚目疾。如《上池秘录》治风热上攻、头痛不止之菊芎饮；《普济本事方》治肝肾风毒、上攻眼目之菊花散；《医宗金鉴》之五味消毒饮等。

药材有甘菊、黄菊、野菊花之分。甘菊产地不同，又有河南怀菊花，安徽滁菊花、亳菊花，浙江杭菊花之别。

【续解】

基原：为菊科植物菊的头状花序。

李时珍谓"菊春生、夏茂、秋花、冬实"。盖因甘菊生于春，长于夏，秀于秋，得天地之清芳，禀金精之正气，其味辛，故能祛风明目；其味甘，故能保肺以滋水；其味苦，故能解热以除烦。故对外感风热，头痛目赤，或因肝阳上亢、肝风内动而致之头晕目眩，均有良效。服此甘和轻剂以平木制火，养肺滋肾，俾木平则风息，火降则热除。如因风热内炽而致眼目失养，翳膜遮睛，菊与枸杞子相伍蜜丸久服，黄宫绣谓"病无不愈"。

菊花轻清，味甘益阴，味苦泄热，具疏散风热、平肝明目之功。如入《温病条辨》桑菊饮，药由桑叶、菊花、杏仁、薄荷、连翘、桔梗、芦根、甘草组成。以其疏风清热、宣肺止咳之功，用治风温初起之候。他如《医级》之杞菊地黄丸，药由六味地黄丸加枸杞子、菊花而成，以其滋肾养肝明目之功，用治因肝肾亏虚而致视物昏花之候。又如菊花与羚羊角、钩藤、桑叶、生地黄、白芍、竹茹、川贝母、茯神木、甘草相伍，

《通俗伤寒论》名羚角钩藤汤，以其凉肝息风、增液舒筋之功，用治肝热生风证，而见高热不退，烦闷躁扰，手足抽搐，发为痉厥，甚则神昏之候。

《本草备要》谓"以单瓣、味甘者入药"。黄者入阴分，白者入阳分，紫者入血分。可药可饵，可酿可枕。

人参

【原文】

人参，味甘，微寒。主补五脏，安精神，定魂魄，止惊悸，除邪气，明目，开心益智。久服轻身，延年。一名人衔，一名鬼盖。生山谷。

【词解】

①补五脏：人参，味甘，补益真气，故有安和五脏之治。

②安精神，定魂魄，止惊悸：因其具大补元气、安和五脏之功，俾五脏之形与神俱，故有其治。

③除邪气：《黄帝内经》云："邪之所存，其气必虚。"盖因邪气之所以留连而不祛，正气虚不能敌故也。兹正气得补，而真元充实，则邪自不得容，故谓除邪气。

④明目：盖因五脏六腑之精，皆上注于目，人参具补五脏之真气，故能明目，乃补其精之效。

⑤开心益智：心肾虚则精神不安，肺肝虚则魂魄不定，惊悸者，心脾二经之病也。故补五脏，益心脾，则心窍通而能思，而智益深也。

⑥久服轻身，延年：补五脏则五脏安和，故谓延年益寿。

【讲解】

人参为强壮滋补药。能增进人体新陈代谢和调和体温。《本草汇言》：入肺、脾二经。《药性论》：主五脏气不足，五劳七伤，虚损瘦弱，吐逆不下食，止霍乱烦闷呕哕，补五脏六腑，保中守神。《本草备要》：生：甘、苦，微凉（甘补阳，微苦，微寒，又能补阴）。熟：甘，温。大补肺中元气。《得配本草》：得茯苓，泻肾热。得当归，活血。配广皮，理气。配磁石，治喘咳。配苏木，治血瘀发喘。配藜芦，涌吐痰在胸膈。佐石菖蒲、莲肉，治产后不语。佐羊肉，补形。使龙骨，摄精。入峻补药，崇土以制相火。入消导药，运行益健。入大寒药，扶胃使不减食。入发散药，祛邪有力。

其用有三：①大汗亡阳，脉细少无力，喘息少气，一切虚脱之症；②泻利过多，或大失血之后，一切虚脱之症；③体力不足，精神不安，健忘心悸，食欲不振之症。如景岳方之独参汤（见《辨证录》卷二），《世医得效方》之人参附子汤，《太平惠民和剂局方》之四君子汤等。

【续解】

基原：为五加科多年生草本植物人参的根。

人参味甘微温而不燥，性禀中和，善补脾肺之气，脾为生化之源，肺主一身之气，脾肺气足，则一身之气皆旺，故为大补元气之品。且能益气生津，安神益智，又为治虚劳内伤第一要药。故凡气虚不足之证皆可用之。如以其补气救脱之功，而用于大病、久病或大出血后，气短神疲，脉微欲绝，虚极欲脱之证，可单用人参一味，浓煎取汁，服之，以成益气固脱、大补元气之治。《普济方》名独参汤，又名"夺命独参汤"，顾名思义，此汤能把人从濒死边缘拉回来，故有此治法。若气脱兼见肢冷，自汗，脉微而有亡阳之象者，可配附子，《正体类要》名参附汤，以其益气回阳之功，而主治阳气暴脱者。《医学启源》有生脉散，方由人参伍麦冬、五味子组成，以其益气生津、敛阴止汗之功，而用于温热、暑热，耗气伤阴之证，症见汗多神疲，体倦乏力，气短懒言，咽干口渴，舌干红少苔，脉虚数之候。现代研究发现，本方有增强心肌收缩力、增加冠脉血流量、抗心肌缺血之功，为治疗冠心病心绞痛之用方。

又以其益气补脾之功，多用于脾胃气虚证者，如与白术、茯苓、炙甘草相伍，《太平惠民和剂局方》名四君子汤，以疗面色㿠白，语音低微，食少便溏，舌淡苔白，脉虚弱之候；若四君子汤合四物汤，《正体类要》名"八珍汤"，再加肉桂、黄芪，《太平惠民和剂局方》名十全大补汤，均为气血双补之剂；《三因极一病证方论》将此方去川芎，加远志、五味子，名人参养荣汤，以其益气养神、养心安神之治建功。又如人参与黄芪伍，名参芪膏，以其补脾益肺之功，而用于治疗虚损劳怯、元气不足证者。若积劳虚损，人参伍熟地黄，《景岳全书》名两仪膏，以其补中益气、滋阴补血之功，而用于精气亏损，身体羸瘦，神疲乏力，面色萎黄，健忘，耳鸣，短气诸候。此乃阴阳、气血双补之剂，故名"两仪膏"。若脾虚湿盛，便溏泄泻者，《太平惠民和剂局方》有参苓白术散，药由人参、茯苓、白术、甘草、白扁豆、莲子、薏苡仁、砂仁、山药、桔梗组成，以其益气健脾、渗湿止泻为治；若中气下陷，久泄脱肛者，可人参佐黄芪，与升麻、柴胡等升阳举陷药同用，《脾胃论》名补中益气汤。

若人参与紫菀、知母、阿胶等药合用，王海藏名紫菀汤，乃肺虚咳喘之治方；若肺肾亏虚之喘，人参与胡桃肉相伍，《是斋百一选方》名人参胡桃方，以补肺肾，定喘逆为治；若人参与蛤蚧、茯苓、杏仁、贝母、桑白皮、知母、炙甘草同用，《御药院方》名人参蛤蚧散，以补肺益肾、止咳定喘为功。

人参尚有生津止渴之功，如用于热病热伤气津者，《伤寒论》有人参白虎汤。若气津亏虚者，人参与花粉、山药相伍，有柳氏家传方消渴散之用。若人参与生地黄、丹参、酸枣仁等药同用，《摄生秘剖》有天王补心丹之用。他如《严氏济生方》有归脾汤，以安神益智之功，而与黄芪、白术、圆肉、枣仁等药同用，用治心脾气血两虚之证者，症见心悸怔忡，健忘失眠之候；尚以益气补血之功，用治脾不统血证者，症见便血，皮下紫癜，崩漏，带下之候。

若真元亏虚，精血不足证者，《医便》有龟鹿二仙胶，方由人参与龟甲胶、鹿角胶、枸杞子组成，以其益气壮阳、滋阴填精之功，用治阳痿遗精者。

天门冬（天冬）

【原文】

天门冬，味苦，平。主诸暴风湿偏痹。强骨髓，杀三虫，去伏尸。久服轻身，益气，延年。一名颠勒。生山谷。

【词解】

①主诸暴风湿偏痹：盖因其入心、肺、胃经，而有补气血、益精髓之功，又具养肌肤、益气力之效，故以扶正达邪之治而除诸疾。

②强骨髓：肾主骨生髓，天冬以其补肾益元之功，而有强骨密髓之治。

③杀三虫，去伏尸：三虫、伏尸，乃癥瘕积聚之谓。以其养阴润燥、清火生津之功，而达祛寒热、扶正达邪之效，而有其治。

④久服轻身，益气，延年：以其补心肾、益肺气、愈百病，故有延年益寿之效。

【讲解】

天冬为强壮、解热、镇咳、利尿药。《滇南本草》：性寒，味甘微苦。《本草经解》：入手太阴肺、手少阴心经。《汤液本草》：入手太阴、足少阴经。《名医别录》：保定肺气，去寒热，养肌肤，益气力，利小便，冷而能补。《日华子本草》：镇心，润五脏，益皮肤，悦颜色，补五劳七伤，治肺气并嗽，消痰，风痹热毒，游风，烦闷，吐血。《雷公炮制药性解》：入肺、肾二经。保肺气，不被热扰；定喘促，陟得康宁；止消渴，利小便，强骨髓，悦颜色。《本草备要》：入手太阴气分，清金降火，益水之上源。下通足少阴肾，滋肾润燥，止渴消痰，泽肌肤，利二便。治肺痿肺痈。

《万氏家抄方》：治老人大肠结燥不通，用天冬八两，麦冬、当归、麻子仁、生地黄各四两，熬膏，炼蜜收，每早晚白汤调服十茶匙。《普济本事方》天门冬丸，治吐血咯血；《医学正传》天门冬膏，治血虚肺燥，皮肤折裂，及肺痿咳脓血证；景岳方之三才汤（麦冬、天冬、人参、地黄）有强壮补精之用。另有今人二冬合剂（天冬、麦冬、枸杞子、山茱萸各二钱，人参一钱，生地黄三钱，花粉四钱，黄芪四钱）之治糖尿病等。

【续解】

基原：为百合科多年生草本植物天冬的块根。

天冬味甘苦，性寒，入肺、肾经。其质肥而润，味甘能益气生津而充脉，味苦能泻火而坚阴，性寒能清热除烦。以其润肺滋肾、清化热痰之功，而与麦冬相伍，名二冬膏，以其养阴润肺之功，用治肺热燥咳证。《医学心悟》有二冬汤，由天冬与麦冬、天花粉、知母、人参、黄芩、甘草相伍，以其养阴清热生津之功，而用于消渴多饮及肺热咳嗽之疾。天冬与人参、生地黄相伍，尚可用于阴虚津亏口渴之候，因三药名冠天、地、人三字，且天冬滋上焦肺，人参益中焦脾，地黄补下焦肾，故方名三才汤。《医方集解》列于三才封髓丹目下，乃《儒门事亲》三才丸易汤而成，以其补气养阴生津之功，而用于阴虚津亏口渴之候，清代吴鞠通收录于《温病条辨》下焦篇。天冬与紫菀相煎，《普济方》名天门冬煎，以治肺痿，吐脓血之候；近世多以此方加薏苡仁、白及、百合、百部、桑皮同煎，名加味天门冬煎，疗效尤佳。

天冬有滋阴润燥通便之功，而用治肠燥便秘，多与当归、肉苁蓉相伍，吉忱公名"天冬苁蓉丸"。

他如《普济方》有凉膈天门冬汤，药由天冬、大黄、车前子、茺蔚子、黄芩组成，以其养阴清热、凉膈解毒之功，而用治因肝火炽盛，上炎于目而致眼风牵、视物不正之候。《圣济总录》有补虚饮，《普济方》名补肺饮，药由黄芪、人参、天冬、麦冬、五味子、熟地黄、当归、茯神、陈皮、肉桂、甘草、大枣、生姜组成。以其益气滋阴、养血润肺之功，以成补肺脏之治。本方今多用于肺结核、各种肺炎等症恢复期及多种贫血之疾。

甘草

【原文】

甘草，味甘，平。主五脏六腑寒热邪气。坚筋骨，长肌肉，倍力，金创、尰，解毒。久服轻身，延年。一名美草，一名蜜甘。生山谷。

【词解】

①主五脏六腑寒热邪气：甘草味甘性平，具益气补中、清热解毒之功，故有补益五脏，通达六腑，扶正而解寒热邪气之治。

②坚筋骨，长肌肉，倍力：以其入心、肺、脾、胃经，且具调补后天之本之功，益气生血之效，故有其效。

③金创、尰：甘草味甘，入脾，具益气补中、通脉利血之功，故利金创得以早愈。尰，《说文解字》作瘇，乃胫足气肿之谓。甘草以其益心肺、补脾胃之功，俾营卫得和，气化得施，故气肿得消。

④解毒：百物土中生，甘草味甘，入脾胃，具培补后天之本之功，可安和五脏，调和药性，故有解毒之治。

⑤久服轻身，延年：以其入心、肺、脾、胃经，具培补后天之本、益气血、和营卫之功，故有益寿延年之效。

【讲解】

甘草为缓和、强壮、健胃、止咳药。《珍珠囊》：生甘，平；炙甘，温。《汤液本草》：入足厥阴经、太阴经、少阴经。《名医别录》：温中下气，烦满短气，伤脏咳嗽，止咳，通经脉，利血气，解百药毒。《本草纲目》：解小儿胎毒，惊痫，降火止痛。《本草备要》：味甘。生用气平，补脾胃不足而泻心火。炙用气温，补三焦元气而散表寒。入和剂则补益，入汗剂则解肌，入凉剂则泻邪热，入峻剂则缓正气，入润剂则养阴血。能协和诸药，使之不争，生肌止痛，通行十二经，解百药毒，故有国老之称。中满症忌之。

方如仲景之炙甘草汤、甘麦大枣汤、甘草干姜汤、生姜甘草汤、甘草泻心汤等。《太平惠民和剂局方》四君子汤，治荣卫气虚，脏腑怯弱，心腹胀满，全不思食，肠鸣泄泻，呕哕吐逆。

【续解】

基原：为豆科多年生草本植物甘草、胀果甘草、光果甘草的根及根茎。

甘草味甘性平，通行十二经，和中解毒。故《本草备要》中有"国老"之称。他如《本草便读》论述甚详，谓其"生用退虚热之功，补中寓泻，炙服助脾之力，守内有常，推其缓急多能，故诸病均堪相济，且可协和群药，而各方随处咸宜。节医肿毒成疮，痈疽有验；梢止阴茎作痛，淋浊无忧。"又谓"甘草色黄味甘属土，为脾胃正药，能补诸虚，善解百毒，以诸药遇甘则补，百毒遇土则化之意。凡甘药皆能缓中，甘草味极甘，故热药得之缓其热，寒药得之缓其寒，同补药则补，同泻药则泻，缓一切火，止一切痛。惟中满因于邪滞者不宜用之。外科方中最宜，但甘草味过于甘，若多服单服，则中气喘满，令人呕吐。"

由此可见甘草应用，甚为广泛，如以其健脾益气之功，入《太平惠民和剂局方》四君子汤，以治脾胃气虚证；入《博爱心鉴》保元汤，药由人参、黄芪、甘草、肉桂组成，以其益气温阳之功，而用于虚损劳怯、元气不足之证。又以其补脾润肺之功，入《伤寒论》之小青龙汤，药由麻黄、芍药、细辛、干姜、甘草（炙）、桂枝、半夏、五味子组成，用治外寒内饮证；入《医学心悟》之止嗽散，药由紫菀、百部、白前、桔梗、荆芥、陈皮、甘草组成，入《御药院方》人参蛤蚧散，以成止咳定喘之治。尚以益气复脉之功，入《伤寒论》炙甘草汤，以成益气养血、复脉止悸之治，而用于脉结代，心动悸，虚羸少气之候。

甘草味甘，有缓急止痛之治，如入《伤寒杂病论》之芍药甘草汤、理中丸、四逆汤、当归四逆汤、小建中汤、黄芪建中汤；《千金翼方》当归建中汤，皆以温补气血、缓急止痛为治。

甘草尚有清热解毒之功，而用于疮疡肿毒之疾。如《伤寒论》桔梗汤，方由桔梗、甘草组成，故后又名甘桔汤，为咽喉肿痛之治方；又如《医学心悟》之忍冬汤，方由金银花、甘草组成，适用于一切内外痈肿；他如入《校注妇人良方》之仙方活命饮（甘草、白芷、贝母、防风、赤芍、当归、皂角刺、穿山甲、天花粉、乳香、没药、银花、陈皮），被前人称之为"疮疡之圣药，外科之首方"。

甘草之所以被称为"国老"，是因其能调和诸药，使之不争。如张仲景理中丸用甘草，恐其僭越上也；调胃承气汤用甘草，恐其速下也，皆缓急之意。小柴胡汤又柴胡、黄芩之寒，人参、半夏之温，而用甘草者，则有调和之意；建中汤用甘草，以补中而缓急；《嵩崖尊生》凤髓丹（黄柏、砂仁、甘草、猪苓、茯苓、黄连、白芷、益智仁、芡实）用甘草，以缓心有所动，寐即遗精之候。

此外甘草兼有利尿作用，多以甘草梢以治热淋尿痛之候，如《太平惠民和剂局方》五淋散（赤茯苓、当归、甘草、赤芍、栀子）。

干地黄

【原文】

干地黄，味甘，寒。主折跌绝筋，伤中。逐血痹，填骨髓，长肌肉。作汤，除寒热、积聚，除痹。生者尤良。久服轻身，不老。一名地髓。生川泽。

【词解】

①主折跌绝筋：入心、肝、脾、肾四经，而有益气血、强筋骨之功，故可治骨折筋伤之候。

②伤中：即因中焦脾胃生化之源不足，而致男子五劳七伤，女子则胞漏下血。地黄入四经，则益心血，养肝阴，大补后天气血生化之源，则五脏安和，故有此治。

③逐血痹：血痹，是以气血虚损所致的一类疾病，而干地黄以其大补后天之本之功，使营卫得和，气血得补，经络得畅，故血痹得愈。

④填骨髓，长肌肉：《淮南子》云："地黄主属骨。"且肾主骨生髓，故有填骨髓之功；入脾，且脾主肌肉，故有长肌肉之治。

⑤作汤，除寒热：以其味甘，性寒，故有清热养阴之功，故多用于人虚多寒热之候。

⑥积聚：此多为因气血亏虚而致的一类脘腹痛。以其益气补血之功而缓急止痛，则气积瘕聚得解。

⑦除痹：系指以其补气血、和营卫、强筋骨之功，非单可疗血痹，而皮肉筋骨众形体痹亦可疗之。

⑧生者尤良：张志聪云："谓生时多津汁而尤良。"徐灵胎云："血贵流行，不贵滋腻，故中古以前用熟地者甚少。"

⑨久服轻身，不老：久服精血充足，故有此论。

生地黄为强壮滋阴补血要药。李杲谓干地黄入手足少阴、手足厥阴经。《雷公炮制药性解》：入心、肝、脾、肺四经。《名医别录》：主治男子五劳七伤，女子伤中、胞漏、下血，破恶血，溺血，利大、小肠，去胃中宿食，饱力断绝，补五脏内伤不足，通血脉，益气力，利耳目。《得配本草》：甘凉，微苦，入手足少阴、厥阴，及手太阳经血分。其生血以清阴火，举世皆知。能生气以行阳分，人多不晓……得元参，定精意。得竹茹，息惊气。麦冬为佐，复脉内之阴。当归为佐，和少阳之血。配地龙，治鼻衄交流。佐天门冬，引肺气入生精之处。使羚羊角，起阴气，固封蛰之本。使通草，导小肠郁热……君茯苓，除湿热伤脾。和车前汁，治血淋。

方如《金匮要略》八味地黄丸，治虚劳腰痛，少腹拘急，小便不利者；百合地黄汤治百合病。他如《太平惠民和剂局方》之四物汤治血虚月经不调，钱乙六味地黄丸治肾虚遗精、消渴，《温病条辨》之增液汤治热病后虚、体弱等。

【续解】

基原：为玄参科多年生草本植物地黄的根茎。

生地黄甘而寒，入心、脾、肝、肾经，有清热凉血、滋阴生津之功，尚入肺经，有清燥金之治。故适用于温热病邪入于营血，或热伤阴液，及迫血妄行之候。尚能平诸血逆，用治吐衄、崩中，及咯血诸疾。常用方剂有《金匮要略》黄土汤和胶艾汤。前者药由生地黄伍白术、附子、阿胶、黄芩、灶心土、甘草组成，以温阳健脾、养血止血之功，以治脾阳不振，中焦虚寒诸出血之证；后者由干地黄伍阿胶、艾叶、川芎、当归、芍药、甘草组成，以其补血止血、调经安胎之功，而治因冲任虚损而致崩漏之疾。

干地黄甘苦微寒，亦入心、肝、肾经，具清热滋阴、凉血生血之功。多用于温热病热入营血之候，入《温病条辨》清营汤，常与玄参、犀角、麦冬、银花、连翘、丹参、黄连、竹叶同用；若热盛伤阴，津亏便秘之候，重用生地黄入《温病条辨》增液汤，而与玄参、麦冬同用；若热病后期，低热不退，或阴虚发热者，有入《温病条辨》青蒿鳖甲汤之用，药由生地黄伍青蒿、鳖甲、丹皮组成。若血热妄行，而见吐血、衄血、尿血、便血、崩漏下血者，有入《妇人大全良方》血生丸之用，药由生地黄伍生侧柏叶、生荷叶、生艾叶组成；而血热毒盛而见斑疹者，有入《千金要方》犀角地黄汤之用，药由犀角、生地黄、芍药、丹皮组成。他如热病伤津劫阴，而见舌红口干唇燥之证，有入《温病条辨》益胃汤之治，药由生地黄伍沙参、麦冬、玉竹、冰糖组成；用于肝肾阴虚之消渴病者，有入《医学衷中参西录》滋膵饮之用，药由生地黄伍山药、生芪、山茱萸、生猪胰组成。

熟地黄，味甘微温，亦入心、肝、肾经，其质柔润，具滋阴养血之功，又有益肾生精、补肾壮骨之效，故为养肝肾之要药。以其补血调经之治，可用于心肝血虚而致头晕心悸、妇女崩漏、月经不调之候，故有入《太平惠民和剂局方》四物汤之用；若属虚劳证之白细胞减少症及贫血者，柳吉忱公有四二五汤（四物汤、二仙汤、五子衍宗丸）之用。若肾阴不足而见骨蒸潮热、盗汗、遗精、消渴，及腰膝酸软诸不足，必用熟地黄以滋肾育阴，故有入《小儿药证直诀》六味地黄丸，或《景岳全书》左归饮，或左归丸，或大补阴丸之用。他如以熟地黄之大补阴血、填精益肾之功，入《外科全生集》阳和汤，可疗阴疽寒疡、血痹、脉痹之疾；入《椿田医话》医话阳和饮，药由熟地黄、麻黄、鹿茸、人参、白芥子、肉桂、制附子、山茱萸、怀山药、赤茯苓、菟丝子、胡桃肉组成，以治寒喘冷哮。

大凡生则寒，干者凉，熟则温。故分三条，以便施用。

术（白术）

附：苍术

【原文】

术，味苦，温。主风寒湿痹，死肌，痉，疸。止汗，除热，消食。作煎饵，久服轻身，延年，不饥。一名山蓟。生山谷。

【词解】

①主风寒湿痹，死肌：因其入心、肾、肝、脾、胃诸经，故有养肝肾、益心脾、调补后天之本之功。又以其和营卫、调气血、强筋骨、长肌肉、养血通络之功，而达扶正以祛邪，则有治风寒湿痹之候，疗死肌之治。

②痉：乃筋脉挛急之谓，多营卫失和，气血失调，筋脉失濡所致，或外邪郁于筋脉所致。故以术之祛风胜湿之功、益气养血之治而愈之。

③疸：乃因湿热或寒湿郁积中焦，胆失宣泄而致。因其气芳烈，味苦性温，其性纯阳，故有燥湿化浊之功，而达化浊除疸之治。

④止汗：因其入脾胃经，为安脾胃、补脾阴之药，故有益津液之功，而有敛汗之效。

⑤除热：此热当以烦热解。味苦以清郁热而除烦。

⑥消食：因其入脾胃经，故健脾胃以助消化，而有消食化积之治。

⑦作煎饵：服食养生家，多单饵用之，或作煎剂与他药合用。

⑧久服轻身，延年，不饥：因白术身肉质根，多汁，古人食入不饥，故称其曰山精。徐灵胎谓："术者，土之精也。色黄气香，味苦而带甘，性温，皆属于上，故能补益脾土。又其气甚烈而芳香四达，故又能达于筋脉肌肤，而不专于建中宫也。"

【讲解】

术包括白术、苍术二种，为健胃燥湿药。入胃肠能刺激分泌，入血能加速循环。内含甲种维生素，而乙种维生素含量比鱼肝油超出十倍，两种维生素白术仅及苍术八分之一。并能使脊髓反射亢进，大量使用则抑制中枢神经。《汤液本草》：入手太阳、少阴经，足阳明、太阴、少阴、厥阴四经。《本草经疏》：术，其气芳烈，其味甘浓，其性纯阳，为除风痹之上药，安脾胃之神品。《得配本草》：（白术）得当归、白芍，补血。得半夏，止呕吐。配姜、桂，治五饮。配莲肉，止泻痢。配茯苓，利水道。君枳实，化癥瘕。佐人参、黄芪，补气止汗。佐川连，去湿火。佐黄芩，安胎清热。合车前，除肿胀。入广皮，生津液。白术之用，如益中汤（《张氏医通》）治水湿泄泻，四君子汤、参苓白术散等。《本草衍义》谓苍术，气味辛烈。《本草纲目》：入足太阴、阳明，手太阴、阳明、太阳之经……治湿痰留饮，或夹瘀血成窠囊，及脾湿下流，浊沥带下，滑泄肠风。《得配本草》：（苍术）得熟地、干姜，治面黄食少。得栀子，解术性之燥。得川椒，醋丸，治飧泄久痢。得川柏，治痿躄……配香附，解六郁。苍术之用，如平胃散（《太平惠民和剂局方》）治消化不良反胃恶心，苍戟丸（《风劳臌膈四大证治》）治水肿等。

【续解】

基原：为菊科多年生草本植物白术的根茎。

白术味甘苦性温，甘温补中，苦可燥湿，为补脾燥湿之要药。盖脾为营卫生化之源，在血补血，在气补气，同血药则补血，同气药则补气。故与人参、茯苓、甘草相伍，乃《太平惠民和剂局方》四君子汤，以益气健脾之功，而用于脾胃气虚之证。其类方有《小儿药证直诀》五味异功散，《医学正传》六君子汤，《古今名医方论》香砂六君子汤，《太平惠民和剂局方》参苓白术散。他如与人参、干姜、甘草相伍，《伤寒论》名理中丸，以其温中散寒、补气健脾之功，以用于脾胃虚寒者。其类方有《阎氏小儿方论》附子理中汤。若理中汤去干姜加桂枝，《伤寒论》名桂枝人参汤，此乃表里双解之剂，以其温里解表，益气健脾之功，而治太阳病，心下痞硬，表里不解之候。他如《伤寒论》有为"风湿留着肌肉证"而设之桂枝去桂加茯苓白术汤，及"风湿留着关节证"之甘草附子汤，均为温经散寒、祛湿止痛之效方。

白术尚以其燥湿利水化饮之功，而用脾不健运，水湿内停，而致痰饮，水肿，小便不利之疾。如与茯苓、桂枝、甘草相伍，《金匮要略》名苓桂术甘汤，乃为水饮停留证之治方；有白术与泽泻相伍，名泽泻汤，而用于浊阴上冒证；有白术与泽泻、茯苓、猪苓、桂枝相伍之五苓散，以治下焦水逆证。尚有外台茯苓饮，药由茯苓、白术、人参、枳实、橘皮、生姜组成，以其健脾渗湿，化饮止咳之功而治痰饮咳嗽之候；《明医指掌》有渗湿利水之四苓散，以渗湿利水之功，而用于内伤饮食有湿，症见小便赤少，大便溏泄之候。《金匮要略》有茵陈五苓散，以其利湿退黄之功，而用于湿热黄疸，湿多热少，小便不利之候；《丹溪心法》有胃苓汤，乃由五苓散合平胃散组成，以其祛湿和胃之功，而用于夏秋之际，水谷不分，泄泻不止之候；《金匮要略》有发汗利水之越婢加术汤，方由越婢汤（麻黄、石膏、甘草、生姜、大枣）加白术而成，为治皮水之要方；《金匮要略》尚有益气祛风，健脾利水之防己黄芪汤，乃防己、黄芪、甘草、白术组成，用治因表虚不固，外受风邪，水湿郁于肌表经络所致之风水或风湿之疾。《金匮要略》还有祛寒除湿之肾着汤，又名甘草干姜茯苓白术汤，乃为治疗寒湿腰痛而设方；有温阳利水之真武汤，以治脾肾阳虚，水气内停证，或太阳病发汗太过，阳虚水泛证；《严氏济生方》有温阳健脾，行气利水之实脾饮，药由白术、厚朴、茯苓、木香、草果仁、大腹皮、熟附子、木瓜、甘草、干姜、大枣、生姜组成，以治阳虚水肿之属阴水者。

以白术入药之名方者，《太平惠民和剂局方》有逍遥散，以其疏肝解郁，养血健脾之功，而用于肝郁血虚脾弱证。其类方《内科摘要》以其方加牡丹皮、栀子，名加味逍遥散，又名丹栀逍遥散，以其养血健脾，疏肝清热之功，而用于肝郁血虚有热之证。《医略六书》有黑逍遥散，方由逍遥散加地黄而成，以其疏肝健脾，养血调经之功，用于肝郁脾虚，妇女崩漏，脉弦虚数者。《医学正传》有痛泻要方，药由白术、白芍、陈皮、防风、五味子组成，以其补脾柔肝，祛湿止泻之功而用于痛泻之证。

白术与黄芪、防风相伍，《医方类聚》名玉屏风散，药由黄芪、白术、防风、五味子组成，以其益气固表止汗之功，而用于表虚自汗证。白术尚有安胎作用，常与黄芩等药同用，如《古今医统大全》之泰山盘石散，药由人参、黄芪、白术、炙甘草、当归、川芎、白芍、熟地黄、续断、黄芩、砂仁、糯米组成，以其益气健脾，养血安胎之功为治。

大凡生用燥湿利水，炒用补气健脾，炒焦则健脾止泻。

附：苍术为菊科多年生草本植物苍术和北苍术的根茎。

苍术味辛苦性温，芳香燥烈，辛苦而开散。入脾、胃经，故有燥胃强脾之功，外可解风湿之邪，内能化湿浊之郁，为祛风胜湿、燥湿健脾之良药。如以其祛风胜湿之功，而用于风湿或寒湿而致之痹证。如与藁本、川芎、羌活、白芷、甘草、葱白、生姜相伍，《太平惠民和剂局方》名神术散，以治外感风寒而恶寒头痛，不渴而无汗者；他如《此事难知》之九味羌活汤，乃苍术与羌活、防风、细辛、川芎、白芷、生地黄、黄芩等药组成，以其发汗祛湿兼清里热之治，而用于外感风寒湿，兼有里热证者。若属热痹者，有苍术与黄柏相伍，《丹溪心法》名二妙散，以清热燥湿为治；二妙散加川牛膝，《医学正传》名三妙丸，为治湿热下注，两脚麻木，或如火烙之热之候；再加薏苡仁，《成方便读》名四妙丸，以清热利湿，舒筋壮骨之功，主治湿热痿证。他如《类证活人书》有白虎加苍术汤，以其清热祛湿之功，而用治湿温病及风湿热痹之疾。

苍术尚以健脾燥湿之功，而用于湿滞中焦证。如与陈皮、厚朴、甘草等药相伍，《太平惠民和剂局方》名平胃散，以治脘腹胀满，不思饮食，呕吐恶心，嗳气吞酸，肢体沉重，怠惰嗜卧之候。以苍术名方有众多的苍术丸，如《景岳全书》是苍术与茯苓、白芍、川椒、小茴香、厚朴、补骨脂、甘草相伍，以祛寒化湿，健脾止泻之功，而治寒湿困脾之泄泻久不愈者；《摄生众妙方》是苍术与白茯苓、神曲相伍，以健脾祛湿和胃之功，而用于脾胃虚弱之心下痞者；《医便》之苍术丸，是苍术与白术、荷叶、黄柏、知母、枳实、当归、熟地黄、山药、白茯苓等药组成，乃为气血不足，诸虚百损之治方。

苍术尚有除障明目之功，如《瑞竹堂经验方》之苍术丸，是由苍术与黑芝麻组成，以治目疾内外翳障。

《本草备要》云："二术皆防风、地榆为使，主治略同，第有止汗、发汗之异。"

菟丝子

【原文】

菟丝子，味辛，平。主续绝伤，补不足，益气力，肥健。汁去面皯。久服明目，轻身，延年。一名菟芦。生川泽。

【词解】

①主续绝伤：菟丝子为补脾、肾、肝三经之要药，有养肝肾、补气血、强筋骨之功，故有续筋接骨之治。

②补不足，益气力，肥健：因其养肌强阴，坚筋骨，益气血，故有疗五劳七伤之治，而有其效。

③汁去面皯：因其有养肝肾、益脾胃之功，故有润肤泽肌之治，而去面皯。

④久服明目，轻身，延年：此亦取其养肝肾、强筋骨、补脾胃、益气血之功，而五脏之精充身于目，故有其效。

【讲解】

菟丝子为滋养强壮药。《本草正》：味甘辛，气微温。《本草经疏》：五味之中，惟辛通四气，复兼四味，《经》曰：肾苦燥，急食辛以润之，菟丝子之属是也。为补脾、肾、肝三经要药，主绝伤，补不足，益气力，肥健者，三经俱实，则绝伤续而不足补矣。脾统血，合肌肉而主四肢，足阳明、太阴之气盛，则力长而肥健。补脾则养肌，益肝肾故强阴，坚筋骨，暖而能补，肾中阳气，故主茎中寒精血出，溺有余沥。《得配本草》：得元参，补肾阴而不燥。配熟地，补营气而不热。配麦冬，治赤浊。配肉豆蔻，进饮食。佐益智仁，暖卫气。

方如《太平惠民和剂局方》之菟丝丸治思虑太过，心肾虚损，真阳不固。《太平圣惠方》用菟丝子治肝伤目暗；《山居四要》用菟丝子研末油调敷，治眉癣；《太平圣惠方》治妇人横生之菟丝子酒服二钱等。

【续解】

基原：为旋花科一年生寄生缠绕草本植物菟丝子的成熟种子。

菟丝子味甘辛微温，禀中和之气，补肾益精，味辛多甘能摄下，益阴明目，性微温滋水而生肝，既可补阳，又可益阴，具温而不燥、补而不滞的特点，为补肝、肾、脾之良药。故以其补肾益精之功，入五子衍宗丸，与枸杞子、车前子、五味子、覆盆子等药相伍，而用于肾虚阳痿，遗精耳鸣，腰膝酸软，小便频数之候；又如入《太平惠民和剂局方》茯菟丸，与茯苓、莲子、五味子、山药为丸，以治带下、白浊、遗精之疾，也可用于脾肾阳虚之慢性肾炎。

因其有养肝肾明目之功，可用于因肝肾不足，而致视力减退，目暗，目眩之症，如与熟地黄、枸杞子、车前子相伍，《证治准绳》名驻景丸。

又因其入脾、肾经，故有健脾益肾之功，而适用脾肾两虚，食欲不振，大便溏泄之疾，家父吉忱公有四君二神菟丝丸（或汤）之用，药由菟丝子与四君子汤（人参、白术、茯苓、甘草），二神丸（补骨脂、肉豆蔻）组成。

因其有益养肝肾、健脾和胃之功，故有调冲任、安胎元之功，如菟丝子与桑寄生、续断、阿胶相伍，《医学衷中参西录》名寿胎丸。亦可为汤剂，以治孕妇胎元不固，而见于胎动不安，腰酸腹坠，下血见红之候，或屡有滑胎，或胎萎不长，胎音微弱之候。

他如吉忱公立方，菟丝子与枸杞子、女贞子、五味子、沙苑子、人参、花粉、山药相伍，名五子消渴方，以治气阴双虚之消渴病。尚有菟丝子与白蒺藜、蛇床子、补骨脂、乌梅、何首乌、茜草为丸，名菟丝故纸丸，以治白癜风，并伍用密陀僧散醋调外用。

牛膝

【原文】

牛膝，味苦，平。主寒。湿痿痹，四肢拘挛，膝痛不可屈伸。逐血气，伤热，火烂，堕胎。久服轻身，耐老。一名百倍。生山谷。

【词解】

①主寒。湿痿痹，四肢拘挛，膝痛不可屈伸：因其具补中续绝、填骨髓、强筋脉、行气血、和营卫之功，故有其治。

②逐血气：因其有养肝肾、养精血、通经络之功，故有逐恶血流结之疾。

③伤热，火烂：因其味苦，性平，故有清热凉血之功，可疗此疾。

④堕胎：因其有引血下行之功，故可治难产不下之疾。

⑤久服轻身，耐老：以其养肝肾、益精血之功，故有抗衰老之效。

【讲解】

牛膝为和血、调经、消炎药。其用有四：活血、调经、消炎、利痹。《本草汇言》：入足三阴经。《名医别录》：主伤中少气，男子阴消，老人失溺，补中续绝，填骨髓，除脑中痛及腰脊痛，妇人月水不通，血结，益精，利阴气，止发白。《本草备要》：足厥阴、少阴经药，能引诸药下行。《得配本草》：（怀牛膝）得杜仲，补肝。得苁蓉，益肾。配川断肉，强腰膝。配车前子，理阳气。治月经不通，合桃仁、红花、归尾如消结丸；治湿痹痛，合黄柏、苍术，如三妙丸；治腿膝疼痛，合木瓜、杜仲，如牛膝木瓜汤；治难产不下，合红花、川芎，如脱花煎。

因产地不同，药材有怀牛膝、川牛膝之别。二者均有活血祛瘀、利尿通淋、引血下行之功，然前者尚具养肝肾、强筋骨之功；后者重在通利关节、疏经通络之治。

【续解】

基原：为苋科多年生草本植物牛膝（怀牛膝）和川牛膝的根。

牛膝味苦、酸，性平，入肝、肾经。能引诸药下行。酒蒸则甘酸而温，具益肝肾、补精血、强筋骨之功，补肝则舒筋，益肾则坚骨，血行则痛止，故主腰膝骨痛，足痿筋挛之候。如入《千金要方》之独活寄生汤，药由独活、桑寄生、熟地黄、白芍、川芎、当归、细辛、秦艽、茯苓、肉桂、防风、人参、杜仲、甘草组成，以成益肝肾、补气血、祛风湿、止痹痛之治；又如入《御药院方》之续断丹，药由续断、补骨脂、牛膝、木瓜、萆薢、杜仲组成，以其舒筋通络之功以疗筋挛骨痛之症。吉忱公有八味续断丹，药由续断、杜仲、牛膝、鸡血藤、骨碎补、鹿含草、桑寄生组成，以其养肝肾、强筋骨、疏经通络之功，而为形体痹之治方。

生用则有散恶血、破癥结之功，主治心腹诸痛，淋痛尿血，热蓄膀胱，气淋便涩余沥，劳淋房劳，五淋尿涩诸候。如入《证治准绳》之牛膝散，药由牛膝、川芎、朴硝、蒲黄、桂心、当归组成，以治行经不利，脐腹作痛，或少腹引腰，气攻胸膈之症；如与苍术、黄柏相伍，入《医学正传》之三妙丸，再伍薏苡仁，乃《成方便读》之四妙丸，均以其清热利湿、活血通络之功，而用于湿热痿痹之疾。他如入《医学衷中参西录》之建瓴汤、镇肝熄风汤，以养肝肾、引血下行之功，伍诸镇肝息风、滋阴潜阳之药，而应用于肝阳上亢之眩晕证；又如以其活血通淋散结之功，与当归、瞿麦、通草、滑石、冬葵子相伍，入《千金要方》之牛膝汤，以治淋证尿血之候；治疗水肿，小便不利，如入《严氏济生方》之济生肾气丸。若胃热阴虚证之头痛、牙痛者，《景岳全书》以其与石膏、熟地黄、麦冬、知母相伍，名玉女煎，以其清胃热、滋肾阴之治而收功。

本品有怀、川之分，二者产地不同，前者主产于河南怀庆者为道地药材，后者主产于四川。

柴胡

【原文】

柴胡，味苦，平。主心腹，去肠胃中结气，饮食积聚，寒热邪气，推陈致新。

久服轻身，明目，益精。一名地薰。

【词解】

①主心腹：该品入肝、胆及三焦经，有疏肝利胆和胃、通利三焦之功，故可愈痰热结实，而致胸胁苦满，心下痞诸疾。

②去肠胃中结气，饮食积聚：本品味苦辛，具辛开苦降之性，故有调达肠胃气机，下气消食之治。

③寒热邪气：本品味苦辛，气平微寒，芳香疏泄，入手足少阳经，故尤善于疏散少阳半表半里之邪，主治寒热往来，胸胁苦满，口苦咽干之候。

④推陈致新：该品有调达少阳枢机、宣畅气血、下气消食之功，俾枢机得利，升降、开合之机有司，故谓其有推陈致新之效。

⑤久服轻身，明目，益精：因其调达气机，具安和五脏之功，故有轻身之效。且其入肝经，有疏肝气、养肝阴之功，肝得血而能视，故有明目之治。精血同源，故亦有益精之效。

【讲解】

柴胡，为清解药。具有镇静体温调节中枢之效。因其味苦，故又为健胃药，能改善胃肠之功能，缓解结积，又为消炎退肿之剂，有益精明目之效。《珍珠囊》认为其为手足少阳、厥阴经引经药。《名医别录》：除伤寒，心下烦热，诸痰热结实，胸中邪逆，五脏间游气，大肠停积水胀，及湿痹拘挛。《本草经疏》：柴胡，为少阳经表药。主心腹肠胃中结气，饮食积聚，寒热邪气，推陈致新，除伤寒心下烦热者，足少阳胆也。胆为清静之府，无出无入，不可汗，不可吐，不可下，其经在半表半里，故法从和解，小柴胡汤之属是也。《得配本草》：得益气药，升阳气。得清气药，散邪热。得甘草，治余热伏暑。得朱砂、獖猪胆汁，治小儿遍身如火。配人参，治虚劳邪热。配决明子，治眼目昏暗。佐地骨皮，治邪热骨蒸。和白虎汤，疗邪热烦渴。行厥阴，川连为佐。行少阳，黄芩为佐。

临床应用：①和解退热，治热病之往来寒热（间歇热或弛张热），有发汗解热之力。疟热，宜合抗疟之常山合用；胃肠性热，宜合黄芩、半夏用；结核性之骨蒸劳热，宜合青蒿、鳖甲、地骨皮用。方剂：如常山饮，小柴胡汤，大柴胡汤。其他如《证治准绳》方柴胡清骨散：柴胡、青蒿、鳖甲、知母、地骨皮、秦艽、胡连、甘草。②平肝、理气、调经，治肝火上攻引起之头目晕眩；妇女因肝郁而引起之月经不调；肝胃气痛，胸膜炎等，如逍遥散。然镇静调经必合当归、芍药，缓痛必合香附、延胡索。③平肝胆之火，治眼之赤痛（结膜炎），溺之赤痛（尿道炎），如龙胆泻肝汤，必须合清火之栀子、黄芩、龙胆相辅为用，方能收效。

【续解】

基原：为伞形科多年生草本植物柴胡（北柴胡）和狭叶柴胡（南柴胡）的根或全草。

柴胡味苦微辛，气平微寒，具轻清上升、宣透疏达之性，长于调达枢机，疏散少阳半表半里之邪，为治邪在少阳，寒热往来之特殊热型证之要药，如小柴胡汤及其类方之应用。味薄气升为阳，能引清气上行，可疗中气下陷之久泄、脱肛、胃下垂、阴挺诸疾，如补中益气汤及其类方之应用。因其入肝、胆经，故有疏肝利胆之功，以其理气导滞之治，可疗胸胁胀痛见证之肝胆疾病，如四逆散及类方之应用。

柴胡具升发之性，故阴虚火旺，肝阳上升之耳鸣、耳聋、头晕、头痛者禁用。肝体阴而用阳，疏泄太过，宜伤肝阴，故柴胡不可久服，以防肝阴被耗散。《本草求真》谓解散宜北柴胡，虚热宜南柴胡。南柴胡多弃用，而吉忱公谓"虚热当用银柴胡"。

麦门冬（麦冬）

【原文】

麦门冬，味甘，平。主心腹结气。伤中，伤饱，胃络脉绝，羸瘦，短气。久服轻身，不老，不饥。生川谷及堤坂。

【词解】

①主心腹结气：甘淡微苦，微寒，入足阳明胃经，是以俾胃气得降，而无郁滞之候，故有其治。

②伤中，伤饱，胃络脉绝：因其甘淡微苦，微寒，入足阳明经，兼入手少阴、太阴经，有安胃益心健脾之妙，故俾胃络得通，心脾和养，而无伤中伤饱、胃络脉绝之弊。

③羸瘦，短气：因其入胃、肺、心经，故有培补脾胃之功，而达益心肺，安和五脏之效，则其治。

④久服轻身，不老，不饥：盖因藉胃气而输精于肺，继而敷精四脏，洒陈六腑，故五脏安和，六腑通达，而有益寿延年之功。

【讲解】

麦冬为补益、滋养、强壮药。《医林纂要》：甘淡微苦，微寒。《本草经疏》：入足阳明，兼入手少阴、太阴。《日华子本草》：治五劳七伤，安魂定魄，时疾热狂，头痛，止嗽。《本经疏证》：麦门冬其味甘中带苦，又合从胃至心之妙，是以胃得之而能输精上行，肺得之而能敷布四脏，洒陈五腑，结气自尔消溶，脉络自尔联续，饮食得为肌肤，谷神旺，而气随之充也。《得配本草》：得乌梅，治下痢口渴。得犀角，治乳汁不下。得桔梗，清金气之郁。得荷叶，清胆腑之气。佐地黄、阿胶，润经血。佐生地、川贝，治吐衄。心能宁人烦，去心。忌铁。入凉药，生用。入补药，酒浸，糯米拌蒸亦可。气虚胃寒者禁用。

方如人参固本汤之治虚劳羸瘦，营养不足；益胃汤之治胃液不复；玉女煎之滋养退热；麦门冬汤（《金匮要略》）之治火逆上气，咽喉不利等。

【续解】

基原：为百合科多年生草本植物麦冬的块根。

麦冬口味甘微苦，性微寒，入肺、心、胃经。甘寒质润，故有养阴生津之功；苦寒能清热，故又清养肺胃之阴；生津润燥，故又可清心而除烦。

《温病条辨》有清营汤，乃麦冬与犀角、生地黄、玄参、丹参、竹叶、黄连、银花、连翘组成，共成清营透热、养阴活血之功，而用于热病邪热传营，而见身热夜甚，心烦不寐之候。《伤寒论》有竹叶石膏汤，亦为含麦冬之剂，以清热生津、益气和胃之功，用治伤寒、温热、暑病之后，余热未清，气津两伤之证。

如以其养肺阴、润肺燥之功，《金匮要略》有麦门冬汤（麦冬、半夏、人参、甘草、粳米、大枣）之施，以治"火逆上气，咽喉不利"之候。即肺胃阴亏，虚火上炎，气机逆上之证，故适用于虚热肺痿，咳唾涎沫者，或胃阴不足，气逆呕吐者。《医方集解》有百合固金汤（百合、麦冬、生地黄、熟地黄、白芍、当归、贝母、玄参、桔梗、甘草），亦为具麦冬之方，以其养阴润肺、化痰止咳之功，而用于肺肾阴虚之咳痰带血之候。他如与天冬等药相伍，有治肺热燥咳之二冬膏、二冬汤之施。麦冬、五味子合六味地黄汤，《寿世保元》名八仙长寿丸，又名麦味地黄丸，以滋补肺肾之功，以治肺肾阴虚之咳喘。

麦冬有益胃生津之功，而用于燥伤肺胃阴分，而致胃阴不足，舌干口渴之候，叶天士立益胃汤，方由麦冬与沙参、玉竹、生地黄相伍。本品尚有润肠通便之功，如麦冬与生地黄、玄参诸药相伍，《温病条辨》名增液汤，而用于阳明温病之津液不足，大便秘结之候。

他如以麦冬清心除烦安神之功，而用于心烦失眠之候。如入《摄生秘剖》之天王补心丹，乃麦冬与生地黄、人参、丹参、玄参、天冬、当归、茯苓、远志、桔梗、五味子、柏子仁、酸枣仁相伍，共成滋阴养血、补心安神之治，故为阴亏血少，虚烦不寐之良方。

麦冬与天冬均为清热养阴润燥之良药，麦冬甘微苦微寒，不仅润肺，且能清心养胃，为肺胃阴伤之要药；然天冬甘苦大寒，不仅润肺，尚能滋肾，为肺肾阴伤之要药。故天冬滋养之功胜于麦冬；而胃阴枯竭之燥渴证，多用麦冬而不用天冬，而肾阴亏损之潮热证，多用天冬不用麦冬。他如麦冬与人参、五味子相伍，能入心通脉，《内外伤辨惑论》名生脉散，而天冬无此功效。

独活

【原文】

独活，味苦，平。主风寒所击，金创，止痛，奔豚，痫痓，女子疝瘕。久服轻身，耐老。一名羌活，一名羌青，一名护羌使者。生川谷。

【词解】

①独活：此草不为风摇，故名独活。

②主风寒所击：因其味辛苦，入肝与膀胱经，而有祛风湿、解痹痛之功，故可疗风寒外袭之候。

③金创，止痛：因其入手足太阳，足少阴、厥阴经，故有养肝肾、调营卫之功，而达长肌肉，愈创伤，缓挛急之治。

④奔豚：伏梁水气谓奔豚，乃水气上凌心火所致。入胃经可降浊气上逆，补土以制其水，入心可扶心火之衰，故主治之。

⑤痫痓：独活有养血柔筋，息风之功，故可息风制痫定惊。

⑥女子疝瘕：多因经行后血瘕风湿而成。独活能入肝以息风，入脾以胜湿，入心而行血脉之流行，故疝瘕得消。

⑦久服轻身，耐老：因其具益心肺、养肝肾、补脾胃之功，而达通利五脏之效，故谓之。

⑧一名羌活，一名羌青，一名护羌使者：古人以出于西羌者名羌活、羌青，不出西羌者名独活。出自胡地故名护羌使者。实则羌、独活有别。

【讲解】

独活为强壮祛风药。包括羌活在内，李时珍谓二味实为一物。曾有二种说法：一云子根名羌活，块根为独活。一云出西羌者为羌活，其他见四川者谓独活。二药均有祛寒燥湿，镇痛利痹之效。《本草通玄》：手足太阳引经之药，又入足少阴、厥阴。《名医别录》：主治诸贼风，百节痛风，无久新者。《本草汇言》：独活，善行血分，祛风行湿散寒之药也。《药品化义》：（独活）能宣通气道，自项至膝，以散肾经伏风，凡颈项难舒，臀腿疼痛，两足痿痹，不能动移，非此莫能效也。《本草汇言》：独活，善行血分，祛风行湿散寒之药也。羌活，祛风逐湿，升阳发散之药也。《得配本草》：羌活治游风，独活理伏风。羌活散营卫之邪，独活温营卫之气。羌活有发表之功，独活有助表之力。（独活）君地黄，治风热齿痛。使细辛，疗少阴头痛。（羌活）配独活，松节酒煎，治历节风痛……使细辛，治少阴头痛。主用羌活，方如张洁古之九味羌活汤，治感冒风寒头痛酸痛之症；主用独活，方如《千金要方》独活寄生汤治冷痹缓弱、腰痛脚挛等。

【续解】

基原：独活为伞形科多年生草本植物齿毛当归的根。而羌活为伞形科多年生草本植物羌活及宽叶羌活的根茎及根。

独活辛散苦燥，微温能通，故有祛风胜湿、温经散寒之功，如入《千金要方》独活寄生汤，可用于治疗风湿痹痛；他如《素问病机气宜保命集》有大秦艽汤，以祛风清热，养血活血之功而收效；《太平圣惠方》有独活浸酒方，以治一切痹证，药由独活、石楠藤、防风、茵陈、附子、川乌、天雄、桂心、牛膝组成。入足少阴肾经，可疗腰膝酸痛及伏风头痛、风牙肿痛。

羌活、独活，均能祛风胜湿，且常相须为用。然羌活气味雄烈，发散力强，直达颠顶，横行肢臂，故善治上部之风邪，如《此事难知》九味羌活汤；而独活气味较淡，气缓善搜，长于治筋骨间之风湿，故发散表邪之功而不如羌活。苦一身尽痛，则二药同用，如《脾胃论》羌活胜湿汤。

因本品辛温燥烈，非风寒湿邪，而属气血亏虚之痹者当慎用。

车前子

【原文】

车前子，味甘，寒，无毒。主气癃，止痛，利水道小便，除湿痹。久服轻身，耐老。一名当道。生平泽。

【词解】

①主气癃，止痛，利水道小便：因其性寒，入肾、肺、膀胱经，有利尿通淋、清热利湿之功，故有其治。

②除湿痹：因其味甘性寒，故有清热燥湿之功，而有除湿痹之治。

③久服轻身，耐老：入肺则强阴养精，入肾则益元荣精，故有其功。

④当道：因其好生道间，故名。今验此有二种，大叶者俗名驴耳，小叶者名马耳。

【讲解】

车前子为利尿消炎药。《名医别录》谓：（叶及根）（车前草）味甘，寒。主治金疮，止血，衄鼻，瘀血，血瘕，下血，小便赤，止烦，下气。《药性论》：（车前草）治尿血，能补五脏，明目，利小便，通五淋。《日华子本草》：（车前子）通小便淋涩，壮阳，治脱精，心烦，下气。《本草经疏》：内伤劳倦，阳气下陷之病，皆不当用。应用上如《得配本草》：甘，微咸，寒，入足太阳经气分……配牛膝，疏肝利水。配菟丝，补虚明目。入补药，酒蒸捣研。入泻药，炒研。阳气下陷者，禁用。

《沈氏尊生书》有治水泻、小便短少之"车前子汤"（车前、川朴、泽泻水煎服）；《证治准绳》有治诸淋之石韦散；《太平惠民和剂局方》有治肝肾俱虚，眼常昏暗，多见黑光之驻景丸（车前子、熟地黄、菟丝子等）。

【续解】

基原：为车前科多年生草本植物车前或平车前的成熟种子。

车前子味甘淡而气寒，淡能渗利，寒能清热，性专降泄。用治湿热五淋，暑湿，泻利。故以其清热利尿之功，入八正散而用治水肿，小便不利，或赤涩热痛之淋证；又以其渗湿止泻之治，入《证治准绳》之车前子散，药由车前子、茯苓、猪苓、香薷、人参组成，而疗暑热吐泻，小便不利之候。尚有泄肺肝风热之功，入《证治准绳》之车前散，药由车前子、菊花、密蒙花、黄芩、龙胆草组成，以其清肝明目之治，用治目赤肿痛之候；又以其清肺化痰止咳之治，与桔梗、杏仁、紫菀诸药同用，而疗肺热咳嗽。

车前草，性味归经与车前子同。《本草备要》谓车前草有"凉血去热，止吐衄，消瘕瘀，明目通淋"之功，故近世多用于痈疮肿毒，热痢，咳喘，及血热出血等候。内服，或鲜品捣烂外敷。

木香

【原文】

木香，一名木蜜。味辛。主邪气，辟毒疫、温鬼，强志，治淋露。久服不梦寤魇寐。生山谷。

【词解】

①一名木蜜：《玉篇》云："以其似木"，"以其有香曰蜜香，木香亦为密香之假音借字。"故木香又名木蜜。

②主邪气，辟毒疫、温鬼：温鬼，即温疟、蛊毒之疾。盖木香，入脾胃、大肠、胆、三焦经，故有调脾胃与大肠、疏胆郁、通利三焦之效，且其气芳香有化浊之功，故有其治。

③强志，治淋露：肾主水液，主藏精，且具强志之效。故有通调水液之功，而治淋露之疾。木香辛、苦、温，辛开苦降，故又可治九种心痛，肌中偏寒，主气不足之候。

④久服不梦寤魇寐：盖因木香乃辛香温散之药，能令一身血气无壅滞闭塞之弊，故邪气不能入，故有"治邪气"之用，且有"强志"之功，故有其效。

【讲解】

木香为燥湿健胃药。《雷公炮制药性解》：入心、肺、肝、脾、胃、膀胱六经。《日华子本草》：治心腹一切气，止泻，霍乱，痢疾，安胎，健脾消食，疗羸劣，膀胱冷痛，呕逆反胃。《本草备要》：辛、苦而温。三焦气分之药。能升降诸气，泄肺气，疏肝气，和脾气。《得配本草》：（木香）君散药则泄，佐补药则补……得木瓜，治霍乱转筋腹痛。得黄芩、川连，治暴痢。得川柏、防己，治脚气肿痛。配煨姜，治冷滞。配枳壳、甘草，治小儿阴茎肿，或痛缩……佐姜、桂，和脾胃。使皂角，治心痛。合槟榔，疗中下气结。

应用如《证治准绳》治胃炎、消化不良、痰多之木香枳实丸，《儒门事亲》治食积之木香槟榔丸，《太平惠民和剂局方》治气滞、胸膈虚痞、宿冷腹痛之木香调气丸，《易简方》治小肠疝痛之木香楝子散等。

【续解】

基原：为菊科多年生草本植物木香的根。

木香辛苦、香燥而性温，《本草求真》谓其"下气宽中，为三焦气分要药"；《本草便读》称其"燥脾土以疏肝，香利三焦破气滞，味苦辛而散逆，温宣诸痛解寒凝"；《本草备要》云其为"三焦气分之药，能升降诸气，泄肺气，疏肝气，和脾气，治一切气痛，九种心痛，呕逆反胃，霍乱泻痢，后重，癃闭。痰壅气结，痃癖癥块，肿毒，蛊毒，冲脉为病，气逆里急，杀鬼物，御瘴雾，去腋臭，实大肠，消食安胎"。如入《古今名医方论》香砂六君子汤，以其行气止痛、消食化积之功，而用于脾胃气滞之证；又如木香与砂仁、蔻仁、藿香、檀香、丁香、甘草相伍，《太平惠民和剂局方》名木香调气散，以治气滞不舒，胸腹胀痛，呕逆泛哕等候。他如与槟榔、青皮、陈皮、莪术、黄连、黄柏、大黄、香附、牵牛为伍，《儒门事亲》名木香槟榔丸，以其行气导滞、攻积泄热之功，用于泻利里急后重之疾。又如与白术、黄连、甘草、白茯苓、人参、神曲、陈皮、砂仁、麦芽、山楂、山药、肉蔻为伍，《证治准绳》名健脾丸，以其健脾和胃、消食止泻之功，用治脾虚停食证。

木香既能行气健脾，又能疏肝利胆，故又可用于脾失健运，肝失疏泄，胆失通利之证，多与郁金、茵陈、大黄合用，以治湿热蕴结，气机阻滞所致之胆石症，胆囊炎，黄疸型肝炎。

理气多生用，止泻多煨用，入汤剂不宜久煎。

薯豫（山药）

【原文】

薯豫，味甘，温。主伤中，补虚羸，除寒热邪气，补中，益气力，长肌肉。久服耳目聪明，轻身，不饥，延年。一名山芋。生山谷。

①主伤中，补虚羸：味甘性平，归脾、肺、肾经。故以其补脾胃、益中焦之气之功，而有治"伤中"之功。又以其健脾、益肺、补肾之功，则具培补先、后天之本之治，可达补虚羸之效验。

②除寒热邪气：补脾则后天之本得益，而营卫得和而有扶正达邪之治；宣发肺气，而达宣泻邪气之功，于是脾健肺宣，可除寒热邪气。

③补中，益气力，长肌肉：脾主中焦，主肌肉，为气血生化之源；健脾即具补中长肌肉之功，且肾气足则脾健，故补中之力充。肺主气，而达益气力之效。

④久服耳目聪明，轻身，不饥，延年：盖因其有益气养阴、补脾肺、益肾元之功，故久服有上述诸效。

⑤一名山芋：郭注《山海经》云："根似芋可食。"故名山芋。

【讲解】

薯蓣即山药。为补益收敛药，治糖尿病之特效药。《得配本草》：入手、足太阴经血分，兼入足少阴经气分。《药性论》：补五劳七伤，去冷风，止腰痛，镇心神，补心气不足。患人体虚羸，加而用之。《本草备要》：山药，色白入肺，味甘入脾。入脾肺二经，补其不足，清其虚热。固肠胃，润皮毛，化痰涎，止泻痢。肺为肾母，故又益肾强阴，治虚损劳伤；脾为心子，故又益心气，治健忘遗精。

方如《金匮要略》治虚劳不足之薯预丸、六味地黄丸；《太平惠民和剂局方》治饮食不振、呕吐泄泻、脾胃虚弱之参苓白术散及易黄汤等。

【续解】

基原：为薯蓣科多年蔓生植物薯蓣的根茎。

山药味甘性平，入脾、肺、肾经。既能补气，又能养阴，补而不滞，养阴不腻，为培补中气最为和平之剂。故与莲子肉、薏苡仁、砂仁、桔梗、白扁豆、白茯苓、白术、人参、甘草相伍，《太平惠民和剂局方》名参苓白术散，为治疗脾胃虚弱证，而见食少纳呆，体倦便溏，或妇女带下诸候之良方。他如山药与清半夏、藿香、枳壳、陈皮、木香、连曲、炒谷芽、炒麦芽诸药为丸，验方名小儿调胃散，以治小儿脾胃虚弱，消化不良之候。

山药既能补脾肺之气，又能益肺肾之阴，并能固涩肾精。如吉忱公将金匮肾气丸合阳和汤施于临床名阳和饮，用治肺、脾、肾亏虚而致之久咳久喘者。又如《小儿药证直诀》六味地黄丸，以其培补三阴之功，而用于腰膝酸软，头晕目眩，口燥咽干，舌红少苔，脉沉细而数之候；其他六味地黄丸之类方有《医宗金鉴》知柏地黄丸，《医级》杞菊地黄丸，《医贯》七味都气丸，《寿世保元》八仙长寿丸（又名麦味地黄丸）。又如山药入《金匮要略》之肾气丸，以其补肾助阳之功，而广泛应用于腰痛脚软，小便不利，阳痿早泄之候，尚可用于痰饮，咳喘，水肿，消渴，脚气，转胞而证见肾阳不足者，其类方有《严氏济生方》之加味肾气丸（又名牛车肾气丸）、十补丸。他如入《景岳全书》之秘元煎，药由四君子汤加山药、芡实、远志、炒枣仁、五味子、金樱子组成，以其益肾固精之功，用治肾虚遗精、泄泻及白带之候。

阴不足则内热，补阴则能清热，故山药以其养阴生津之功，而用于消渴或阴虚津亏，烦热口渴之候，如入《医学衷中参西录》之玉液汤，药由生山药、生黄芪、生内金、知母、葛根、五味子、天花粉组成，以其补气升阳，健脾开胃，养阴生津止渴之功而收效。原多用于西医学之糖尿病，今可用该方治疗肿瘤放化疗术后、甲状腺功能亢进而见口干渴，而属脾肺气阴两虚者。

薏苡仁

【原文】

薏苡仁，味甘，微寒。主筋急拘挛，不可屈伸，风湿痹，下气。久服轻身，益气。其根下三虫。一名解蠡。生平泽及田野。

【词解】

①主筋急拘挛，不可屈伸，风湿痹：其味甘淡，性微寒，具健脾渗湿，清热除痹之功，故有其治。

②下气：因入脾胃经，而具健脾和胃之功，故有下气降逆之功，而达能食之效。

③久服轻身，益气：因其健脾和胃，大补后天之本，以资气血生化之源，故有其效。

④其根下三虫：据古验，小儿病蛕虫，取根煮汁作糜食之，甚香，而驱蛕虫大效。

⑤解蠡：蠡，贝壳，亦解之义。解蠡者，谓此物有下气、下浊、消水肿之功。俾肠胃筋脉无所不通，犹刀之解角，虫之啮木，故名之。

【讲解】

薏苡仁为利水利尿药。治赘疣之效药。《雷公炮制药性解》：入肺、肝、脾、胃、大肠五经。《名医别录》：除筋骨邪气不仁，利肠胃，消水肿，令人能食。《本草经疏》：薏苡仁，性燥能除湿，味甘能入脾补脾，兼淡能渗湿，故主筋急拘挛不可屈伸及风湿痹，除筋骨邪气不仁，利肠胃，消水肿，令人能食。《本草备要》：薏苡仁，甘淡、微寒而属土，阳明（胃）药也。甘益胃，土胜水，淡渗湿。泻水所以益土，故健脾。治水肿湿痹，脚气疝气，泄痢热淋。益土所以生金，故补肺清热，治肺痿肺痈，咳吐脓血。扶土所以抑木，故治风热筋急拘挛。

应用如《金匮要略》之治肠痈的薏苡附子败酱散与《金匮要略》之治风湿身尽痛，

日晡所剧者之麻黄杏仁薏苡甘草汤等。

【续解】

基原：为禾本科多年生草本植物薏苡成熟的种子。

薏苡仁味甘淡性微寒，入脾、胃、肺经。甘淡利湿，且甘味补脾土而益胃，益土而达生金，故有补肺清热之功，加之色白入肺，微寒清热，故为治肺痿肺痈之要药，如薏苡仁与桃仁、牡丹皮、苇茎为伍，《千金要方》有苇茎汤之治。他如以其宣痹渗湿，舒筋定挛之治，入《金匮要略》麻杏薏甘汤，以疗风湿身痛发热者；若湿热蕴于经络而发热痹者，《温病条辨》有宣痹汤之施，药由防己、杏仁、滑石、连翘、栀子、薏苡、半夏、蚕砂、赤小豆组成。本品甘补淡渗，功同茯苓，以其健脾止泻之功，入《太平惠民和剂局方》参苓白术散，药由四君子汤，合山药、白扁豆、莲子、薏苡仁、砂仁、桔梗组成，以治脾虚有湿之泄泻者。《外科全生集》谓"苡仁，补肺益脾，去湿消水肿，理脚气。"故以其利尿消肿之功，与防己、苍术同用，以治脚气水肿，小便不利之候。

泽泻

【原文】

泽泻，味甘，寒。主风寒湿痹，乳难，消水，养五脏，益气力，肥健。久服耳目聪明，不饥，延年，轻身，面生光，能行水上。一名水泻，一名芒芋，一名鹄泻。生池泽。

【词解】

①主风寒湿痹：实乃其有主风痹、除湿邪之功而愈病。

②乳难：盖因其入肾经，有益肾、调补冲任之功，故以其补女人血海之功，而可催生疗产难之疾。

③消水：入肾、膀胱经，利膀胱湿热，宣通水道，故以利水渗湿之功，而治淋证。尚可通小肠，止遗沥尿血。

④养五脏，益气力，肥健：盖因入肾而有益肾元之功，且肾中元阳乃少阳相火之原，心主君火，故君火相火同气相求；肺属金，肾属水，故肾与肺，有金水相滋之用；脾属土，肾阳足，命门火充，则火生土，而火旺土健；肾藏精，肝藏血，故精血同源。故泽泻用之，具安和五脏之功，而达益气力，肥健之效。

⑤久服耳目聪明，不饥，延年，轻身，面生光：因五脏得养，五窍得滋，髓海得充，故久服耳目聪明；因其具益气力、肥健之功，故有不饥、延年、轻身之效。因其具益肾气、司气化之功，故水谷之精微，有泽肌之功，而具"面生光"之相。

⑥能行水上：乃夸其轻身之能也。

【讲解】

泽泻为利水、利尿、滋阴药。《雷公炮制药性解》：入膀胱、肾、三焦、小肠四经。《名医别录》：补虚损五劳，除五脏痞满，起阴气，止泄精、消渴、淋沥，逐膀胱、三焦停水。《本草纲目》：泽泻气平，味甘而淡，淡能渗泄，气味俱薄，所以利水而泄下。《得配本草》：（泽泻）甘淡，微寒，入足太阳、少阴经气分。走膀胱，开气化之源。通水道，降肺金之气。去胕垢，疗尿血，止淋沥，收阴汗，消肿胀，除泻痢。凡痘疮，小便赤涩者，用此为宜。配白术，治支饮……健脾生用，或酒炒用。滋阴利水，盐水炒。多服昏目，肾虚者禁用。

如《证治准绳》治妊娠水肿之泽泻散；《金匮要略》治支饮亦治水泻，小便短少之泽泻汤，补益药之六味地黄汤等。

【续解】

基原：为泽泻科多年生沼泽植物泽泻的块根。

泽泻味甘淡而气寒，入肾、膀胱经。寒能除热，淡能渗湿，功专泻肾经之火邪，泻膀胱经湿热，故为通利小便，清利湿热之品，如入《伤寒论》五苓散、四苓散、猪苓汤之用；他如以其养五脏、益气力、起阴气、补虚损、止头旋、聪耳明目之功，如入六味地黄丸之用；与白术相伍，《金匮要略》有泽泻汤之施；仲景八味丸用泽泻，寇宗奭谓其接引桂、附入肾经；李时珍谓"乃取其泻膀胱之邪气也"。盖因古人用补药，必兼泻邪，邪祛则补药得力。

远志

【原文】

远志，味苦，温。主咳逆，伤中，补不足，除邪气，利九窍，益智慧，耳目聪明，不忘，强志，倍力。久服轻身，不老。叶名小草。一名棘菀，一名葽绕，一名细草。生川谷。

【词解】

①主咳逆：《千金要方》治九种气嗽方中均有远志，盖因味苦辛，又入肺、心、肾经，故有宣肺止咳降逆之治，而疗咳逆之候。

②伤中，补不足：中焦脾胃虚弱，气血生化之源不足，所谓"伤中"。继而脏腑功能失调，而成诸不足之证。远志入心、肾、肺经，具行气血、益肾元、交通心肾之功，故可定心气，益精，补阴气，止虚损梦遗诸候。

③除邪气：补不足，利九窍，故邪气自祛。

④利九窍：以其行气血，益肾元，则九窍得以滋养，故谓利九窍。

⑤益智慧，耳目聪明，不忘：以其补不足、利九窍之功，故髓海、九窍得养，故有其效。

⑥强志：因其补心肾、益精血之功，故有益智强志之效。

⑦倍力。久服轻身，不老：因有上述之功，故有益寿延年之效。

⑧叶名小草：因其地上茎叶细长，故名。功效同根。

【讲解】

远志为化痰缓咳药。能增进气管黏膜分泌、稀释痰液，有利于咳嗽之气顺。王好古认为远志入肾经气分。《名医别录》：定心气，止惊悸，益精，去心下膈气，皮肤中热，面目黄。《本草纲目》：远志，入足少阴肾经，非心经药也。其功专于强志益精，治善忘。盖精与志，皆肾经之所藏也。肾经不足，则志气衰，不能上通于心，故迷惑善忘。其同人参、茯苓、白术能补心；同黄芪、甘草、白术能补脾；同地黄、枸杞子、山药能补肾；同白芍、当归、川芎能补肝；同人参、麦冬、沙参能补肺；同半夏、胆星、贝母、白芥子能消惊痰。

方如加减止嗽散之治久咳痰稠不易咳出（《医学心悟》卷三。前胡、杏仁、远志、紫菀、白前、百部、甘草）；读书丸之治健忘脑力衰弱（《证治准绳·类方》卷五。远志、石菖蒲、菟丝子、生地黄、五味子、川芎各一两，地骨皮二两，为末，薄糊为丸，如梧桐子大，每服 70～80 丸，临卧白汤送下）；治诸癫如钩藤汤（《圣济总录》卷一五五。钩藤、天麻、牛黄、犀角、珍珠、僵蚕、人参、菖蒲、远志、橘红、南星、灯心草等）。

【续解】

基原：为远志科多年生草本植物或卵叶远志的根。

远志味苦辛，性微温。苦泄热，辛散郁，温壮气。入主手少阴心，能通达肾气，上达于心，强志益智，补精壮阳，聪耳明目，利九窍，故有交通心肾之治，而具养心安神之功，如入《证治准绳》之远志饮，以治心气素虚，或劳心过度，而取健忘心悸之证；他如入《严氏济生方》之远志丸，以治惊悸恐惧，心神不安，健忘遗精之候。本品辛散达郁宣肺，故可入肺而有化痰止咳之功，常与橘红、杏仁、贝母、桔梗、甘草同用，今名远志甘桔汤，以治痰多黏稠不爽之候。本品入心经，尚具苦泄温通、疏散气血之壅滞之功，而达消痈散肿之治，不问寒热虚实，适用于一切痈疽之疾。盖因"诸痛痒疮皆属于心"之谓也。或入方，或单味服用，或外用调敷患处。如《瑞竹堂经验方》有远志伍五加皮，名五加皮丸，以治脚气、皮肤肢节肿痛之候。如合入《千金要方》苇茎汤，或《医学心悟》之加味桔梗汤，以适用于肺痈之成痈期。

龙胆

【原文】

龙胆，味苦涩。主骨间寒热，惊痫，邪气，续绝伤，定五脏，杀蛊毒。久服益智，不忘，轻身，耐老。一名陵游。生山谷。

【词解】

①主骨间寒热：味苦，性寒，入足厥阴、少阳、少阴、太阳经。且肾主骨，苦泄热坚阴，故可清泄肾火，而达治骨间寒热之功。

②惊痫，邪气：入肝胆经，以其调气机，益肝胆，而止惊痫。又以其清泄肝胆之火，以除肝火犯心之邪气，故达止惊惕之治。

③续绝伤：肾主骨，肝主筋，且其味苦，具清伏火而坚骨之功，故谓续绝伤。大凡筋脉得血而活动。龙胆草入肝肾，有坚阴之治，故肝肾之阴充，则筋骨得养，故有其治。

④定五脏：因其味苦性寒，有清热燥湿、泻肝胆之火之功，五脏有热则不安，热除则五脏自定。

⑤杀蛊毒：苦寒以除热结之气，则无肠癖结气蛊毒之害。

⑥久服益智，不忘：能定五脏，收敛心中之神气，而止烦益智而愈健忘。

⑦轻身，耐老：热邪祛而正气归，故有此效。

【讲解】

龙胆为解毒消毒药。临床应用为消炎之要药。《雷公炮制药性解》：入肝、胆、肾、膀胱四经。《本草纲目》：相火寄在肝胆，有泻无补，故龙胆之益肝胆之气，正以其能泻肝胆之邪热也。

如《严氏济生方》治惊风、抽掣、烦躁有热，二目上视、口㖞、牙关紧闭之截惊丸；《证治准绳》治热毒上攻，目赤肿痛，翳云攀睛的龙胆散；东垣方之治耳聋耳肿，热痒阴痛，白浊溲血的龙胆泻肝汤；今人华实孚用恽铁樵先生遗方之治流行性脑炎，胆草五钱，菊花三钱，生地五钱，犀角三钱，归身三钱，川连三钱，回天丸半粒，于二十四小时内即愈；龙南县卫生院治脊髓前角灰白质炎，牛黄、石膏、川连、钩藤、菊花、芒硝、大黄或合"牛黄丸"或"紫雪丹"加减应用效果很好。

【续解】

基原：为龙胆科多年生草本植物龙胆和三花龙胆或条叶龙胆的根或根茎。

龙胆苦寒，入肝胆经，兼入膀胱经。性善沉降，故主泻肝胆之实火，如入《医方集解》龙胆泻肝汤，用以治头痛头胀，目赤肿痛，耳聋耳肿，胁痛口苦等症；若用于肝经热盛，热极生风而致高热惊厥，手足抽搐之候，可入《小儿药证直诀》凉惊丸，药由龙胆与防风、青黛、钩藤、黄连、牛黄、麝香组成，以其清泻肝火、开窍凉心之功，而收清肝息风、定搐镇惊之效。

本品尚可以清利湿热之功，合入《伤寒论》茵陈蒿汤，用治湿热黄疸；尚可用于湿热下注而致阴肿阴痒，带下湿疹等疾，如入龙胆泻肝汤之用；而带下黄稠者，可入《傅青主女科》易黄汤，以成补肾清热、祛湿止带之功。

然本品乃苦寒之品，过服损胃。

细辛

【原文】

细辛，味辛，温。主咳逆，头痛脑动，百节拘挛，风湿痹痛，死肌。久服明目，利九窍，轻身，长年。一名小辛。生山谷。

【词解】

①主咳逆：味辛，性温，入肺经，故有温肺化饮之功，而有止咳降逆之治。

②头痛：有祛风散寒、通窍止痛之功，故适用风寒或痰浊上犯清窍而致之头痛。

③百节拘挛，风湿痹痛，死肌：因其有祛风散寒、通经止痛之功，故徐灵胎谓其有"散筋骨肌肉之风"之治。故有此效。

④久服明目：因其入肺、心、肾经，俾肺气、心血、肾精得以上注于目。故有此治。

⑤利九窍：盖因入肺、心、肾经，俾气血得运，精气得充，五脏安和，通窍之功有司，故有其治。

⑥轻身，长年：徐灵胎云："风气除，则身健而寿矣。"又曰："凡药香者，皆能疏散风邪，细辛气盛而味烈，其疏散之力更大，且风必挟寒以来，而又本热而标寒。细辛性温，又能驱逐寒气，故其疏散上下之风邪，能无微不入，无处不到也。"此即寿人之理也。

【讲解】

细辛为发表镇痛药。能促进肺循环，抑制气管分泌，缓解气管痉挛，并具有刺激肌肤末梢神经的作用，促进其机能恢复而利痹缓痛。《雷公炮制药性解》：入心、肝、胆、脾四经。《本草汇言》：入足厥阴、少阴血分。《本草纲目》：（细辛）辛温能散，故诸风寒风湿头痛、痰饮、胸中滞气、惊痫者，宜用之。口疮、喉痹、蟹齿诸病用之者，取其能散浮热，亦火郁则发之之义也。辛能泻肺，故风寒咳嗽上气者，宜用之……辛能润燥，故通少阴及耳窍，便涩者，宜用之。

应用如细辛汤、小青龙汤之治痰饮哮喘；《御药院方》之定痛散治风冷牙痛（细辛、白芷、乳香、川乌）；《太平惠民和剂局方》之川芎茶调散治伤寒感冒、正偏头痛等。其他如独活寄生汤之治关节疼痛、挛拘不伸等。

【续解】

基原：为马兜铃科多年生草本植物北细辛、汉城细辛或华细辛的全草。

细辛味辛而厚，气温而烈，为少阴经之引经药。能外散风寒，内化寒饮，上疏头风，下通肾气，并能通窍，又能止痛。故为风寒外感之头痛、身痛，寒饮内停咳喘病之要药。又以其辛散浮热之功，而口疮喉痹，鼻渊齿𧏾者宜之。尚治水停心下之躁证，称为肾躁。肾躁者，心亦躁，火屈于水，故躁也。《素问·脏气法时论》云："肾苦燥，急食辛以润之。"细辛虽为手少阴心之引经药，亦为足少阴经之本药，故有取细辛之辛，行水气以润之，是为其治。

仲景治少阴证，反发热者，有麻黄附子细辛汤之施。细辛入麻黄附子细辛汤，一是助麻黄发汗解表，一是助附子扶阳通肾，乃治邪在少阴之表剂，尚可与寒药同用，以治某些热病，如伍石膏可治胃火牙痛，配黄连可治口舌生疮。因其味厚性烈，能耗散正气，故不可过用，不可过一钱。且气虚多汗，阴虚火旺，血虚内热证者，均当忌用。

细辛以其辛散温燥之性，而用于寒痰停饮、气逆喘咳之疾，如入《伤寒论》小青龙汤，药由麻黄、白芍、细辛、干姜、桂枝、半夏、五味子、炙甘草组成。《金匮要略》尚有类似方剂射干麻黄汤，以其宣肺祛痰、下气止咳之功，用治咳而上气，喉中有水鸡声者。若外无表邪，纯系寒痰停饮涉肺，《金匮要略》有苓甘五味姜辛汤之施，以温肺化饮而收功。

石斛

【原文】

石斛，味甘，平。主伤中，除痹，下气，补五脏虚劳，羸瘦，强阴。久服厚肠胃，轻身，延年。一名林兰。生山谷。

【词解】

①主伤中：味甘，微寒，入胃、肾经。故有益胃生津之功，又有补肾疗虚损之治。又因功补脾胃，和平而又不偏，故有"主伤中"之用，大凡内绝不足之证均可疗之。

②除痹：《神农本草经读》载："风寒湿三气，而脾先受之，石斛甘能补脾，故能除痹。"

③下气：入胃经，故有和胃降逆之治，而有下气之功。

④补五脏虚劳：入胃悦脾，五脏得养，故以其补五脏之功，而疗虚劳。

⑤羸瘦：五脏得补，则长肌肉而无羸瘦。

⑥强阴：入肾益精，益胃悦脾，故阴津充则必有强阴之功。

⑦久服厚肠胃：药入脾胃，则中焦运化腐熟、传化有司，故有此功。

⑧轻身，延年：得益于后天得补之效。

【讲解】

石斛为补阴健胃药。能促进胃液分泌，加强胃肠蠕动力，有时也能制止其吸收使粪便排出。《本草经疏》：入足阳明、少阴，亦入手少阴。《本草求真》：入脾而除虚热，入肾而涩元气。《本草通玄》：石斛，甘可悦脾，咸能益肾，故多功于水土二脏。但气性宽缓，无捷奏之功。古人以此代茶，甚清上膈。《得配本草》：（石斛）甘淡，微寒，入足太阴、少阴，兼入足阳明经。清肾中浮火，而摄元气。除胃中虚热，而止烦渴。清中有补，补中有清。但力薄，必须合生地奏功。

如《原机启微》石斛夜光丸之治视力减弱，瞳神散大，昏暗羞光；益胃汤之治胃肠虚弱，四肢无力（石斛、麦冬、云苓、麻皮、甘草）；《本草经解》方治伤中，除痹，虚劳羸瘦，可强阴益精（同麦冬、五味子、人参、白芍、枸杞子、牛膝、杜仲、甘草）。

【续解】

基原：为豆科多年生草本植物环草石斛、马鞭石斛、黄草石斛、铁皮石斛，或金钗石斛的茎。

石斛味甘性寒，入肺、胃、肾经。以其养胃生津、滋阴除热之功，多用于热病伤津，口燥烦渴之候。如《时病论》有"清热保津法"，用石斛伍生地黄、麦冬、花粉、连翘、参叶，水煎服，今名清热保津方，为治温热病汗多者之主方。他如用治热壅胃痛干呕者，《张氏医通》有石斛清胃汤之施，乃由石斛伍茯苓、扁豆、牡丹皮、赤芍、橘皮、枳壳、藿香、甘草组成。而用于阴虚发热者，《证治准绳》有石斛汤之用，药由石斛、远志、黄芪、麦冬、生地黄、玄参、茯苓、甘草组成。

本品尚有《瑞竹堂经验方》之石斛夜光丸，药由石斛与滋阴降火，养血明目诸药合用，以治肝肾不足，阴虚火旺而致内障目暗、视物昏花、瞳仁散大之候。

巴戟天

【原文】

巴戟天，味辛，微温。主大风邪气，阴痿不起，强筋骨，安五脏，补中，增志，益气。生山谷。

【词解】

①主大风邪气：以其味辛甘，性温，能祛风胜湿，且因其补肝肾，助阳起阴，此即"正气存内，邪不可干"之谓。故能除一切风邪。

②阴痿不起，强筋骨：因其入肝肾经，而有补肝肾、调冲任、强阴益精之功，故筋骨得养，而达强筋健骨起痿之治。

③安五脏，补中：盖因巴戟天入肝肾二经，具强阴益精之功，具滋养五脏之用，且其又为补肾剂，肾元为先天之本，故有安和五脏之功。肾阳足则土健，故曰补中。

④增志，益气：正因其为补肾要药，能治五劳七伤，强阴益精，故有其效。

【讲解】

巴戟天为滋阴强壮药。能健脑强神，旺盛筋骨，刺激性腺，暖宫调经。巴戟天，辛甘，温，入肝、肾二经。《日华子本草》：安五脏，定心气，除一切风，疗水肿。《本草求真》：为补肾要剂，能治五痨七伤，强阴益精，以其体润故耳。然气味辛温，又能祛风除湿，故凡腰膝疼痛，风气脚气水肿等症，服之更为有益。《得配本草》：辛甘，温，入足少阴经血分。助阳起阴，治一切风湿水肿，少腹引阴冷痛……得纯阴药，有既济之功……滚水浸，去心。助阳，杞子煎汁浸蒸。去风湿，好酒拌炒。摄精，金樱子汁拌炒。理肾气，菊花同煮。火旺泄精，阴水虚泛，小便不利，口舌干燥，四者禁用。

方如巴戟天丸之治老人衰弱，足膝痿痹，步履困难等（醋、熟地黄、人参、菟丝子、补骨脂、小茴香等制丸）。《奇效良方》治小便不禁，药用益智仁、巴戟天、桑螵蛸、菟丝子等。

【续解】

基原：为茜草科多年生藤本植物巴戟天的根。

巴戟天味辛甘，性温。甘温能补，辛温能散，专入肾家鼓舞阳气，故可温补肾阳，强壮筋骨，兼以除湿散寒；又入肾经血气，以其养肝肾，强阴益精之功，而主治五劳七伤之候。

如以补肾壮阳之功，入《医学发明》巴戟丸，与熟地黄、龙骨、牡蛎、白术、小茴香、寸云、党参、覆盆子、菟丝子、益智仁、毛姜、五味子相伍，以治肝肾俱虚，腰痛滑精之候；他如《太平惠民和剂局方》之巴戟丸，为巴戟天与良姜、肉桂、吴茱萸等药相伍，以治下元虚冷，少腹冷痛，月经不调诸疾；又如入《景岳全书》赞育丸，由巴戟天与淫羊藿、仙茅、枸杞子等药相伍，用治阳痿、不孕之疾；《灵验方》淮南玉枕丸，由巴戟天与石斛、桑螵蛸、杜仲相伍为丸，以其补肾益精之功，而用于阴气衰，腰背痛，两胫酸痛，小便淋沥，遗精滑精，阴囊湿痒之候。

《张氏医通》之金刚丸，药由巴戟天与杜仲、牛膝、续断、山茱萸相伍，以其强筋骨、逐寒湿之功，以治腰膝风湿疼痛，或肌肉萎缩无力之疾；他如《丹溪心法》益寿地仙丹，药由巴戟天、白菊花、枸杞子、肉苁蓉等补益肝肾之药相伍，以治肝肾亏虚所致头晕耳鸣，眼目昏糊之眩晕者，若因颈椎综合征所致之眩晕者，可方加葛根、桂枝、芍药、续断、杜仲、鸡血藤、毛姜、鹿含草诸药。

白英

【原文】

白英，味甘，寒。主寒热，八疸，消渴，补中益气。久服轻身，延年。一名谷菜。生山谷。

【词解】

①主寒热，八疸："八疸"，痈疸的总称。盖因其味甘性寒，具益气达郁、清热解毒之功，故治风疹，烦热，丹毒，痈疸，疟瘴寒热，小儿结热诸疾。

②消渴：以其甘寒之体，故有清热除烦、生津止渴之治。

③补中益气。久服轻身，延年：茎、叶、花、根皆同效，均有益气健中、清热生津之功，故本气充满，故有补中益气之效，而达轻身延年之验。

【讲解】

白英为补益强壮药。陶弘景：叶作羹饮，甚疗劳。《开宝本草》：茎叶煮粥解热毒。子可明目，叶可疗痨瘵作汤。陈藏器言：主烦热、风疹、丹毒、疟瘴寒热，小儿结热，煮汁饮之。

【续解】

基原：为茄科多年生蔓性半灌木植物白英的全草。

其性寒，而有清热解毒之功，故用于痈疸肿毒，及各种癌症，多与五味消毒饮合用；利湿退黄之治，而用于肝胆疾患，可与茵陈蒿汤同用；又以其利水消肿、清利湿热之功，可用于腹水、胸水、浮肿、带下之症。尚有祛风胜湿之功，而用于风寒湿痹。吉忱公以其益气健中、清热生津之功，立"四白饮"，药由白英、白及、白蔹、白薇组成，而用于急、慢性胃炎。现代研究表明：白英对金黄色葡萄球菌、绿脓杆菌有明显的抗菌作用。

赤箭（天麻）

【原文】

赤箭，味辛，温。主杀鬼精物，蛊毒，恶气。久服益气力，长阴，肥健，轻身，增年。一名离母，一名鬼督邮。生川谷。

【词解】

①主杀鬼精物，蛊毒，恶气：上述诸候，皆诸毒湿浊、疫毒所致之疾。本品辛温，故有清解诸毒之治。

②久服益气力，长阴，肥健，轻身，增年：本品入肝经，有养血柔肝、助阳强阴之功，而有疗五劳七伤，通血脉、关窍之用，故有其效。

【讲解】

天麻为祛风镇痉药，为天麻之茎叶。其根茎名天麻。《本草汇言》：主头风，头痛，头晕虚旋，癫痫强痉，四肢挛急，语言不顺，一切中风，风痰。李杲：肝虚不足者，宜天麻，川芎以补之。

其用有四：疗大人风热头痛，小儿风痫惊悸，诸风麻痹不仁，风热语言不遂。能治眩晕头痛，小儿惊风，癫痫，缓解肌肉挛痛及下肢知觉钝麻。如《太平惠民和剂局方》治卒中后半身不遂、肌挛痛者之天麻丸（天麻、牛膝、杜仲、当归、羌活，为末，制丸）；《宣明论方》治头风痛（川芎、天麻）之河间大川芎丸；《证治准绳》方之治手足麻痹、腰胯沉重的何首乌散（羌活、防风、天麻、桂、附子、首乌、当归、赤芍、川芎、牛膝、威灵仙、羚羊角等）。

【续解】

基原：为兰科多年生草本植物天麻的块根。

天麻味甘微辛，性平。有风不动，无风反摇，故一名定风草。入肝经气分，益气强阴，通血脉，强筋骨，疏风痰，主治诸风掉眩，惊痫顽痹之候。《本草便读》云："天麻能定内风，而不能散外风。"然又谓："此物同补药则治虚风，同散药则治外风。总之一切诸风皆可赖以镇定。"如合入《外科正宗》之玉真散，以其息风止痉之功，而用治破伤风之抽掣痉挛之候；入《医学心悟》之半夏白术天麻汤，药由二陈汤加天麻而成，以燥湿化痰、平肝息风之功，用治痰湿内蕴而致头目眩晕之疾；而《古今医鉴》同名之方，由方名之药组成；而《脾胃论》同名之方，则由天麻与二陈汤、四君子汤、平胃散三方化裁而成，临床均可选用。又如入《中医内科杂病证治新义》之天麻钩藤饮，药由天麻、钩藤、石决明、栀子、黄芩、川牛膝、杜仲、益母草、桑寄生、夜交藤、赤茯神组成，以其平肝息风、清热活血、补益肝肾之功，用治肝肾不足，肝阳偏亢，火热上扰，而致头痛、眩晕之候。

天麻尚有通络止痛之功，如入增损四斤丸，与牛膝、全蝎、乳香同用，可疗因风寒湿邪而致之关节疼痛之疾；而治肝肾亏虚所致之肢体萎弱无力，麻木不遂，或肌肉挛痛，张洁古立天麻丸，药有天麻、牛膝、草薢、玄参、熟附子、当归、杜仲、生地黄、羌活、独活。

卷柏

【原文】

卷柏，味辛，温。主五脏邪气，女子阴中寒热痛，癥瘕，血闭，绝子。久服轻身，和颜色。一名万岁。生山谷石间。

【词解】

①主五脏邪气：盖因其味辛，生于山阴之处，故具宣达气机、清热透邪之功。古谓"止咳逆，谓治肺部也；治脱肛，谓治脾邪也；散淋结，谓治肾邪也；头中风眩，谓治心邪也。是盖所谓治五脏邪气也；痿厥，谓治肝邪也。"故多用于闭经、子宫出血、便血、脱肛之疾。

②女子阴中寒热痛，癥瘕，血闭，绝子：因其入肝、肾经，故有益肝肾、调冲任、滋胞宫、益气血之功，故有此治。

③久服轻身，和颜色：因其具养肝肾、益精血、强阴益智之功，故有此效。

【讲解】

卷柏为收敛止血药。《本草经疏》：入足厥阴、少阴血分。《日华子本草》：镇心，除面皯，头风，暖水脏。生用破血，炙用止血。对于肠道出血和女子阴中热痛淋结，有消炎止血之效。

如《是斋百一选方》之治内痔、肠出血及妇人子宫出血方，用卷柏、地榆、侧柏叶、棕榈，均烧存性，为末，酒服二钱，见效。亦可泛丸服。

【续解】

基原：为卷柏科柏属植物卷柏，或垫状卷柏的全草。

卷柏入肝经血分，气坚质厚，为调理营血之品，生用性平，破血通经，多用于月经闭止，可与当归、川芎、赤芍、桃仁、红花、熟地黄同用，今名桃红四物卷柏汤。尚有通淋散结之功，如与石韦、瞿麦、海金砂、车前子合用，可疗小便淋结之候。炙用或炒炭辛温，有固下止血之功，多用于脱肛下血，可与侧柏炭、棕榈炭、血余炭、茜草炭合用；尚可与地榆炭、紫参炭同煎，用于治疗年久肠风下血之候。

炮制，《本草备要》记云："生石上，拳挛如鸡足，俗呼万年松。凡使，盐水煮半日，井水煮半日，焙用。"

芎䓖（川芎）

【原文】

芎䓖，味辛，温。主中风入脑，头痛，寒痹，筋挛缓急，金疮，妇人血闭，无子。生川谷。

【词解】

①主中风入脑，头痛：其味辛性温，芳香走窜，上行头目，下达血海，故具活血行气、祛风止痛之功，且具辛散之性，故有治上述其候。

②寒痹，筋挛缓急：因其辛温，有通经活络、祛风胜湿之功，故有疗风寒湿痹之用。且因其乃血中气药，故有行气活血之功；又因入手足厥阴经，而有养肝柔筋、定挛缓急之治。

③金疮，妇人血闭，无子：因其有活血行气、缓急止痛之功，可疗血瘀气滞之痛证，故可疗金疮。因入肝经与冲脉，故又以其辛散温通之功，下达胞宫，故主治胞宫血滞寒凝、胞衣不出、宫寒不孕诸候。

【讲解】

川芎为和血消炎调经药。能使子宫及小肠停止收缩，对大脑运动中枢及脊髓反射机能有兴奋作用。《汤液本草》：入手足厥阴经，少阳经本经药。《日华子本草》：治一切风、一切气、一切劳损、一切血，补五劳，壮筋骨，调众脉，破癥结缩血，养新血，长肉。《本草纲目》：血中气药也，肝苦急以辛补之，故血虚者宜之；辛以散之，故气郁者宜之。《本草备要》：芎䓖，补血润燥，宣，行气搜风。为少阳引经，入手足厥阴气分，乃血中气药。助清阳而开诸郁，润肝燥补肝虚。上行头目，下行血海，搜风散瘀，止痛调经《得配本草》：得细辛，治金疮。得麦曲，治湿泻。得牡蛎，治头风吐逆。得蜡茶，疗产风头痛。配地黄，止崩漏。配参、芪，补元阳。配薄荷、朴硝，为末，少许吹鼻中，治小儿脑热，目闭赤肿。佐槐子，治风热上冲。佐犀角、牛黄、细茶，祛痰火，清目疾。

川芎可调经止痛，常用方如四物汤、四制香附丸（《沈氏尊生书》），均有调经镇痛之效。傅青主治经行后期之温经摄血汤（川芎、地黄、肉桂、白术、续断、白芍、五味子、柴胡等）；《内外伤辨惑论》治受湿身重背痛，项强头痛之羌活胜湿汤（羌独、防风、川芎、苦参、蔓荆子、甘草，水煎服）。

【续解】

基原：为伞形科多年生草本植物川芎的根茎。

川芎辛温香窜升浮，走而不守，能上行头颠，下达血海，外彻皮毛，旁通四肢，《本草求真》称其"为肝、胆、心包血分中气药"。助清阳而开诸郁，润肝燥而补肝虚，善通奇脉。张元素云："川芎其用有四，为少阳引经，一也；诸经头痛，二也；助清阳之气，三也；去湿气在头，四也。"如以其活血行气之功，入《仙授理伤续断秘方》四物汤，用于气滞血瘀而致妇人月经不调、经闭、痛经、难产、胞衣不下之疾，该方加桃仁、红花，《医宗金鉴》名桃红四物汤；加阿胶、艾叶、甘草，《金匮要略》名胶艾汤，今又名胶艾四物汤；以桃红四物汤合四逆散、桔梗、牛膝，《医林改错》名血府逐瘀汤，以其活血化瘀、理气导滞之功，而适用于经闭、痛经、胸痹之候；在《医林改错》中，有川芎入药者，尚有通窍活血汤、补阳还五汤及各逐瘀汤。入《金匮要略》之温经汤，药由吴茱萸、当归、川芎、芍药、人参、桂枝、阿胶、丹皮、半夏、麦冬、甘草、生姜组成，以其温经散寒、祛瘀养血之功，而用治冲任虚寒、瘀血阻滞之妇人月经不调或妇人不受孕者；尚有入《妇人大全良方》之温经汤，药由当归、川芎、肉桂、莪术、丹皮、人参、牛膝、甘草组成，以其温经补虚、化瘀止痛之功，主治血海虚寒之月经不调，血气凝滞之脐腹作痛者。又有入《仁斋直指方论》之艾附暖宫丸，药由艾叶炭、香附、吴茱萸、肉桂、当归、川芎、白芍、生地黄、黄芪、续断组成，以其暖宫温经、养血和血之功，用治妇人子宫虚冷，带下白淫，久无子息者。《傅青主女科》之生化汤，为川芎与当归、桃仁、干姜、甘草、黄酒相伍，以其活血化瘀、温经止痛之功，常用于产后血虚受寒，恶露不行，小腹冷痛者。牟师永昌公有生化汤伍益母草之用，效尤佳。

川芎辛温升浮，上行头目，具搜风散瘀之治，入《此事难知》之九味羌活汤（羌活、防风、苍术、细辛、川芎、白芷、生地黄、黄芩、甘草），《内外伤辨惑论》之羌活胜湿汤（羌活、独活、藁本、防风、川芎、甘草、蔓荆子）及入《太平惠民和剂局方》之川芎茶调散（川芎、白芷、羌活、细辛、荆芥、防风、薄荷、甘草），而疗外感风寒湿邪之头痛，此即"头痛不离川芎"之谓也。诚如李杲所云："头痛必用川芎，如不愈，加各引经药。太阳羌活，阳明白芷，少阳柴胡，太阴苍术，厥阴吴茱萸，少阴细辛是也。"据此可解"九味羌活汤"之意。

川芎尚有助清阳而开郁之功，如入《景岳全书》之柴胡疏肝散，药由柴胡、枳壳、芍药、陈皮、川芎、香附组成，而用于肝气郁滞之胁肋疼痛，脘腹胀满之候。他如入《外科正宗》之透脓散，药由黄芪、穿山甲、川芎、皂角刺、当归组成，以其活血消肿止痛之功，而用于脓疡脓成而正虚难溃者。

川芎虽为妇科常用之要药，实乃活血之用，四物汤之用川芎，非用其补血，乃通行气血，使之补血不滞之谓。诚如黄宫绣所云："气郁于血，则当行气以散血；血郁于气，则当活血以通气。行气必用芎归，以血得归则补，而血可活。且血之气，又更得芎而助也，况川芎上行头目，下行血海。"

黄连

【原文】

黄连，味苦，寒。主热气，目痛，眦伤泣出，明目，肠澼，腹痛，下利，妇人阴中肿痛。久服令人不忘。一名王连。生川谷。

【词解】

①主热气：热气，乃热邪、热毒之谓。黄连苦寒，具清热燥湿、泻火解毒之功，故有此治。

②目痛，眦伤泣出，明目：大凡眼目之病，皆因火热之毒上攻于目，致血脉凝滞使然，故有黄连苦寒清热泻火之治，而疗眼目火热之邪。又以其有清肝凉血之功，而无热邪犯睛之害，故谓有明目之功。

③肠澼，腹痛，下利：澼通癖，乃肠间痕聚之疾。以其有清热燥湿、泻火解毒之功，多用于胃肠湿热，泻利腹痛之候，故有其治。

④妇人阴中肿痛：不独妇人，大凡男女阴中湿热蕴结，皆可发肿痛。以黄连苦寒之体，有清热燥湿、泻火解毒之功，俾阴中湿热得清，浊毒得除而愈病。

⑤久服令人不忘：黄连味苦，苦味药有坚肾、坚阴之功，又以其入心经气分，泻心脾，凉肝胆，清三焦，泻胃火，故俾五脏安和，六腑畅达，心智无碍，故有此效。

【讲解】

黄连为消炎杀菌药。能抑制一切细菌的发育繁殖，对赤痢杆菌有特殊作用。《本草经疏》：入手少阴、阳明，足少阳、厥阴、阳明、太阴。《本草崇原》：黄连生于西蜀，味苦气寒，禀少阴水阴之精气，主治热气者，水滋其火，阴济其阳也。《得配本草》：大苦大寒，入手少阴经气分。泻心脾，凉肝胆，清三焦，解热毒，燥湿开郁，治心窍恶血，阳毒发狂，惊悸烦躁，恶心痞满，吞酸吐酸，心腹诸痛，肠澼泻痢，疳疾虫症，痈疽、疮疥，暴赤目痛，牙疳口疮，孕妇腹中儿啼，胎惊子烦，阴户肿痛。得木香，治热滞。得枳壳，治痔疮。得肉桂，使心肾相交。得吴茱萸，治挟热下痢。得白芍，泻脾火。得石膏，泻胃火。得知母，泻肾火。得黄芩，泻肺火。得木通，泻小肠火。得川柏，泻膀胱火。得槐米，泻大肠火。得山栀，泻三焦火。配煨独头蒜，治脏毒下血。配川椒，安蛔虫。配芦荟末，蜜汤服，治小儿疳疾。加蟾炭等分，青黛减半，麝香少许，搽走马牙疳。配茯苓，祛湿热，治白淫。佐龙胆草，泻肝胆火。佐枳实，消痞气火胀。佐花粉，解烦渴。使细辛，治口疮，止下血。各经泻火得川连，其力愈猛。《本草思辨录》："黄连之用，见于仲圣方者，黄连阿胶汤、泻心汤，治心也；五泻心汤、黄连汤、干姜黄连黄芩人参汤，治胃也；黄连粉，治脾也；乌梅丸，治肝也；白头翁汤、葛根黄芩黄连汤，治肠也。其制剂之道，或配以大黄、芍药之泄，或配以半夏、瓜蒌实之宣，或配以干姜、附子之温，配以阿胶、鸡子黄之濡，或配以人参、甘草之补，因证治宜，所以能收苦燥之益，而无苦燥之弊也。"

其主要作用有四：①有抑制赤痢杆菌及阿米巴原虫之效，对痈肿、疔疮有抑制葡萄球菌及链球菌作用，名方如香连丸、黄连解毒汤等。②对湿热呕吐下泻（肠炎）、黄疸，有消炎健胃作用，如半夏泻心汤、左金丸、消黄茵陈汤等。③治衄血、吐血、便血，如泻心汤（黄连、黄芩、大黄，《金匮要略》）；清龙汤（《沈氏尊生书》）治肠风便血（川连、黄芩、黄柏、栀子、当归、川芎、白芷、生地黄、阿胶、槐角、地榆、侧柏叶，煎服）。④治消渴，如《太平圣惠方》之黄连散（川黄连、麦冬、葛根、枇杷叶、竹叶，煎服）。

【续解】

基原：为毛茛科多年生草本植物黄连、三角叶黄连，或云连的根茎。

黄连大苦大寒之品，寒能清热，苦能燥湿，入心、胃、肝、胆、大肠经，故能泻心胃肝胆之实火，燥肠胃积滞之湿热，清心除烦，消痞止痢，为治疗湿火郁结之主药。

如以其清热泻火之功，而入《外台秘要》黄连解毒汤，用治急性热病，火热炽盛，高热烦躁，神昏谵语，或心火内炎，胸膈热闷，心烦不寐，或口舌生疮之候；尚可入《伤寒论》大黄黄连泻心汤，佐凉血止血药，而用于火热内盛，迫血妄行而致吐血、衄血，并见便秘尿赤者；尚以清热除烦之功，入《伤寒论》黄连阿胶汤，以治心烦失眠之候。尚有以泻火降逆之功，入《丹溪心法》左金丸，用治肝火犯胃，而见胁肋疼痛，嘈杂吞酸，呕吐口苦之疾。

本品尚具清热燥湿之功，如入《伤寒论》葛根芩连汤，用以治因肠胃湿热，泄泻下痢，里急后重之症，以清肠止痢之治而收效；同因肠胃湿热之证，而见脘腹痞满，呕吐恶心诸候，而有入《伤寒论》半夏泻心汤之施；若见胸有积热，肠中有寒，寒热不调，而致腹痛欲呕者，有入《伤寒论》黄连汤之治。

治心火生用，虚火醋炒，肝胆火猪胆汁炒，上焦火酒炒，中焦火姜汁炒，下焦火盐水炒或童便炒，食积郁火黄土炒。

络石（络石藤）

【原文】

络石，味苦，温。主风热，死肌，痈伤，口干，舌焦，痈肿不消，喉舌肿，水浆不下。久服轻身，明目，润泽，好颜色，不老，延年。一名石鲮。生川谷。

【词解】

①主风热，死肌，痈伤：以其药用带叶藤茎，故药材名络石藤。其味苦，性微寒，有祛风清热通络、凉血消肿之治。

②口干，舌焦，痈肿不消：亦以其清热消肿之功，而有其治。

③喉舌肿，水浆不下：此乃喉痹之症，故亦以清热消肿为治。

④久服轻身，明目，润泽，好颜色，不老，延年：因其有疏风通络、凉血清热之功，故无风热之邪犯身，五脏安和，气化有司，营卫得调，五体九窍得滋，故有其效。

【讲解】

络石藤为强壮镇痛药。能利关节，镇痛祛风。《本草经疏》：足阳明，手、足少阴，足厥阴、少阳经。《本草纲目》：（络石）气味平和……其功主筋骨关节风热痈肿。如《外台秘要》治喉痹肿塞，喘息不通，取汁饮之。《验方》中络石藤、甘草、忍冬花、乳没等煎服，治痈疽疼痛，关节肿痛。今人少用之。

【续解】

基原：为夹竹桃科常绿攀援木质植物络石的带叶藤茎。

络石藤味苦，性微寒。《要药分剂》谓"络石之功，专于舒筋活络"，故以其祛风通络之功，常与独活、威灵仙、防风等药同用，以疗风湿痹痛、筋脉挛急之症，尤以热痹为宜。以凉血退热之功，入《外科精要》止痛灵宝散，药由络石藤、皂角刺、瓜蒌、乳香、没药、甘草组成，用于痈疽肿痛；如《圣济总录》络石汤，药由络石藤、射干、桔梗、升麻、木通、赤苓、紫菀组成，以治咽喉肿痛之候；或以本品一两煎汤，细细呷之。

蒺藜子（刺蒺藜）

【原文】

蒺藜子，味苦，温。主恶血，破癥结积聚，喉痹，乳难。久服长肌肉，明目，轻身。一名旁通，一名屈人，一名止行，一名豺羽，一名升推。生平泽或道旁。

【词解】

①主恶血：因其味苦，有清热解毒之功，从而有治诸疮痈疡，破宿血之用，故有其治。

②破癥结积聚：因其味苦辛，故泻火清热，辛散开结，而又具疏肝理气之功，故有破癥散结，消积除聚之治。

③喉痹：味苦辛，以其辛开苦降之功，清咽利膈之治，而愈喉痹。

④乳难：乃难产之候。以其辛开苦降之功，而有疏肝解郁之治，而有催生堕胎之用。

⑤久服长肌肉，明目，轻身：大凡子类药均有补肾益元、清肝明目之功。且此药性温而宣通，久服不冷无壅热，故有长肌肉、轻身之效。

【讲解】

刺蒺藜为强壮缓和药。能收缩子宫，固精缩尿，可振作神经，有平肝息风、泻肺胜湿之用。《雷公炮制药性解》：入肺、肝、肾三经。《药性论》：治诸风痈疡，破宿血，疗吐脓，主难产，去燥热。《本草纲目》：古方补肾治风，皆用刺蒺藜，后世补肾多用沙苑蒺藜。《本草正》：白蒺藜，凉血养血，亦善补阴，用补宜炒熟去刺，用凉宜连刺生捣。

如《外台秘要》治腰脊引痛，为末，蜜丸二钱，酒服。《太平圣惠方》治通身浮肿，用其煎汤洗之。《肘后备急方》治卒中，为末，膏丸服。《儒门事亲》方，治月经不通，加当归为末，米饮，服三钱。《外台秘要》治三十年失明之补肝散，阴干捣散后，食后服。《瑞竹堂经验方》治牙齿打动疼痛，取其子或根为末，日日擦之。《救急方》治面上瘢痕，取为末，同山栀为末，醋合，夜涂昼洗等。

【续解】

基原：为蒺藜科一年生或多年生植物蒺藜的果实。

刺蒺藜，又名白蒺藜。味辛苦，性微温。故有苦泄温通、辛散疏达之功，而有善散肝经风热之治，又有疏肝解郁、行气活血之施。如以其苦降之性，祛风疏肝之治，与菊花、决明子、青葙子、蔓荆子、连翘、甘草等药相伍，《张氏医通》名白蒺藜散，以治肝肾虚热生风，目赤肿痛之候；尚以平肝息风之功，与钩藤、珍珠母、菊花等药同用，以治肝阳上亢之头目眩晕证；他如风疹瘙痒之疾，常配伍而用，《千金要方》用治白癜风，单味为末服用；若因肝气郁结而致乳房胀痛，或乳汁不通，可与青皮、橘叶、郁金、瓜蒌相伍为用。《古今医案按》有"白蒺藜一名旱草，能通人身真阳，解心经火郁，炒香为末，每服三钱，治心情郁结之阳痿甚效"之记。《瑞竹堂经验方》治打动牙疼，有蒺藜根烧灰敷之之验。

黄芪

【原文】

黄芪，味甘，微温。主痈疽，久败疮，排脓止痛，大风癞疾，五痔，鼠瘘，补虚，小儿百病。一名戴糁。生山谷。

【词解】

①主痈疽，久败疮，排脓止痛：因其具甘温之体，具补中益气、逐五脏间恶血、托疮生肌之功，可用于气血不足，疮疡内陷的脓成不溃或溃久不敛之疾，故有此效。

②大风癞疾，五痔，鼠瘘：大风癞疾，即麻风病；五痔，乃瘀毒所致；鼠瘘，乃疫毒而成。均以黄芪大补气血、消肿生肌之功而有其治，此即扶正达邪之谓。

③补虚，小儿百病：盖因黄芪为补气诸药之最，具补脾胃、益气血、温分肉、实腠理之功，故有此效。《说文解字》："耆，老也。"《方言》："耆，长也。"色黄故名黄耆。又名蜀脂。盖因脂是耆之假借，出蜀郡，故名蜀脂。唐代王冰有"蜀脂散"。

【讲解】

黄芪为强壮补气药。《本草蒙筌》：入手少阳，入足太阴。《本草经疏》：入手阳明、太阴经。《本草备要》：生用固表，无汗能发，有汗能止，温分肉，实腠理，泻阴火，解肌热；炙用补中，益元气，温三焦，壮脾胃，生血，生肌，排脓内托，疮痈圣药。痘症不起，阳虚无热者宜之。《本草求真》：黄芪入肺补肺，入表实卫，为补气诸药之最，是以有耆之称。《得配本草》：（黄芪）得枣仁，止自汗。配干姜，暖三焦。配川连，治肠风下血。配茯苓，治气虚白浊。配川芎、糯米，治胎动腹痛，下黄汁。佐当归，补血。使升、柴，发汗。补虚，蜜炒。嘈杂病，乳炒。解毒，盐水炒。胃虚，米泔炒。暖胃，除泻痢，酒拌炒。泻心火，退虚热，托疮疡，生用。恐滞气，加桑白皮数分。

其用有五：①补诸虚不足，如补中益气汤、当归补血汤、黄芪建中汤，均有强壮之力。②加强循环，促进组织吸收，如透脓散、托毒黄芪汤等，均有旺盛循环、排脓生肌之功。③闭塞皮肤汗腺孔，抑制发汗过多，如玉屏风散之调整汗腺，充实表气，以达止汗固表之力。④强心、利水、利尿，如防己茯苓汤之治水肿。⑤血痹，身体不仁，如《金匮要略》方黄芪桂枝五物汤确有利痹之功。

本品能兴奋大脑，晚服之难以睡眠。

【续解】

基原：为豆科多年生草本植物蒙古黄芪，或膜荚黄芪的根。

黄芪味甘微温，入脾、肺经。具生发之机，故能补气升阳。生用具温分肉、实腠理、泻阴火、解肌热之功；炙用补中益气，温三焦，壮脾胃，生血生肌。

如为增补气之功，黄芪与人参相伍，名参芪膏，用于气虚衰弱，体倦乏力，懒言食少者；若兼阳虚者，可黄芪与附子相伍，名芪附膏。若血虚发热，或大失血后虚极欲脱，需补气生血者，可重用黄芪与当归同用，《内外伤辨惑论》名当归补血汤；若黄芪伍桂枝、白芍、甘草等药，《金匮要略》名黄芪桂枝五物汤，为治血痹证之用方；桂枝汤伍黄芪、饴糖，《金匮要略》名黄芪建中汤，以疗气虚里寒，腹中拘挛疼痛之候。他如《医林改错》有主以黄芪，治中风半边不遂之补阳还五汤；有以黄芪伍甘草，名黄芪甘草汤，主治老人溺尿；尚有以大剂量黄芪伍人参、白术、甘草、当归、白芍、炒枣仁、山茱萸、枸杞子、补骨脂、核桃，名可保立苏汤，主治小儿热病抽风；若与人参、升麻、柴胡等药相伍，《脾胃论》名补中益气汤，以其补中益气，升阳举陷之功，可用于中气下陷之内脏下垂，子宫脱垂，久泄脱肛之候。

黄芪能补肺气，益卫气，故有固表止汗之功，若体弱表虚，肌表不固之自汗盗汗者，以其固表止汗之功，常与白术、防风同用，《医方类聚》名玉屏风散，用治表虚自汗者；而与牡蛎、浮小麦、麻黄根同用，《太平惠民和剂局方》名牡蛎散，以其益气固表、敛阴止汗之功，不论自汗、盗汗，皆可用之。

黄芪有补气托毒、排脓生肌之功，故《本草备要》称黄芪为"疮痈圣药"。如《博爱心鉴》之保元汤，乃黄芪与人参、肉桂、炙甘草相伍，以治因虚损劳怯，元气不足之疮疡者；又如《医宗金鉴》之黄芪内托散，乃黄芪与当归、川芎、穿山甲、皂角刺等药配伍，用于因气血不足，内陷不起之痈肿疮疡。

黄芪尚有补气利尿消肿之功，故适用于气虚水湿失运之浮肿，小便不利之疾，如与防己、白术等药同用，《金匮要略》名防己黄芪汤，为治疗慢性肾炎，尿有蛋白之良方。

鉴于黄芪有补脾益肺之功，吉忱公有黄芪伍紫菀、百部、款冬花，立黄芪紫菀百花汤，以治肺气虚弱之咳喘者；又有黄芪与银柴胡、五味子、五倍子、蛤蚧、乌梅、白术、防风相伍，立黄芪银柴胡汤，用治过敏性疾病。

肉松容（肉苁蓉）

【原文】

肉松容，味甘，微温。主五劳七伤，补中，除茎中寒热痛，养五脏，强阴，益精气，多子。妇人癥瘕。久服轻身。生山谷。

【词解】

①主五劳七伤，补中：味甘，性微温，归肝、肾、脾经，故有养肝肾、益脾气、培补先后天之本之功，故适用于肾元亏虚、肝肾不足、脾失健运之阳痿，不孕，腰膝酸软，筋骨无力诸候，有其效。

②除茎中寒热痛：因肾阳不足，精血亏虚，冲脉失濡，而失强阴滋养之功，而有此疾。以其有强阴益肾之功，故有其治。

③养五脏，强阴，益精气，多子：因其味甘，性温，入肝、肾、脾经，有培补先后天之本之功，以成养肝肾、益精血、健脾气之效，故又可安和五脏，长肌肉，强腰膝，而治男子绝阳不兴，女子宫冷不孕之候。

④妇人癥瘕：因肝肾亏虚，冲任失调，胞宫失濡，或血滞胞脉，而成妇人癥瘕。故以其补肾通阳、养血润燥、化瘕通结之功而疗癥瘕。

⑤久服轻身：以其培补先后天之功，而有强身健体之效。

【讲解】

肉苁蓉为强壮益精药。能刺激性腺，制止膀胱及肾脏出血，补阳起阴痿。《本草经解》：入足厥阴肝经、足太阴脾经、足少阴肾经。《药性论》：益髓，悦颜色，延年，治女人血崩，壮阳，大补益，主赤白下。《本草经疏》：肉苁蓉，滋肾补精血之要药，气本微温，相传以为热者误也。甘能除热补中，酸能入肝，咸能滋肾，肾肝为阴，阴气滋长，则五脏之劳热自退，阴茎中寒热痛自愈。肾肝足，则精血日盛，精血盛则多子。妇人癥瘕，病在血分，血盛则行，行者癥瘕自消矣。膀胱虚，则邪客之，得补则邪气自散，腰痛自止。《得配本草》：得山萸肉、北五味，治善食中消。得沉香，治汗多虚秘。合菟丝子，治尿血泄精。佐精羊肉，治精败面黑。

《严氏济生方》治老人、虚人汗多，便秘，本品酒浸泡三两，沉香半两，与麻子仁捣汁为丸，白汤下。《医学指南》方治消中易饥，肉苁蓉、山茱萸、五味子共为末，蜜丸梧子大，盐汤下二十丸。《圣济总录》方治肾虚白浊，肉苁蓉、鹿茸、山药、云苓，为末，米糊丸，梧子大，枣汤下三十丸。有古方治破伤风、口噤、身强直，本品切片晒干，烧烟熏疮口上。《严氏济生方》苁蓉丸，治肾虚耳聋，或风邪入于经络耳鸣头眩（肉苁蓉、山茱萸、石龙芮、菖蒲、菟丝子、羌活、鹿茸、石斛、磁石、附子各一两，全蝎七条，麝香半分，共为末，蜜丸。每次三丸，空心服下，特效）。

【续解】

基原：为列当科一年生寄生草本植物肉苁蓉的肉质茎。

肉苁蓉味甘咸，性温，入肾、大肠经，大凡补阳药多燥，滋阴药多腻，唯肉苁蓉补阳而不燥，滋润而不腻，故既能温通肾阳而补肾虚，又能润肠通腑而治便秘。补而不峻，其力和缓，曰"从容"，根为肉质，故有肉苁蓉之名。

其以补肾阳、益精血之功，入《丹溪心法》之肉苁蓉丸，与山茱萸、赭石、枸杞子、地肤子、五味子、菟丝子、狗脊、山药、补骨脂、远志、石菖蒲、杜仲、熟地黄、石斛、茯苓、牛膝、泽泻、柏子仁相伍，今名丹溪肉苁蓉丸，用治肾阳不足、精血亏虚之阳痿，不孕，腰膝酸软，筋骨无力之疾；《太平圣惠方》有肉苁蓉与菟丝子、山药、牛膝、巴戟天、杜仲、续断、茯苓、枸杞子、五味子、蛇床子、山茱萸、茯神、远志、柏子仁诸药相伍，亦名肉苁蓉丸，今名圣惠肉苁蓉丸，以治虚劳羸瘦，阳痿，健忘，腰膝酸痛之候；《奇效良方》有肉苁蓉与熟地黄、五味子、菟丝子相伍为丸，亦名肉苁蓉丸，今名良方肉苁蓉丸，以其益元荣肾之功，而治禀赋虚弱，小便数不禁之症。他如与巴戟天、杜仲、鹿胎、菟丝子、草薢相伍，《医略六书》名金刚丸，以治肾虚骨痿之候，今名六书金刚丸；而《素问病机气宜保命集》之金刚丸，是由肉苁蓉与杜仲、菟丝子、草薢为末，酒煮猪腰子为丸而成，因有别于《张氏医通》之金刚丸，故今名保命集金刚丸。

他如以其润肠通便之功，与当归、牛膝、泽泻、枳壳、升麻相伍，《景岳全书》名济川煎，以其温肾益精、润肠通便之治，而用于肾虚便秘之证者。

因性温，故肾火偏旺，脾虚便溏及实热便秘者当忌用。

防风

【原文】

防风，味甘，温，五毒。主大风，头眩痛，恶风，风邪，目盲无所见，风行周身，骨节疼痹，烦满。久服轻身。一名铜芸。生川泽。

【词解】

①主大风，头眩痛：味甘，性温，具发表散风、胜湿止痛之功，故有此效。

②恶风，风邪，目盲无所见，风行周身，骨节疼痹，烦满：此皆风邪夹寒湿上犯头目，旁及四肢，内袭肌肉筋骨所致诸候，以其功善疗风，既可解肌表之风邪，又除经络之寒湿，故止痛功良。因风邪外袭，引动内湿，而生烦满，故风祛湿除，则烦满之候得解。

③久服轻身：防风为风药中之润剂，外除风邪，兼除内湿，故谓久服轻身。然其辛温发散，气味俱升，以辛为用，功善疗风，故不可久服。

【讲解】

防风为祛风发表药。能健胃、祛风，排除肠道气体，并能缓解神经僵滞，透发汗腺，舒神解痉。《汤液本草》：足阳明胃经，足太阴脾经，乃二经之行经药。《雷公炮制药性解》：入肺经。《长沙药解》：行经络，逐湿淫，通关节，止疼痛，舒筋脉，伸急挛，活肢节，起瘫痪，敛自汗、盗汗、断漏下、崩中。《本草经疏》：防风治风通用，升发而能散，故主大风头眩痛。李杲：防风，治一身尽痛，随所引而至，乃风药中润剂也。《得配本草》：（防风）治风祛湿之要药，此为润剂。散风，治一身尽痛，目赤冷泪，肠风下血。祛湿，除四肢瘫痪，遍体湿疮。能解诸药毒。得白术、牡蛎，治虚风自汗。得黄芪、白芍，止自汗。配白芷、细茶，治偏正头风。配浮小麦，止自汗。配炒黑蒲黄，治崩中下血。配南星末、童便，治破伤风。配白及、柏子仁等分为末，人乳调，涂小儿解颅。佐阳起石、禹余粮，治妇人胞冷。产青州者良。上部病用身，下部病用梢。止汗麸炒。

如《摄生众妙方》治感冒、大头瘟的荆防败毒散；《普济本事方》治风热上盛，咽喉生疮的利膈汤（防风、牛蒡、荆芥、薄荷、桔梗、甘草、玄参）；《太平惠民和剂局方》治诸风上攻头目眩晕而痛的消风散（防风、羌活、川芎、蝉蜕、蟹、藿香、麻皮、厚朴、荆芥、人参、甘草、茯苓，制散服）；钱乙方治小儿惊风的凉惊丸（防风、川连、龙胆草、钩藤、牛黄、青黛、麝香、龙脑，共为末，制丸，金银花汤下）。

【续解】

基原：为伞形科多年生草本植物防风的根。

防风入膀胱经，辛甘微温，性浮升散，以其为治风通用之品。李时珍曰："防者，御也。其功疗风最要，故名。屏风者，防风隐语也。"因其微温不燥，甘缓不峻，故有"风药中润剂"之称。故不论风寒、风热皆可应用。凡风药皆能胜湿，本品以祛风为长，又能胜湿，故适用于外感风邪而头痛身痛等症，或风寒湿痹，关节酸痛之候。他如有祛风止痒之功，为皮肤痒疹常用之药；又有祛风解痉之功，为破伤风必备之药；又因其能发散脾家之郁火及搜除脾家湿邪，可用于口臭、口疮及痛泻方。

《本草求真》谓该品"能循诸之药以为追随，故同解毒药则能除湿扫疮；同补气药，则能取汗升举。实为风药润剂，比之二活，则质稍轻，气亦平。凡属风药，皆可通用。"

防风多用于感冒风寒而致头痛，如与荆芥、羌活、独活等药相伍，有荆防败毒散之施；若外感风湿，证见头重如裹，身重肢痛者，有防风与羌活、独活、藁本、川芎、蔓荆子、甘草相伍，《内外伤辨惑论》名羌活胜湿汤，以祛风胜湿之治而收功。他如《是斋百一选方》之蠲痹汤，《千金要方》之独活寄生汤，均具防风之味，亦均为祛风湿、止痹痛之良方。《太平惠民和剂局方》有川芎茶调散，药为防风与荆芥、川芎、羌活、白芷、细辛、薄荷、甘草组成，以其疏风止痛之功，以治外感风寒头痛。若见风疹瘙痒之候，又有消风散之用。方出自《外科正宗》，以其养血祛风、清热除湿之功而收效。

本品尚以其祛风止痉之功，而与羌活、白芷、天麻、白附子相伍，《外科正宗》名玉真散，为破伤风之良方。吉忱公鉴于玉真散祛风之力虽强，而解痉之功则逊，故合入止痉散（全蝎、蜈蚣），则其解痉祛风之力倍增，合二方加味，名加味玉真散，临证化裁，收效于预期。

防风被称为"风药中润剂"，故可用于肝郁侮脾而见腹痛泄泻之候，《景岳全书》名痛泻要方。药由白术、白芍、陈皮、防风组成。他如《素问病机气宜保命集》防风芍药汤，药由防风、白芍、黄芩组成，而用于治疗泻利飧泻，身热脉弦，腹痛而渴及头痛微汗之候。

若卫气虚弱，不能固表，则腠理空疏，营阴不守，阴液外泄，而致表虚自汗，兼见恶风、脉虚之候，《丹溪心法》有玉屏风散之治，药由防风、白术、黄芪组成，以益气固表止汗而收功。

防风与荆芥同能祛风解表，二药相较，荆芥发汗之力较强，而防风祛风之功较好，故二者常相须为用。

因其辛温燥烈，大凡血虚痉急，头痛不因风寒，泄泻不因寒湿，阴虚盗汗，阳虚自汗，火升发嗽者，当知所禁。

蒲黄

【原文】

蒲黄，味甘，平。主心腹膀胱寒热，利小便，止血，消瘀血。久服轻身，益气力，延年，神仙。生池泽。

【词解】

①主心腹膀胱寒热，利小便：因其归心、肝经，且生用有化瘀止痛之功，故有疗血气心腹痛之治。药甘平之体，有利尿通淋之功，故可治膀胱寒热、小便不利之候。

②止血，消瘀血：本药味甘，性平，既能止血又能化瘀，对出血证无论属寒属热，有无瘀血，均可用之。大凡生用消瘀血，炒用止血。

③久服轻身，益气力，延年，神仙：因其味甘性平，有活血消瘀之效，积年累月，心、肝二经平和，内气充足，形体无瘀滞，外邪无入，故有此效。

【讲解】

蒲黄为止血药。《本草经疏》：入手少阴、太阳、太阴，足阳明、厥阴。治癥结，五劳七伤，停积瘀血，胸前痛即发吐衄。《本草纲目》：凉血，活血，止心腹诸痛。《得配本草》：（蒲黄）得五灵脂，治少腹诸病。配阿胶、生地汁，治口耳大衄。行血生用，止血炒黑。勿犯铁器。故今谓可行血、祛痰、和营，并有利尿作用。治尿血方，蒲黄、车前、牛膝、生地黄、麦冬等分煎服。治产后诸血病，炒蒲黄、生姜、黑豆、泽兰、当归、川芎、牛膝、生地黄煎服。

此外，如《简要济众方》治吐血、唾血，炒蒲黄五分，温酒或冷水调服三钱，妙。《圣济总录》治吐血，蒲黄五分，入发灰、生地汁，调服，并治小便出血。《千金要方》《太平圣惠方》治阴下湿痒，肿出水，干撒之。《产宝》方治产后儿枕痛，血瘕形成，用蒲黄三钱，米饮热服。

【续解】

基原：为香蒲科水生草本植物水烛香蒲、东方香蒲，或同属植物的花粉。

蒲黄味甘缓不峻，性平无寒热之偏。入心、肝二经，兼入肺经。生用性滑，长于行血，炒用收涩，善能止血，生熟不同，功效各异。故生用凉心热，散肝郁，下气破血，行滞气，亦能生新血而不伤正气；治失血诸证，宜炒炭用。如与五灵脂相伍，《太平惠民和剂局方》名失笑散，以其行血祛瘀之功，用治血瘀所致之脘腹痛，痛经及产后瘀滞腹痛诸候。他如以其化瘀止血、利尿通淋之功，与生地黄、冬葵子同用而治血淋，《证治准绳》名蒲黄散；而《圣济总录》之蒲黄散，为蒲黄伍郁金组成，以其行气活血、凉血止血之功，而用于瘀热凝结膀胱，而致尿血不止之候；《千金要方》之蒲黄散，由蒲黄与鹿茸、当归组成，以成补肾固冲、养血止血之治，而疗肾虚，冲任不固之月经过多及崩漏诸疾；《太平圣惠方》之蒲黄散，药由蒲黄伍石榴花组成，以其凉血化瘀、收敛止血之功，而治鼻衄经久不止之候；《太平圣惠方》有另一蒲黄散，药由蒲黄、干荷叶、牡丹皮、延胡索、甘草组成，主治产后血晕，烦闷不识人，或狂言妄语，气喘欲绝之症。

续断

【原文】

续断，味苦，微温。主伤寒，补不足，金创，痈伤，折跌，续筋骨，妇人乳难。久服益气力。一名龙豆，一名属折。生山谷。

【词解】

①主伤寒：味苦、辛，性微温，故有祛风散寒之功，可疗风寒之邪，而用以治风寒湿痹。

②补不足：因其入肝、肾经，有养肝肾、益精血、强筋骨之功，故有此效。

③金创，痈伤，折跌，续筋骨：因其具补肝肾、强筋骨之功，故以疗伤续折之治，而疗诸疾。

④妇人乳难：因其入肝、肾经，故有益精血、调冲任之功，而有安胎止血之治。

⑤久服益气力：因其有养肝肾、益精血、补不足之功，故有其效。

【讲解】

续断为强壮镇痛药。能促进组织再生、乳汁分泌，并有止血排脓之效。《雷公炮制药性解》：入肝、肾二经。《名医别录》：主治崩中漏血，金疮血内漏，止痛，生肌肉，踠伤，恶血，腰痛，关节缓急。《药性论》：主绝伤，去诸温毒，能宣通经脉。《本草求真》：续断，实疏通气血、筋骨第一药也。《本草正义》：续断，通行百脉，能续绝伤而调气血。《得配本草》：入足厥阴经气分。通血脉，理筋骨，疏肝气，利关节，一切崩漏，金疮折跌，痈毒血痢等症，唯此治之，则血气流畅而自疗。配杜仲，治胎漏。佐人参，扶脾气。

今验诸临床，并为预防妇女流产之特效药（川续断、杜仲、白术、当归各等份，水煎，一日三次分服）。行血理气，用续断、当归、牛膝、肉桂、延胡索等。止血，补肝肾不足，疗崩中，用川续断、白胶、阿胶、地黄、麦冬、杜仲、五味子、山茱萸、人参、枸杞子、黄芪等。《卫生易简方》治跌仆伤损，闪腰骨折，用川续断叶捣烂罨之，立效。

【续解】

基原：为川续断科多年生草本植物川续断的根。

续断味苦、辛，性微温，入肝、肾经，能补肝肾，苦泄辛散，能通行血脉，活络止痛，故具补而能宣、行而不泄之特性，以其补肝肾、强筋骨、疗伤续折、止血安胎之功而广验于临床。

本品补养肝肾之功，与杜仲相近，然杜仲补力较强，为治肾虚腰痛及固胎之要药；而续断通脉舒筋之功胜，故有其入《普济本事方》续断丸（续断、萆薢、当归、附子）之用。又因本品颇似牛膝之功，然牛膝长于下行之力，故二药相伍，入《太平惠民和剂局方》续断丸（续断、牛膝、萆薢、防风、川芎），以成治肝肾亏虚，风寒湿痹，筋骨挛痛之疾。又如入《古今医统大全》之泰山盘石散（人参、白术、黄芪、续断、当归、川芎、白芍、熟地黄、黄芩、砂仁、炙甘草），以成益气健脾、养血安胎之治。他如以其养肝肾、调冲任、固经止崩之功，入《奇效良方》续断丸，药由续断、熟地黄、黄芪、阿胶、当归、龙骨、赤石脂、乌贼骨、地榆、川芎、艾叶组成，以治妇女崩漏，经水不止之候。

因其有养肝肾、续筋接骨之功，故为跌打损伤之要药，如入新方接骨散，药由续断、制乳香、制没药、煅自然铜、土鳖虫、血竭、当归、骨碎补、红花、木香、甜瓜子组成。

漏芦

【原文】

漏芦，味苦咸，寒。主皮肤热，恶疮，疽，痔，湿痹，下乳汁。久服轻身，益气，耳目聪明，不老，延年。一名野兰。生山谷。

【词解】

①主皮肤热：味苦，性寒，而有清热解毒之功，故有其治。

②恶疮，疽，痔：诸疾皆火热之毒结聚之候，故以其清热解毒、消痈散结、生肌止痛之功，而疗上述诸疾。

③湿痹：盖因苦寒清泄，辛散达邪，故可祛除寒湿之邪而愈湿痹。

④下乳汁：因其味苦泄降，且入肝、胃经，乳部乃肝胃经所过之地，故有通经下乳之功。

⑤久服轻身，益气，耳目聪明，不老，延年：因其入肝、肾、胃经，故有养肝肾、强筋骨之功；入胃经，则胃和，化源有司，气血得充，故有此效。

【讲解】

漏芦为排脓止血药。能促进腺体分泌，通乳汁，排脓止血，并可作驱虫剂。李杲：手足阳明。《玉楸药解》：入足少阴肾、足厥阴肝经。《日华子本草》：治小儿壮热，通小肠，泄精，尿血，风赤眼，乳痈，发背，瘰疬，肠风，排脓，补血，治扑损，续筋骨，敷金疮，止血长肉，通经脉。

《外台秘要》方驱蛔，每用本品烘焙研细，每日三次，白水送五分。治乳癖、乳癌，以之与贝母、连翘、甘草、金银花、橘叶、白芷、山豆根、山慈姑、夏枯草等合用。治瘰疬发疽，排脓止痛，用漏芦、连翘、甘草、地黄、贝母、金银花、菊花、夏枯草。本品合黄芪、人参，排脓长肉；加狗蹄、猪蹄，通乳、下乳汁。《太平惠民和剂局方》治乳汁不通、乳房胀痛，漏芦二两半，瓜蒌十个（急火烧焦存性），蛇蜕十条（烧灰存性），共为细末，温酒调服，以通为度。《圣济总录》治历节风，筋脉拘挛的古圣散，漏芦（麸炒）半两，地龙（土炒）半两，生姜二两取汁，蜜二两，同煎，每入好酒五合，服之。

【续解】

基原：为菊科多年生草本植物祁州漏芦，及蓝刺头漏芦的根。

漏芦味苦辛，性寒，故有辛开苦降之性，清热解毒、通经下乳之功。如入《卫生宝鉴》漏芦散，以治时行疫疠，头面红肿，咽喉肿闭，丹毒诸候；又以其独入阳明经，能泄热解毒，故有通乳之功。如入验方乳痈汤，以治乳痈；入漏芦汤，以治妇人乳房胀痛，乳汁不下之病。

天名精（鹤虱）

【原文】

天名精，味甘，寒。主瘀血，血瘕欲死，下血，止血，利小便。久服轻身，耐老。一名麦句姜，一名虾蟆蓝，一名豕首。生川泽。

【词解】

①主瘀血，血瘕欲死，下血，止血：本品性寒，有清热解毒、破血生肌之功，可除诸毒、瘀血、瘕聚、疔疮、痔瘘、身痒瘾疹及金疮诸疾。又有清热凉血之功，亦因其有祛瘀生新之治，可疗痔疮出血，鼻衄之疾。

②利小便：本品甘寒，有清利湿热、通淋利水之功，故有其治。

③久服轻身，耐老：《本草经考注》云："此物能驱除血瘕，清解血热，故气血顺环无有郁滞，所以至于长生久视也。"

鹤虱又名地菘，为消炎、和血、杀虫药。对充血性炎症，如喉炎、胸膜炎、气管炎等奏效。《本草再新》：入肺经。《本草撮要》：入手足阳明、厥阴经。《唐本草》：主破血，生肌，止渴，利小便，杀三虫。除诸毒肿疔疮，瘘痔，金疮内射。身痒瘾疹不止者，揩之立已。

治乳蛾喉痹。子，名鹤虱，杀蛔虫、绦虫、蛲虫；其叶捣汁，治毒虫螫伤。《卫生易简方》治男女吐血，取本品晒干为末，每付一二钱，以茅花泡汤调服，日二次。《普济方》治诸骨哽咽，以本品、马鞭草各一把，白梅肉一个，白矾一钱，捣作弹丸，绵裹含嚼，其骨自软而下。《伤寒类要》方治发背初起，地菘捣汁服之，瘥乃止。《简易方》治毒蛇咬伤，地菘捣汁敷之。《孙氏集效方》治疔疮肿毒，本品叶捣汁，敷之立效。

【续解】

基原：为菊科多年生草本植物天名精，或伞形科二年生草本植物野胡萝卜的干燥成熟果实。

鹤虱味苦辛性平，有小毒，入脾胃经。有杀虫消积之功，而用于蛔虫、蛲虫、绦虫、钩虫等虫积腹痛，故为驱虫之要药。如入《太平惠民和剂局方》化虫丸，乃鹤虱与苦楝根皮、槟榔、铅粉、使君子、芜荑、枯矾、米糊为丸。他如以鹤虱、花椒、白鲜皮、苦楝根皮，水煎外洗、坐浴，用治蛲虫病肛痒之候。

决明子

【原文】

决明子，味咸，平。主青盲，目淫，肤赤，白膜，眼赤痛，泪出。久服益精光，轻身。生川泽。

【词解】

①主青盲，目淫，肤赤，白膜，眼赤痛，泪出：因其性平，且入肝、胆、肾经，有养肝肾、泻肝胆之火之功，故以清肝明目之治，而疗诸疾。

②久服益精光，轻身：因其有养肝肾、调枢机、强筋健骨、安和五脏之功，故有其效。

【讲解】

决明子为营养强壮利尿药。《本草经疏》：足厥阴肝，亦入胆、肾。《日华子本草》：助肝气，益精水；调末涂，消肿毒，燃太阳穴治头痛，又贴脑心止鼻衄，作枕胜黑豆，治头风，明目。治肝脏疾患，能增强视力，消除白内障及结膜炎，并能降低血压。

如《僧深集方》治积年失明，本品二升，为末，每食后粥饮服方寸匕。《普济方》治夜盲雀目，决明子一升，地肤子五两，为末，米汤做成丸子，如梧子大，每服二三十丸。《太平圣惠方》补肝明目，决明子一升，蔓荆子二升，好酒煮晒干为末，每服以温水调下二钱，食后及临卧服。治赤胞暴发、迎风流泪，配生地黄、菊花、荆芥、川连、甘草、玄参、连翘、木通煎服。

【续解】

基原：为豆科一年生草本植物决明的成熟种子。

决明子甘苦而咸，微寒，气禀轻扬，能升能降。肝开窍于目，瞳子属肾，入肝肾二经，既能清肝益肾，又能宣散风热。故为清肝明目之佳品。入《证治准绳》决明丸，药由决明子伍炒山药、生地黄、枸杞子、菊花、防风、车前子、蔓荆子、川芎、细辛、茯苓、山栀子、玄参组成，以治肝肾亏虚之目暗不明之候；入《沈氏尊生书》决明子散，药由决明子伍石决明、菊花、蔓荆子、黄芩、生石膏、赤芍、川芎、木贼、羌活、甘草组成，以治风热头痛，目赤肿痛，羞目多泪之症。本品质润寒凉，又有清热润肠通便之功，适用于内热肠燥，大便秘结之疾，多与火麻仁、瓜蒌仁、郁李仁同用。尚有平肝潜阳之功，适用于西医学之因肝阳上亢之高血压病，多与菊花、黄芩同用。

丹参

【原文】

丹参，味苦，微寒。主心腹邪气，肠鸣幽幽如走水，寒热积聚，破癥，除瘕，止烦满，益气。一名却蝉草。生山谷。

【词解】

①主心腹邪气，肠鸣幽幽如走水：入心、肝经，为活血化瘀之要药，故有疗心腹积滞之邪气之功。

②寒热积聚，破癥，除瘕，止烦满：味苦，微寒，故有宣泄寒热积滞之治。又因其入心、肝经，有破宿血、补新血之功，而安新胎，落死胎，止血崩、带下，调妇人经脉不均、血滞心烦之候，故有诸效。

③益气：此药主血，血顺而后气自益，故有"一味丹参饮，功同四物汤"之誉。

【讲解】

丹参为强壮性妇科要药。能祛瘀生新，活血调经。《本草纲目》：手少阴、厥阴之经，心与包络血分药也……活血，通心包络，治疝痛。《本草汇言》：丹参，善治血分，去滞生新，调经顺脉之药也。《得配本草》：（丹参）入手少阴、厥阴经血分。养血活血，生新血，去宿血……配白芷、芍药、猪脂，敷乳痈。配楂炭、益母草，清血瘀。《本草纲目》：按《妇人明理论》云，四物汤治妇人病，不问产前、产后，经水多少，皆可通用。惟一味丹参散，主治与之相同。盖丹参能破宿血，补新血，安生胎，落死胎，止崩中带下，调经脉，其功大类当归、地黄、芎劳故也。验之临床，对萎黄贫血及脏躁症有效。

如名方天王补心丹之用丹参，常配伍牛膝、地黄、黄芪、薤白等。《千金要方》单用一味丹参，称丹参散，用治妇人经脉不调，或前或后，产前胎动不安，产后恶露不尽，腰腿疼痛，落胎下血，用丹参一味十二两，细切，以清酒五升，煮取三升，温服一升，日三服；或死胎不下，取丹参、当归、牛膝、细辛煎服。《太平圣惠方》治寒疝腹痛及阴中肿痛，自汗欲死，丹参一两为末，热酒下。丹参清血中之火及温热入营等，用之有效。

【续解】

基原：为唇形科多年生植物丹参的根及根茎。

丹参味苦微寒，苦能降泄，微寒清热，入心、肝二经血分，而有活血祛瘀、凉血消肿、清心除烦之功。李时珍引《妇人明理论》云："四物汤治妇人病，不问产前产后，经水多少，皆可通用。惟一味丹参散，主治与之相同。盖丹参能破宿血，补新血，安生胎，落死胎，止崩中带下，调经脉，其功大类当归、地黄、芎劳、芍药故也。"故本品为妇科要药，多用于妇人月经不调，痛经，经闭，产后瘀滞腹痛诸疾，多与四物汤类方合用。他如以其活血化瘀之功，而用于血瘀之心胸、脘腹疼痛，癥瘕积聚，风湿痹痛诸证。如与檀香、砂仁相伍，《时方歌括》名丹参饮，而为血瘀气滞，心胃诸痛之治方，而适用气滞血瘀之胃脘痛、胸痹；尚可合《金匮要略》之瓜蒌薤白白酒汤，或瓜蒌薤白半夏汤，或枳实薤白桂枝汤，或《医林改错》之血府逐瘀汤，而广泛用于胸痹；而合入补阳还五汤，又为中风偏枯之良方。再如以其活血通脉之功，伍调达枢机、疏肝利胆之柴胡剂，而为肝胆疾患之治方。他如《医学衷中参西录》之活络效灵丹，药由丹参、当归、乳香、没药组成，以其活血祛瘀通络之功，用治气血瘀滞，心腹疼痛，跌打瘀肿，内外疮疡，以及癥瘕积聚等疾。尚可用于西医学之冠心病、心绞痛、宫外孕、脑血栓形成、坐骨神经痛，而有气血瘀滞、经络痹阻证者。

丹参苦寒，故有清瘀热、消痈肿之功，如合《医宗金鉴》之五味消毒饮及《妇人大全良方》之仙方活命饮，以治疮疡初起之候；又如大剂量丹参，合《验方新编》四妙勇安汤（金银花、玄参、当归、甘草），以治热毒炽盛之脱疽。又以其除烦安神之功，入《温病条辨》清营汤（犀角、生地黄、玄参、竹叶、麦冬、丹参、黄连、银花、连翘），而用于热病烦躁神昏之候；合《金匮要略》酸枣仁汤（酸枣仁、甘草、知母、茯苓、川芎），而治虚劳虚烦不得眠之疾。故《本草备要》引郑奠一说："丹参养神定志，通利血脉，实有神验。"

由此可见，丹参虽有参名，但补血之力不足，活血之功有余，为调理血分之首药。故有"一味丹参散，功同四物汤"之誉。

茜根（茜草）

【原文】

茜根，味苦，寒。主寒湿风痹，黄疸，补中。生川谷。

【词解】

①主寒湿风痹：大凡风寒湿痹，多因营卫失和，气血亏虚，外邪方可犯之而致痹证，故活血通经乃必用之法。茜草入肝经，有通经行血之功，故有此治。

②黄疸，补中：茜草味苦，性寒，故有清热凉血之功，而清肝胆经之湿热，故有退疸之治。又以其疏肝利胆之功，而无肝气犯脾之虞，故谓补中。

【讲解】

茜草为通经行血药。能消瘀镇痛，治经闭、跌打损失，瘀血作痛，并可作为强壮药用，适于小儿及妇人软骨病。《本草经疏》：入足厥阴，手、足少阴。《名医别录》：止血，内崩下血，膀胱不足，踒跌。主痹及热中，伤跌折。《得配本草》：行血通经，除霉毒，疗乳痈。配黑豆、炙甘草煮，治血渴。配石榴皮，治脱肛。佐乌梅、生地，治鼻衄不止。佐阿胶、侧柏，疗妇人败血……酒炒行血，童便炒止血。

茜草，《黄帝内经》名蘆茹，有治血枯之"乌鲗骨丸"。他如《简要济众方》治吐血不定，茜根一两为末，每付二钱，水煎冷服。《普济本事方》治鼻血不止，茜根、艾叶各一两，乌梅肉两钱半，为末，蜜丸梧子大，每付十五丸，日三次。《经验方》治五旬行经不知，用茜根一两，阿胶、侧柏、炙黄芩各五钱，生地黄一两，小儿胎发一团，分作六帖，每帖水煎服之。《奇效良方》治时行痘疹不出，茜根煎汁服之。《太平圣惠方》治脱肛不收，茜根、石榴皮，酒煎服。

【续解】

基原：为茜草科多年生草本植物茜草的根及根茎。

茜草味苦性凉，苦寒泄降，入肝经血分，既能凉血止血，又能活血散瘀，故为血热夹瘀出血证之良药，如吐血、衄血、崩漏、尿血、便血等候，如《十药神书》之十灰散，以茜草与茅根、大蓟、小蓟、荷叶、侧柏叶、山栀、大黄、牡丹皮、棕榈皮诸药烧灰存性，以凉血止血之功，而用于血热妄行之诸出血证；他如《类证治裁》之茜根散，与阿胶、黄芩、侧柏叶、生地黄、甘草相伍，以其止血化瘀之功，即可用治吐衄下血之候；又以行血通经之功，用治经闭瘀阻之疾。他如与白术、生黄芪、龙骨、牡蛎、山茱萸、生杭芍、海螵蛸、棕边炭、五倍子同用,《医学衷中参西录》名固冲汤,以其益气健脾、固冲摄血之功,而疗脾气虚弱、冲脉不固之证。今有新方茜草与紫草、丹参、鸡血藤、大枣相伍,以治过敏性紫癜。

茜草属媒染染料,主要成分是茜素和茜素紫,在中国,以及欧洲、中东地区使用历史很久,著名的土耳其红,就是通过茜草多步染色而成。而成书于清代的《本草备要》记云:"根可染绛。"《金匮要略》治肝着及妇人半产漏下之旋覆花汤之新绛,乃茜草根所染之丝织品也。

五味子

【原文】

五味子,味酸,温。主益气,咳逆上气,劳伤羸瘦,补不足,强阴,益男子精。一名会及。生山谷。

【词解】

①益气:本品味酸能敛,性温而润,上能敛肺,下能滋肾,故有益气生津之功,可疗肺肾亏虚之咳喘。

②劳伤羸瘦,补不足:本品五味俱全,性温而润,有安和五脏之功,故有其效。

③强阴,益男子精:该品五味俱全,然尤以酸甘尤著,故有健脾胃、养肝益肾之功,而有生阴中肌、益肾精、润宗筋之功,故有其治。森立之谓"五味子像肾形,所以益肾精之理自在于此也"。

【讲解】

五味子为敛肺、止咳、止泻药。能兴奋呼吸中枢及运动中枢,并能增进男性精子之分泌作用,增加新陈代谢。《汤液本草》:入手太阴经,入足少阴经。《名医别录》:养五脏,除热,生阴中肌。《日华子本草》:明目,暖水脏,治风,下气,消食,霍乱转筋,痃癖奔豚冷气,消水肿,反胃,心腹气胀,止渴,除烦热,解酒毒,壮筋骨。《得配本草》:皮肉甘酸,核苦辛,其性皆温,入手太阴经血分,兼入足少阴经气分。敛肺经耗散之气,归肾脏散失之元。收瞳子之散大,敛阴阳之汗溢。退虚热,止烦渴,定喘止咳,壮水镇阳。佐半夏,治痰。佐阿胶,定喘。佐干姜,治冬月寒咳。佐参、芪,治夏季困乏。佐蔓荆子,洗烂弦风眼。伍麦冬、五倍,治黄昏咳嗽。合吴茱萸,治肾泄。入醋糊为丸,治胁背穿痛。《本经疏证》:五味子所治之证,《伤寒》仅言咳逆,《金匮要略》则兼言上气,如射干麻黄汤之咳而上气,喉中水鸡声;小青龙加石膏汤之肺胀咳逆上气,烦躁而喘也。夫伤寒有伤寒之关键,无论其为太阳、少阳、少阴,凡咳者均可加入五味子、干姜;杂证自有杂证之体裁,即咳而脉浮,厚朴麻黄汤主之一语,已通概全书大旨。

今概而论之，五味子其用有四：①治咳逆上气，如《太平惠民和剂局方》之温肺汤（五味子、半夏、干姜、杏仁、细辛、甘草、肉桂、白芍、麻黄）；②治气虚、盗汗，如《内外伤辨惑论》之生脉散（人参、麦冬、五味子）；③治五更泄泻之四神丸（《普济本事方》，吴茱萸、肉豆蔻、五味子、补骨脂，制丸服）；④治滑精不固，如《杨氏家藏方》之桑螵蛸丸（桑螵蛸、五味子、龙骨、附子，制丸服）。今人又发掘其对神经衰弱有卓效，制作酊剂。

【续解】

基原：为木兰科多年生落叶木质藤本植物北五味子和南五味子的成熟果实。

五味子虽五味俱备，但以酸咸为主，其性虽温，然非温燥之味，而专于收敛肺气而滋肾水。故以其敛肺止咳、益肾纳喘之功，而用治肺肾亏虚之咳喘病。如入《伤寒论》之小青龙汤，以其解表蠲饮、止咳平喘之功，以解风寒客表，水饮内停之咳喘；他如《千金要方》五味子汤，药由五味子伍桔梗、紫菀、甘草、续断、桑白皮、地黄、竹茹、赤芍，以其敛肺止咳之功，而治咳嗽，痛引胸胁之候；《外台秘要》引《删繁方》之五味子汤，药由五味子与麻黄、干姜、细辛、肉桂、附子、紫菀、甘草、大枣组成，此方实乃《伤寒论》小青龙汤化裁而成，以温阳益气、散寒化饮、敛肺止咳之功为治。他如《外台秘要》引《古今验录》之麻黄五味子汤（麻黄、五味子、炙甘草、半夏、干姜、细辛、桂心、杏仁），《圣济总录》之橘皮五味子汤（陈皮、五味子、人参、紫苏子），《普济方》之白术五味子汤（浙术、五味子、丁香、人参、款冬花、细辛），均为治疗咳喘之治方。又如《医级》有六味地黄丸加五味子、麦冬，名麦味地黄丸，又名八仙长寿丸；而《医宗己任编》以六味地黄丸加五味子，名都气丸，均以滋肾纳气之功，而用治肺肾亏虚之咳嗽喘逆证。

人参伍麦冬、五味子，《内外伤辨惑论》名生脉散，又名生脉饮。以其益气生津、敛阴止汗、补肺复脉之功，而用于气阴两虚之咳喘、心悸、自汗、口渴之症；五味子与乌梅、巴戟天、百药煎、甘草相伍，《普济方》名乌梅五味子汤，以其补肺肾、生津液之功而用于消渴症。

《太平圣惠方》有桑螵蛸丸，为附子与五味子、龙骨、桑螵蛸相伍为丸，以温肾敛精之功，而治肾虚精滑之候。又如《证治准绳》之四神丸，是由《普济本事方》之二神丸（肉豆蔻、补骨脂）与五味子散（五味子、吴茱萸）组成，以其温补脾肾、涩肠止泄之功，而用治脾肾虚寒而效五更泻之疾。

蛇床子

【原文】

蛇床子，味苦，平。主妇人阴中肿痛，男子阴痿，湿痒，除痹气，利关节，癫痫，恶疮。久服轻身。一名蛇米。生川谷及田野。

【词解】

①主妇人阴中肿痛：入肾经，有温肾壮阳之功，故有暖胞宫、益冲任之治，而有此用。

②男子阴痿，湿痒：因温肾强阴之功，故能大益阳事，而愈男子阴痿之疾。因蛇床子味苦辛性温，能燥湿杀虫止痒，故有暖男子阳气，疗阴汗湿癣之候，而湿痒得除。

③除痹气，利关节：本品有散寒祛风燥湿之功，故可用于寒湿带下，湿痹腰腿痛，故有此效。

④癫痫：本品温肾益精，与定痫息风药合用，有疗癫痫之用。

⑤恶疮：多指阴部湿痒，湿疹，疥癣等疾，以燥湿杀虫止痒之功而有其治。

⑥久服轻身：因其有益肾强阴之功，故谓有此效。

【讲解】

蛇床子为兴奋、强阳、杀菌药。《雷公炮制药性解》：入肺、肾二经。《药性论》：治男子、女人虚，湿痹，毒风，顽痛，去男子腰痛，浴男子阴，去风冷，大益阳事。主大风身痒，煎汤浴之瘥。疗齿痛及小儿惊痫。《本经逢原》：蛇床子不独助男子壮火，且能散妇人郁抑，非妙达《本经》经义，不能得从治之法也。因其能解除妇人阴肿及黏液物和阴道瘙痒症，并为治阴痿及阴囊湿痒及皮肤风疹之品。

《验方》治阳痿，蛇床子三钱，淫羊藿二钱，小茴香、山茱萸三钱，水煎服。《千金要方》治阳事不起，蛇床子、五味子、菟丝子共为末，蜜丸梧子大，每服三十丸，温酒下，日三服。《儒门事亲》治赤白带下，月经不来，蛇床子、枯矾等分，为末，醋打面糊丸，如弹子大，以胭脂为衣，绵子裹，纳于阴户，一日一换。《金匮要略》治妇女子宫寒冷，温阴中坐药之蛇床子散，蛇床子为末，入粉少许，和合相得，如枣大，绵裹纳之，自然温。《集简方》治妇人阴痒，本品一两，白矾二钱，煎汤频洗。《经验方》治脱肛，本品、甘草各一两，为末，每日三次，白水服。《简便方》治痔肿痛不可忍，蛇床子煎汤洗之。《千金要方》治小儿癣，为末，猪脂调擦。《全幼心鉴》方治耳内湿疮，蛇床子、黄连各一钱，轻粉少许，为末吹之。

【续解】

基原：为伞形科植物蛇床的成熟果实。

蛇床子味辛苦性温，入肾经。辛散能祛风，苦燥可祛湿，性温能散寒助阳。故内服有温肾壮阳之功，可疗阳痿遗精，腰膝冷痛，宫冷不孕之疾。如蛇床子以温肾壮阳之功，与菟丝子、五味子相伍为丸，《千金要方》名三子丸，多用于肾虚阳痿，不孕之证。吉忱公治上证者，有九子益肾丸之用，以三子丸合《丹溪心法》五子衍宗丸（枸杞子、覆盆子、车前子、菟丝子、五味子），伍女贞子、沙苑子、芦巴子，名九子丸，疗效尤佳。

蛇床子尚以其燥湿杀虫止痒之功，而用于妇女阴痒、男子阴囊湿痒之候，可单用或伍明矾、苦参、黄柏、凤眼草煎汤外洗；苦治湿疹，疥癣可煎汤外洗，或伍以枯矾、硼砂、苦参、黄柏研末油调外涂。如《医宗金鉴》有蛇床子汤，由蛇床子与苦参、土大黄、当归尾、威灵仙、砂仁、老葱头，煎汤熏洗，以治肾囊风之验。他如《金匮要略》之蛇床子散，由蛇床子与米粉合之，纳入阴中，以治带下，阴内瘙痒之候。

地肤子

【原文】

地肤子，味苦，寒。主膀胱热，利小便，补中，益精气。久服耳目聪明，轻身，耐老。一名地葵。生平泽及田野。

【词解】

①主膀胱热，利小便：味苦性寒，入肾、膀胱经，故有清热利湿之功，而达通利膀胱湿热之效，于是有利小便之治。

②补中，益精气：子类药多有益精强阴之功，故又有补气益力之效，是谓补中。

③久服耳目聪明，轻身，耐老：因其以"补中，益精气"之功，故有此效。

【讲解】

地肤子有利尿、收敛、消炎作用，对于淋病。脚气水肿。皮肤丘疹、湿疹有效。地肤子入肾、膀胱经。《本草备要》：益精强阴，入膀胱除虚热，利小便而通淋。《太平圣惠方》地肤子散：治肝虚目昏。

《外台秘要》治风热目赤，地肤子（焙）一升，生地黄半斤，取汁作饼，晒干，每服，空心温酒下。《圣济总录》方治雷头风肿，不省人事，地肤子同生姜研烂，热酒冲服，取汗即愈。《寿域神方》治胁下痛，《简便方》治疝气危急，用本品炒香为末，酒冲服。《子母秘录方》治妊娠患淋热痛，地肤子十二两煎服。《玉楸药解》治狐疝阴卵疾，地肤子五钱，白术二钱，桂心五分，为末，酒饮三钱。《寿域神方》治肢体疣目，地肤子、白矾等分，煎汤频洗。

【续解】

基原：为藜科一年生草本植物地肤的成熟果实。

地肤子味苦而气寒，性清利而疏散，外能散皮肤之风邪，内可清膀胱之湿热。故以其疏散风湿之功，而用于风湿侵袭皮肤，而发皮肤瘙痒、风疹、湿疹、疥癣等候；又以其清热利湿止痒之功，用治阴痒、囊湿之疾。尚以清解下焦湿热之功，而成利尿通淋之治，如入《严氏济生方》地肤子汤，地肤子与木通、瞿麦、冬葵子同用，以治小便不利，淋沥涩痛之证。对此，《本草求真》云："治淋利水清热，功颇类于黄柏，但黄柏其味苦烈，此则味苦而甘，黄柏大泻膀胱湿热，此则其力稍逊。凡小便因热而见频数及或不禁，用此苦以入阴，寒以胜热，而使湿热尽从小便而出也。"此实热淋之用也。对"虚火偏旺而热得恣"之淋，黄氏又云："固当用以清利，若不佐以补味同入，则小便既利而血益虚，血虚则热益生，热生而淋益甚矣，故宜佐以牡蛎、山药、五味收敛之剂，俾清者清，补者补，通者通，濇者濇，滋润调达而无偏胜为害之弊矣。"此即虚而多热者之淋，用地肤子之理也。

茵陈

【原文】

茵陈，味苦，平。主风湿寒热，邪气，热结，黄疸。久服轻身，益气，耐老。生邱陵坂岸上。

【词解】

①主风湿寒热，邪气，热结：味苦，性平，以其苦泄下降之性，而具清利湿热之功，俾湿温、湿疹、湿疮诸邪气热结，使之从小便而解，故有其治。

②黄疸：以其清利脾胃肝胆湿热之功，俾之从小便而解，故为治黄疸之要药。

③久服轻身，益气，耐老：以其有清热利湿之功，而解"风湿寒热，邪气，热结"缠身之害。故达其"轻身，益气，耐老"之效。

【讲解】

茵陈为缓解黄疸解热药。能清湿热、利黄疸，能解热、发汗、凉血，为黄疸之特效药。《本草经疏》：足阳明、太阴、太阳三经。《本草再新》：入肝、肾二经。《名医别录》：治通身发黄，小便不利，除头热，去伏瘕。《医林纂要》：坚肾，燥脾湿，去郁，解热。《得配本草》：得附子、干姜，治阴黄。得白鲜皮，治痫黄如金。配秫米、麦面、酿酒，治挛急。佐大黄、栀子，治湿热。佐桃仁，治血黄。佐苍术、厚朴，治湿黄。佐枳实、山楂，治食积发黄。佐知母、黄柏，治火黄。佐车前子、木通，治黄而小便不利。

《千金要方》治遍身风痒生疮疥，用茵陈煮浓汁洗之，立瘥。叶天士之甘露消毒丹治时疫，发热、胸闷、便秘、咽痛、尿赤。《金匮要略》之治黄疸有茵陈五苓散、茵陈蒿汤、茵陈栀子柏皮汤。《张氏医通》有治黄疸阴证之茵陈四逆汤等。

【续解】

基原：为菊科多年生草本植物茵陈蒿，或滨蒿的全草。

味苦微寒，苦能燥湿，寒可清热，其气清芬，入脾、胃、肝、胆气分。故以其清热燥湿之功，善于利胆退黄，故为治疗黄疸之专药。如热重于湿者，入《伤寒论》茵陈蒿汤，以清热利湿之功，用治阳黄。证见一身面目俱黄，黄色鲜明，舌苔黄腻，脉沉数为其临证要点；若湿重于热者，《金匮要略》有茵陈五苓散之施。入《卫生宝鉴》茵陈四逆汤，以其温里助阳，利湿退黄之功，用治阴黄，多为脾胃寒湿郁滞，阳气不得宣运所致。尚以其清热燥湿之功，常用于暑温、湿温初起者；又以其利胆之功，合乌梅等药可治疗胆道蛔虫病。

故本药为治疗西医学之急慢性黄疸型肝炎、肝硬化、胆囊炎之常用药。

沙参

【原文】

沙参，味苦，微寒。主血积，惊气，除寒热，补中，益肺气。久服利人。一名知母。生川谷。

【词解】

①主血积，惊气：以其味苦，微寒，归肺、胃经，故有养阴清肺、益胃生津之功，而治阴虚火炎而致血不归经所致咯血、吐血之候。血积而致心血亏而失荣神。法以滋阴生津益血，故有定惊宁神之治。

②除寒热：盖因肺阴亏虚，而致发热恶寒，故以其苦寒之体，而养肺阴而清燥热，此即清金以制火之谓，故有此效。

③补中，益肺气：入肺、胃经，具益胃生津、养阴润肺之功，故有此效。

④久服利人：《本草经考注》云："苦寒疏利之药，久服之则通利人百骸筋肉气血。"且因其具"补中，益肺气"之功，故有其效。

【讲解】

沙参为清热祛痰药。《本草撮要》：入手、足太阴经。《本草从新》：专补肺阴，清肺火，治久咳、肺痿。《得配本草》：甘平，微苦，微寒。入手太阴经。补阴以治阳，清金以滋水，治久咳肺痿，皮热瘙痒，惊烦，嘈杂，多眠，疝痛，长肌肉，消痈肿。得糯米，助脾阴。配生地，凉血热。佐柴、葛，去邪火。合玄参，止干咳。

其用有二：①治肺痿、肺热，同天冬、麦冬、百部、五味子、桑白皮用。②咳、久嗽，同贝母、枇杷叶、瓜蒌、甘草、桑白皮、百部、天冬、麦冬。葛洪方治卒得疝气，少腹及阴中引痛如绞，自汗出，捣细末，酒服立瘥。《证治要诀方》治妇人白带或下元虚冷，为末，米饮调服二钱。《卫生易简方》治肺热咳嗽，取半两，水煎服。阴虚肺寒者忌用。

【续解】

基原：北沙参为伞形科多年生植物珊瑚菜的根。南沙参为桔梗科多年生草本植物轮叶沙参或杏叶沙参的根。实则《神农本草经》之沙参为南沙参。

北沙参味甘微苦，性微寒，入肺、胃经。甘能生津，寒能清热，故具清肺润燥、养胃生津之功。如常与麦冬、玉竹、天花粉诸药相伍，《温病条辨》名沙参麦冬汤，以其清肺生津、润燥止咳之功，用于肺热燥之证。尚以其养阴益胃之功，入《温病条辨》益胃汤，该方由沙参与麦冬、生地黄、玉竹、冰糖相伍，用治阳明温病，胃阴损伤证者。该方尚可用于慢性胃炎、糖尿病、小儿厌食症之属胃阴亏损者。

南沙参，味甘性微寒，入肺、心经。功于养阴清肺，益气养阴，化痰止咳。与北沙参均有清养肺胃之功。但南沙参祛痰作用较强，而北沙参养阴生津之功较著。

王不留行

【原文】

王不留行，味苦，平。主金疮，止血，逐痛，出刺，除风痹，内寒。久服轻身，耐老，增寿。生山谷。

【词解】

①主金疮，止血：味苦，性平，入心、肝、胃经，故有活血通经、下乳、消痈之功。因乳房乃肝、胃经所过之部，若肝、胃经蕴热，易发乳痈，故以其苦泄宣通之功，而达活血消痈之治，故为治乳痈之要药。又因其有活血通经之功，于血脉有祛瘀安新之效，故谓有治金疮止血之治。

②逐痛，出刺：因其有活血通经之功，故有逐痛之效。且因其通利血脉，行而不住，大凡竹木刺刺在肉中不出疼痛，以王不留行为末，熟水调服即出，此乃经验之论。

③除风痹，内寒：以其活血通经之功，俾营卫调和，气血畅通，是以有攘外安内之治，而外可祛风痹之候，内可除内寒之疾。

④久服轻身，耐老，增寿：王不留行入心、肝、胃经，专走血分，故有通行血分之功；味苦，性平，尚有利尿通淋之效，故以其具攘外安内之特质，而达调营卫、和气血之治，故有抗衰老之效。

【讲解】

王不留行为止血、镇痛、催乳药。《本草纲目》：王不留行能走血分，乃阳明、冲、任之药。俗有"穿山甲，王不留，妇人服了乳长流"之语，可见其性行而不住也。《雷公炮制药性解》：入心、肝二经。《日华子本草》：治发背，游风、风疹，妇人血经不匀及难产。甘苦，平，入心肝二经血分，通血脉，治诸淋，下乳汁，催生产，疗疮疡，除风痹。孕妇失血、崩漏者，禁用。

《指南方》治鼻衄不止，花连茎叶，阴干，浓煎汁，温服。《圣济总录》方治粪后下血，本品研末，水服一钱。《卫生宝鉴》治妇人乳少的涌泉散，用王不留行、穿山甲、龙骨、瞿麦、麦冬等分，为末，每服一钱，热酒送服后，食猪蹄汤，以木梳梳之，一日三次。《太平圣惠方》治头风白屑，王不留行、香白芷等分，为末，干掺一夜，篦去。《集简方》治疗肿初起，王不留行子为末，蟾酥丸黍米大，每服一丸，酒下。

【续解】

基原：为石竹科一年生或越年生草本植物麦蓝菜的成熟种子。

味甘、苦，性平。《本草求真》："专入肝胃，在古已命其名，谓此虽有王命，其性走而不守，不能以留其行也。"又古书有云："穿山甲，王不留，妇人服之乳常流。"故该药能走血分，为阳明、冲、任之药，功专通利，上能通乳汁，下能通经闭，且又能消肿止痛，如与穿山甲、瞿麦、麦冬、龙骨同用，《卫生宝鉴》名涌泉散，以治乳汁不通之候；《种杏仙方》有王不留行、穿山甲、猪蹄筋膜，酒水同煎，亦治此候，今名留甲蹄筋通乳汤；他如《医宗金鉴》之加味四物汤（即桃红四物汤）、《古今医彻》之王不留行汤（王不留行、穿山甲、麦冬、当归、白芍、熟地黄、川芎、茯苓、通草、甘草），亦用以治乳汁不通之疾。尚可与桃红四物汤相伍，而用治血瘀经闭；与《奇效良方》八正散（木通、滑石、车前子、大黄、瞿麦、萹蓄、栀子、木香、甘草），或《古今灵验》石韦散（石韦、通草、王不留行、滑石、甘草、当归、芍药、白术、瞿麦、冬葵子）合用，以治热淋、血淋、石淋、癃闭等候。近世用治睾丸炎、流行性腮腺炎，多与川楝子、板蓝根、黄芩、生地黄、牡丹皮合用，疗效颇佳，今名泻火消结汤。

升麻

【原文】

升麻，味甘辛。主解百毒，杀百老物、殃鬼，辟瘟疫、瘴邪、蛊毒。久服不天。一名周升麻。生山谷。

【词解】

①主解百毒，杀百老物、殃鬼：即诸邪瘟疫热毒。以其辛甘微寒之体，性善升散，有发表透疹解毒之功，故有此治。

②辟瘟疫、瘴邪、蛊毒：盖因有发表透疹、清热解毒之功，故可除中恶腹痛，时气毒疫、瘴气、邪气、蛊毒、头痛寒热、风肿诸毒。

③久服不夭：时邪疫毒致病，邪深毒重，常危及人生命，此药为解百毒、除瘟邪疫毒之良药，故用之可起沉疴，故谓不夭，非久服延年之药。

【讲解】

升麻为清热解毒药。《本草经解》：入手太阴肺经、足太阳膀胱经、手太阳小肠经、手少阴心经、足阳明胃经。《本草纲目》：消斑疹，行瘀血，治阳陷眩晕，胸胁虚痛，久泄下痢，后重，遗浊，带下，崩中，血淋，下血，阴痿足寒。《得配本草》：入手阳明、足太阴经气分。风邪客于阳明，非升不散。阳气陷于至阴，非升不举。消疮痈，解百毒。得葱白、白芷，缓带脉之急。佐干葛、石膏，治胃火齿痛。同蒿根，治脾土火郁。同当归、肉苁蓉、怀牛膝，通大便虚燥……多用则散，少用则升。蜜炙，使不骤升。柴胡引少阳清气上行，升麻引阳明清气上行。

本品临床应用以抗菌解毒为主要目的。①如《千金要方》之升麻煎，治口舌生疮、咽痛，升麻、玄参、射干、黄柏、竹叶、大青叶、芦根、蔷薇根，蜜煎，以绵取之，封贴舌上含之，细细咽之，以愈为度。②如《外科正宗》之升麻解毒汤，治杨梅疮及远年近日流注结毒，咽喉损破，升麻、土茯苓、皂角刺，煎服。③《外科正宗》之化斑解毒汤，治风热火丹，遍身疼痛，升麻、玄参、川连、牛蒡子、连翘、人中黄、石膏、知母、甘草、竹叶等分，煎服。④《太平惠民和剂局方》之升麻葛根汤，治斑疹初起。⑤河间方之清震汤治雷头风，升麻、苍术、荷叶，煎服（出《素问病机气宜保命集》）。⑥《严氏济生方》之辛夷散，治鼻内壅塞，涕出不已，气息不通，不闻香臭，辛夷、升麻、羌活、藁本、防风、川芎、细辛、木通、白芷、甘草等分，制散，清茶调服。⑦东垣方之补中益气汤，治气虚久泄、脱肛，一切中气不足之症，人参、黄芪、白术、甘草、当归、陈皮、升麻、柴胡、生姜、大枣，煎服（出《内外伤辨惑论》《脾胃论》）。

【续解】

基原：为毛茛科多年生草本植物升麻的根茎。

甘、辛、微苦，微寒，为足阳明胃、太阴脾之引经药。亦入手阳明大肠、手太阴肺经。体轻空松，微寒清热，可透解肺胃之邪毒，而发表透疹，解毒升阳，如升麻葛根汤之用。能升阳气于至阴之下，引甘温之药上行，以达益气举陷之功，如补中益气汤之用。辛开苦降，寒能清热，故升发火郁，以其清热解毒之功，引领石膏、黄芩、黄连，用治胃热齿痛、咽痛口疮诸疾，如清胃散之用。

升麻与柴胡皆轻清升散，功效相似，故常相辅而用。然柴胡主宣发少阳半表半里之邪，可解散肝胆抑郁之气；升麻主宣发阳明肌腠之邪，可升举脾胃清阳之气。

本品性阳、气升、味甘，故热盛火炎，阴虚火旺，肝阳上亢诸证忌用。大凡火郁可用其升散，但亦须中病辄止，不可过用，以防胃气有伤也。

牡桂（肉桂）

【原文】

牡桂，味辛，温。主上气咳逆，结气，喉痹，吐吸。利关节，补中益气。久服通神，轻身，不老。生山谷。

【词解】

①主上气咳逆，结气：味辛甘，性温，为入气分药，有透表之功，又具温中利肺气，止咳喘，除结气之治。

②喉痹，吐吸：此乃咽喉闭塞之证。咽喉为肺系之处，任脉、胃经所过之部，以其辛甘性热之体，入脾、肺、心、肝、肾、胃诸经，故有安和五脏、通阳散痹、降逆止呕之功，而有其治。

③利关节：以其辛散温通之性，而具通行气血经脉之功，故有此效。

④补中益气：本品入心、脾、肺、肾经。以甘温助阳之性以补虚，辛热散寒而除寒邪内侵之脾胃虚寒证，而达益气和中之治，故谓"补中益气"。

⑤久服通神，轻身，不老：本品入心、脾、肺、肾四经，故可益气养血，温补脾肾，又以其甘热助阳之性，又为命门火衰之要药，故有其效。

【讲解】

肉桂为温热兴奋药。《雷公炮制药性解》：入心、脾、肺、肾四经。《日华子本草》：治一切风气，补五劳七伤，通九窍，利关节，益精，明目，暖腰膝，破痃癖癥瘕，消瘀血，治风痹骨节挛缩，续筋骨，生肌肉。《得配本草》：入足少阴经，兼入足厥阴血分。补命门之相火，通上下之阴结。升阳气以交中焦，开诸窍而出阴浊。从少阳纳气归肝，平肝邪，扶益脾土，一切虚寒致病，并宜治之。得人参、甘草、麦门冬、大黄、黄芩，调中益气。得柴胡、紫石英、干地黄，疗吐逆。蘸雄鸡肝，治遗水。入阳药，即汗散。入血药，即温行。入泄药，即渗利。入气药，则透表……若入药煎服，必待诸药煎好投入，煎五六沸，即倾出取服。痰嗽咽痛，血虚内燥，孕妇，产后血热，四者禁用。现代药理研究显示肉桂有发汗解热、兴奋代谢、增加体温之作用。冉雪峰云"肉桂化阳、附子回阳"是进一步说明其兴奋循环，活泼全身之机能之力。

其临床应用约有四项：①如《医宗金鉴》方扶阳理劳汤之治虚弱（人参、黄芪、肉桂、当归、白术、甘草、麻皮、五味子、煎服，对慢性结核疾患有效）。《证治准绳》之养心汤治血少心虚、惊悸怔忡、盗汗不寐（人参、黄芪、枣仁、柏子仁、五味子、肉桂、茯神、茯苓、当归、川芎、神曲、远志、葳蕤，煎服，对神经衰弱等有效）。《圣济总录》方之托里黄芪汤治痈疽疮溃后脓出多、内虚（黄芪、人参、当归、五味子、甘草、桂心、远志、麦冬、茯苓，煎服），确有兴奋全身机能作用。②《素问病机气宜保命集》之浆水散治虚乱吐利、冷汗不止、脉伏欲脱等（附子、干姜、肉桂、甘草、姜半夏、良姜，淡醋调服），具有强心固脱之功。③东垣方滋肾丸，治下焦邪热蕴于血分，不渴而小便闭者（出《兰室秘藏》。黄柏、知母、肉桂，制丸服），有温化利水、消除泌尿管炎症之效。《千金要方》大腹水肿方治腹水肿成，气息不通，命在旦夕（桂心、牵牛子、椒目、葶苈子、昆布、海藻、牛黄煎服），有强心、利尿、消肿之效。④独活寄生汤之治冷痹脚痛，及暖肝汤治阴寒小腹疼痛、疝气等症（官桂、小茴香、沉香、乌药、当归、枸杞子、茯苓），确具温寒止痛之力；《千金要方》之高良姜汤（高良姜、桂心、川朴、当归）对心腹绞痛、如刺不可忍等，具有祛痛温寒之力。

【续解】

基原：为樟科常绿乔木植物肉桂的树皮。

辛、甘，大热，气味纯阳，入肝、肾经。补命门相火之不足，为治命门火衰之要药，故有补火助阳之功。如入《金匮要略》肾气丸、《景岳全书》右归丸，而适用于肾阳衰弱之阳痿宫冷，腰膝冷痛，夜尿频多，滑精遗尿者；又以其温阳化饮之功，入《椿田医话》医话阳和饮，用治虚喘心悸者；入《太平惠民和剂局方》桂苓丸，而用于治疗脾肾阳虚所致之腹痛腹泻者；又以其温经散寒之功，入《景岳全书》理阴煎，以治妇女虚寒性痛经；尚以其辛散温通、散寒止痛之功，入《千金要方》独活寄生汤，而疗风寒湿痹之证；又以其温阳开腠、化痰散结之功，入《外科全生集》阳和丸、阳和汤，而适用寒疡阴疽，及癥瘕痰核之疾；又以温补肾阳之功，入济生肾气丸，以治肾失气化之水肿病；尚以温阳化气之功，而有振奋脾阳之效，故入《太平惠民和剂局方》十全大补汤，行调补气血之效，而组成大补气血之良剂。

色紫肉厚者良，去粗皮者名"肉桂"。去里外皮，当中心者名"桂心"。故《本草备要》谓："桂心苦入心，辛走血，能引血化汗、化脓，内托痈疽，痘疮。"

因肉桂、桂心，辛而大热，能助阳动血，凡阴虚火旺，一切失血症及孕妇当忌服。

槐实（槐角）

【原文】

槐实，味苦，寒。主五内邪气热，止涎唾，补绝伤，五痔，火疮，妇人乳瘕，子脏急痛。生平泽。

【词解】

①主五内邪气热：本品味苦性寒，故有清热解毒之功，故有其治。又因其入肝经，故清心肝之火上炎之头痛目赤；入大肠经，以清泻大肠之火，凉血止血，而治肠风便血。

②止涎唾：槐实苦寒，入心经，能泻心胸间痰热，故有其效。

③补绝伤：因其入心、肝二经，因有补血柔筋之功，故有续筋脉之治，故谓"补绝伤"。

④五痔：据《外台秘要》所云，凡痔病有五，为牡痔、酒痔、肠痔、血痔、气痔。《千金要方》论五痔有牡、牝、脉、肠、血。盖俱因热邪蕴结大肠所致。槐实苦寒，入大肠经，具清热解毒、凉血止血之功，故为治痔之良药，而有其效。

⑤火疮：或汤火伤，或疳蚀火疡，皆火热之毒。以其苦寒之体，而有清热解毒、泻火凉血之功，故有其治。

⑥妇人乳瘕，子脏急痛："妇人乳瘕"，即乳癖。"子脏"，即胞宫。上述二疾，均系产后气滞血瘀，郁久化热之宿疾。以其苦寒之性，清热凉血之功，而破血中之瘀热，故有其治。

【讲解】

槐角为清凉性收敛止血药。《雷公炮制药性解》：入心、肝、大肠三经。《本草拾遗》：杀虫去风，明目除热泪，头脑心胸间热风烦闷，风眩欲倒，心头吐涎如醉，漾漾如船车上者。《得配本草》：入足厥阴经气分，脾胃湿热生痰，内虫隐见莫测，子脏血热致痛，肝气结乳为瘕，非此不能消散。配枳壳、当归，治肠风。入牛胆阴干，明眼目。牛乳拌蒸。脾气不足者禁用。

《是斋百一选方》治大肠疾脱肛，槐角、槐花各等分，炒为末，用羊血蘸药，炙熟食之，酒送服。《外台秘要》治内外痔，用许仁则方，槐角二钱，为末，同鸦胆子煎服，或作丸服。《圣济总录》治目热昏暗，槐子、川连各二钱，为末，蜜丸梧子大，每次二十丸，日两次。《千金要方》治大热心闷，槐子烧末，酒服方寸匕。《太平惠民和剂局方》治五种肠风泻血之槐角丸，槐角（去梗）一两，地榆、当归、防风、黄芩、枳壳半两，为末，经酒糊为丸，梧子大，每次服五十丸。

【续解】

基原：为豆科落叶乔木槐的果实。

槐实又名槐角。《本草便读》谓其"酸苦入营阴，肝与大肠皆可及，沉寒凉血分，火同湿热总堪除，且能散肿疏风，疮疹常用，并可疗崩治痢，痔漏多宜"。如《中华人民共和国药典》之槐角丸，药由炒槐角与地榆、黄芩、枳壳、当归、防风组成，以其凉血止血、清肠疏风之功，而用于肠风便血，痔疮肿痛之候。治大肠脱肛，以槐角、槐花等分为末，蘸羊血炙熟吃之为治，槐角槐花散。尚以其清肝明目之功，以槐角、黄连为丸，今名槐角黄连丸，以治目热昏暗之候。若大热心闷，有槐角烧为末，酒送一匙之法。

清热凉血明目可生用，止血可炒用。

枸杞（枸杞子）

【原文】

枸杞，味苦，寒。主五内邪气，热中，消渴，周痹。久服坚筋骨，轻身，不老。一名杞根，一名地骨，一名枸忌，一名地辅。生平泽。

【词解】

①主五内邪气：入肝肾经，具养肝肾、益精血之功，故可除烦益志，主治五劳七伤之疾。

②热中，消渴：味甘性平，有清热除烦、生津止渴之功，故有其治。

③周痹：《灵枢·周痹》云："周痹者，在于血脉之中。"是指风寒湿邪流溢于分肉而厥逆于血脉之中的一种痹证。究其因，乃"真气不能周，故命曰周痹"。该药有养肝肾、强筋骨、益精血、和血脉之功，俾"真气"周之，故有其效。

④久服坚筋骨，轻身，不老：肾主骨，肝主筋，因其入肝肾经，而有养肝肾之功，故而达"坚筋骨"之治。因有补益精血、强筋健骨之功，故谓有"轻身不老"之效。

【讲解】

枸杞子为滋养强壮药。《本草汇言》：入足少阴、足厥阴经。《药性论》：补益精诸不足，易颜色，变白，明目，安神。《本草经疏》：枸杞子，润而滋补，兼能退热，而专于补肾、润肺、生津、益气，为肝肾真阴不足、劳乏内热补益之要药。《得配本草》：味甘，微温而润，入足少阴，兼厥阴经血分。补肝经之阴，益肾水之阳，退虚热，壮神魂，解消渴，去湿风，强筋骨，利二便，下胸胁气，疗痘风眼，止阴虚脐痛。疗肝虚目暗。得麦冬，治干咳。得北五味，生心液。配椒、盐，理肾而除气痛。佐术、苓，补阴而不滑泄。甘草汤浸，或好酒浸蒸。恐温热，童便拌蒸。大便滑泄，肾阳盛而遗泄，二者禁用。

其用有二：①《景岳全书》之右归丸，治阳衰无子；左归丸，治肾阴不足，精髓虚亏，头晕目眩，腰腿发软，阳痿等，有使性机能亢进和增进精液分泌之效。②肝、肾不足，久视昏暗，羞明流泪之杞菊地黄丸（枸杞子、菊花、熟地黄、山茱萸、山药、茯苓、泽泻、丹皮，制丸服）。

【续解】

基原：为茄科落叶灌木宁夏枸杞的成熟果实。

枸杞子味甘性平，入肝肾经，能补肾生精，益血养肝，明目聪耳，为平补肝肾之要药。可用于肝肾亏虚，腰酸遗精，头目眩晕，视力减退，内障目昏，消渴之疾。如《鸡峰普济方》枸杞丸，乃枸杞子与干地黄、天冬为伍；而《医心方》枸杞丸，乃枸杞子与地黄、芝麻、小茴香、川椒、白茯苓、白术、甘菊花为伍，均以补肝肾、明眼目之功，而治眼目昏暗之候。肾主骨，腰为肾之外府，肾精充则腰脊强健，《奇效良方》亦有枸杞丸，乃枸杞子与黄精相伍，以补脾胃之功，而补肾精，补虚损，乃成强腰脊之治。《医级》有杞菊地黄丸，乃枸杞子、甘菊花，合六味地黄丸组成，以其滋肾养肝明目之功，而用于肝肾阴虚而致双目昏花，视物模糊，眼睛干涩，逆风流泪之候。

柏实（柏子仁）

【原文】

柏实，味甘，平。主惊悸，安五脏，益气，除湿痹。久服令人悦泽，美色，耳目聪明，不饥，不老，轻身，延年。生山谷。

【词解】

①主惊悸：该品甘润，入心经，有养血宁心、安神定悸之功，故有其效。

②安五脏，益气：本品入心经，有宁心任物之功，故有安和五脏、养心益气之功。

③久服令人悦泽，美色，耳目聪明：盖因本品入心肾二经，心血肾精上注耳目，且为甘润之子，而有益气养血、补肾填精之功，故有其效。

④不饥，不老，轻身，延年：因其甘润之性，有安五脏、益气宁心、润肠通便之功，故有延年益寿之用。

【讲解】

柏子仁为滋养补益药。《本草经疏》：入足厥阴、少阴，亦入手少阴经。《本草纲目》：养心气，润肾燥，安魂定魄，益智宁神。烧沥，泽头发，治疥癣……柏子仁，性平而不寒不燥，味甘而补，辛而能润，其气清香，能透心肾，益脾胃，盖仙家上品药也，宜乎滋养之剂用之《得配本草》：辛平，微凉，入手少阴、足厥阴经气分。安五脏，宁神志，去鬼交，定惊悸，利虚秘，治惊痫。得远志少许，升肾气交心。配松子、麻仁，治老人虚秘……痰多，肺气上浮，大便滑泄，胃虚欲吐，四者禁用。

如《全生指迷方》治妇人臂痛，筋脉拘急，遇寒则剧的柏子仁丸：柏子仁、地黄各二两，茯苓、五味子、覆盆子、附子、石斛、鹿茸、桑椹、桂心、沉香、黄芪各一两，研末，蜜丸，空心温酒服 30 丸。《妇人大全良方》亦作散服。《证治准绳》治虚后败血夹邪攻心乱于狂作、如见鬼神之柏子仁散：柏子仁、远志、人参、桑寄生、防风、琥珀、当归、生地黄、甘草等分，研末，每次服五钱。先白羊心一个，切片，加水一碗，煮至九分，去心，入药煎至六分，去渣，不拘时服。名方柏子养心丸（《医部全录》卷三三一引《体仁汇编》方），治劳累过度，心血亏损，精神恍惚，夜多怪梦，健忘，遗泄等，确有定神补肾滋阴之效。

【续解】

基原：为柏科常绿乔木植物侧柏的种仁。

柏子仁味甘性平，其气清香，能透心肾而悦脾；养心气，润肾燥，助脾而滋肝，故有益智宁神、聪耳明目、益血止汗、愈惊痫、泽皮肤之功。如入《体仁汇编》之柏子养心丸，以其养心安神之功，用治惊悸恐惧，心神不安，健忘失聪之候；又如入《普济本事方》之柏子仁丸，以其益阴敛汗之功，以治心阴亏虚及心肾不交而见阴虚火旺，寐则盗汗之疾。尚以益脾润肠之功，入《世医得效方》五仁丸，与松子仁、桃仁、杏仁、郁李仁相伍，以治津枯便秘之证。

柏子仁因性多润滑，故阴寒泄泻者忌用；且其性多香泄，故体虚火盛者亦忌用。古云服用可不饥不老，延年轻身，毋为书执。其制当蒸熟暴干自裂，入药炒研去油用。

茯苓

【原文】

茯苓，味甘，平。主胸胁逆气，忧恚，惊邪，恐悸，心下结痛，寒热，烦满，咳逆，口焦，舌干，利小便。久服安魂养神，不饥，延年。一名茯菟。生山谷。

【词解】

①主胸胁逆气：若脾虚停饮，水气凌心，上犯胸胁，而有胸胁逆气之候。茯苓味甘淡，性平，入心、脾、肾经，有益肾健脾养心之功，而达渗湿化饮之治，故有其效。

②忧恚，惊邪，恐悸：心主神志，脾在志为思，肾在志为恐。盖因茯苓入心、脾、肾经，而有养心气、益脾肾之功，故有其治。

③心下结痛：若肾失温化，脾失健运，气化失司，清浊不分而成痰饮，饮留心下胃肠，胃失和降，气机不畅，而有"心下结痛"之候。茯苓入心、脾、肾经，以其益肾健脾，渗湿化饮之功，而有破结气之治，则痰饮得除，心下结痛之候得解。

④寒热，烦满，咳逆：因其味甘、淡，性平，而无寒热之偏，故可疗寒热虚实之证。入心肾，故一味茯苓，有交通心肾、健脾和胃之功，以除烦满。甘淡之味，有渗湿化饮之功，以杜痰饮射肺之弊，而镇咳逆。

⑤口焦，舌干，利小便：入脾经，有益气生津之功，故可疗口焦舌干之候。味甘淡，性平，故有利水渗湿之功，又入脾、肾二经，有司气化之用，故而有利小便之治。

⑥久服安魂养神：心主神明，茯苓入心，而具宁心安神之功，故有其效。

【讲解】

茯苓为补益渗利药。茯苓，入心、脾、肺经。《日华子本草》：补五劳七伤，安胎，暖腰膝，开心益智，止健忘。《得配本草》：（白茯苓）甘淡，平，入手足少阴、太阴、太阳经气分。性上行而下降，通心气以交肾，开腠理，益脾胃，除呕逆，止泄泻，消水肿，利小便，除心下结痛，烦满口干，去胞中积热，腰膝痹痛，及遗精淋浊，遗尿、带下，概可治之。得人参，通胃阳。得白术，逐脾水。得艾叶，止心汗。得半夏，治痰饮。得木香，治泄痢不止。配黄蜡，治浊遗带下。君川连、花粉，治上盛下虚之消渴。加朱砂，镇心惊……利水生用。补脾炒用。

现代研究显示，茯苓有很高的营养价值和滋养强壮作用，可促使胸膜腔积水得以吸收减少，又有安定神经、通畅小便之效。如名方四君子汤、六味地黄丸，均具有补益滋养强壮之效。《千金要方》之定志丸（茯神、石菖蒲、远志等分，制丸服，朱砂为衣），有滋养镇静之功。《金匮要略》之苓桂术甘汤、防己茯苓汤，前者治心下有痰饮，胸胁支满（胸水），有利尿除水作用；后者治皮水，四肢肿，水气在皮肤中，有强心利尿之力。他如五苓散（茯苓、白术、泽泻、猪苓）之利尿退肿，四苓汤（《温疫论方》）之治水泻、小便不利，均有卓效。

【续解】

基原：为多孔菌科真菌茯苓的菌核。

茯苓甘淡而性平，甘能补益心脾而助阳，淡能渗利除湿而利水，色白入肺泄热而下通膀胱。如以其利水渗湿之功，入《伤寒论》五苓散，而用于水湿停滞小便不利，水肿胀满等候；若脾肾阳虚水肿，入《伤寒论》真武汤，与附子、生姜同用，以成温阳利水之治；若水热互结，阴虚小便不利者，入《伤寒论》猪苓汤，以成利水清热养阴之治。又以其健脾补中之功，入《太平惠民和剂局方》四君子汤以治脾胃虚弱，食少纳呆，倦怠乏力之症；尚用以入《金匮要略》苓桂术甘汤、苓桂甘枣汤，以治痰饮诸疾；若脾虚泄泻，可入《太平惠民和剂局方》参苓白术散，以成益气健脾、渗湿止泻之功；又与陈皮、橘红、半夏、甘草为伍，《太平惠民和剂局方》名二陈汤，以其燥湿化痰、理气和中之功，而治湿痰咳嗽。

盖因脾为后天之本，为气血生化之源，脾虚则生化之源不足，必导致心神失养而惊悸失眠。故茯苓尚有宁心益气、调和营卫、定魄安魂之功，其入《严氏济生方》归脾汤可疗因心脾两虚而致心悸、失眠之候；若因水气凌心而致心悸者，可入《伤寒论》茯苓甘草汤，茯苓与桂枝、白术、生姜同用以成温阳化饮之治。

酸枣（酸枣仁）

【原文】

酸枣，味酸，平。主心腹寒热，邪结气聚，四肢酸疼，湿痹。久服安五脏，轻身，延年。生川泽。

【词解】

①主心腹寒热，邪结气聚：盖因枢机不利，气机不畅，致邪气结聚，而发脐上下痛，或见寒热，或寒热往来。枣仁味甘酸，性平，入肝胆经，故有疏肝利胆、调达气机之功，而有其治。

②四肢酸疼，湿痹：酸味入肝，甘味入脾，故其入肝脾经，肝主筋，脾主肌肉四肢；故其有养肝濡筋、健脾长肌肉利四肢之功，可疗四肢酸疼之候。酸味乃滋润之物，能入血中令血活顺，故有通痹之效；且枣仁有健脾之功，故有燥湿之治，从而有治湿痹之用。

③久服安五脏：味甘补中，味酸益肝，故有养心益肝、补中益气、安和五脏、清心除烦、安神敛汗之功，故谓"久服安五脏"。

④轻身，延年：正因有补中益气、安和五脏之功，故有其效。

【讲解】

酸枣仁为补血宁心药。《本草纲目》：足厥阴、少阳药也。《雷公炮制药性解》：入心、脾、肝、胆四经。《名医别录》：主治烦心不得眠，脐上下痛，血转，久泄，虚汗，烦渴，补中，益肝气，坚筋骨，助阴气，令人肥健。《得配本草》：入足厥阴，兼入手少阴经血分。收肝脾之液，以滋养营气。敛心胆之气，以止消渴。补君火以生胃土，强筋骨以除酸痛。得人参、茯苓，治盗汗。得生地、五味子，敛自汗。配辰砂、乳香，治胆虚不寐。配地黄、粳米，治骨蒸不眠。去壳。治不眠，炒用。治胆热不眠，生用。止烦渴虚汗，醋炒。醒脾，临时炒用。恐助火，配二冬用。肝旺烦躁，肝强不眠，心阴不足，致惊悸者，俱禁用。朱震亨：血不归脾而睡卧不宁者，宜用此大补心脾，则血归脾而五脏安和，睡卧自宁。

如归脾丸之治忧思伤心，体倦健忘，惊悸盗汗；《金匮要略》之酸枣仁汤治虚劳，虚烦不得眠；《太平圣惠方》治睡中盗汗，骨蒸劳热之酸枣仁粥。近人谓其有降压之力。

【续解】

基原：为鼠枣科落叶灌木或小乔木植物酸枣的成熟种子。

酸枣仁味甘酸性平。凡仁皆润，富含脂质，酸收甘补，功补肝益胆，滋养心脾。故以其养心安神之功，入《金匮要略》酸枣仁汤，乃酸枣仁与知母、川芎、甘草同用，以治虚烦不得眠，惊悸怔忡之血虚不能滋养心肝者；亦能醒脾，故以其健脾养心之功，入《严氏济生方》归脾汤，与人参、白术、黄芪、茯神、龙眼肉、当归、远志等药同用，以疗心脾气血亏虚之心悸怔忡，健忘失眠，盗汗虚热之候；他如阴虚阳亢之心悸失眠，健忘梦遗之候，与麦冬、生地黄、远志为伍，《摄生秘剖》有天王补心丹之治。

心君易动，皆由胆怯所致。《素问·六节脏象论》曰："凡十一脏取决于胆也。"故以酸枣仁入《三因极一病证方论》温胆汤，名枣仁温胆汤，以疗胆虚不眠之候。酸枣仁有生熟之分，熟者多具收敛津液，故可疗胆虚不眠，烦渴虚烦之候；生者亦能导虚热，疗胆热好眠之疾。若因湿痰邪热所致者，当以化痰清热为主，故本品不宜用之。

蘗木（黄柏）

【原文】

蘗木，味苦，寒。主五脏肠胃中结热，黄疸，肠痔，止泄利，女子漏下赤白，阴阳蚀疮。一名檀桓。生山谷。

【词解】

①主五脏肠胃中结热：味苦性寒，而有清热燥湿、泻火解毒之功，故有其治。

②黄疸，肠痔：大凡黄疸乃血郁之证，盖因黄柏有清血解热达郁之功，故为治疗黄疸之要药。五痔之中，唯肠痔、血痔二病在肠中，故肠痔乃湿热之邪蕴伏于肠内，属内痔，以黄柏苦寒之体，而具清热燥湿、泻火解毒之功而愈之。

③止泄利：多应用于热利下重者，以其清热燥湿之功而愈之。

④女子漏下赤白，阴阳蚀疮：漏下赤白，即湿热带下；阴伤，蚀疮，即男女生殖器之阴疮损烂。诸疾皆湿热蕴于下焦所致。故黄柏乃味苦性寒之药，有清热燥湿、泻火解毒之功，而为疮疡肿毒之要药，故乃湿疹湿疮，阴痒阴肿必用之药。

【讲解】

黄柏为抗菌、消炎、解毒药。《本草纲目》名黄柏。《汤液本草》：足太阳经引药，足少阴经之剂。《日华子本草》：安心除劳，治骨蒸，洗肝，明目，多泪，口干，心热，杀疳虫，治蛔心痛，疥癣，蜜炙治鼻洪，肠风，泻血，后分急热肿痛。《得配本草》：苦，寒，入足少阴经血分。泻下焦隐伏之火，除脏腑至阴之湿，溲便癃闭，水泻血痢，由湿热致者，宜此治之。得肉桂，治咽痛。配知母，降肺火。佐苍术，治湿痿。使细辛，泻脖火。治上酒制，治中蜜制，治下盐水制。止崩带炒炭，涂疮乳调。脾胃虚泻，尺脉细弱，二者禁用。现代研究显示，黄柏能抑制细菌繁殖，对多种杆菌（白喉、赤痢、伤寒、副伤寒、大肠杆菌等)、绿脓菌、变形菌、葡萄球菌等均有抑制作用。

临床应用如下：①治痢疾，每辅川连而行，如《伤寒论》白头翁汤。②治消化类炎症（胃肠炎），十二指肠，黄疸，痔疮，如《伤寒论》栀子柏皮汤，《沈氏尊生书》清脏汤（川连、黄柏、玄参、栀子、当归、川芎、白芷、生地黄、阿胶、槐角、地榆、侧柏叶）等之治肠风便血。③治子宫阴道炎症，漏下，赤白，如傅青主易黄汤（黄柏、芡实、山药、车前子、肉桂）。④治泌尿系炎症，淋浊，小便闭涩，如东垣方滋肾丸（黄柏、知母、肉桂）；《医学正传》方固本丸（黄柏、川连、猪苓、茯苓、砂仁、半夏、益智仁、莲须、甘草）。⑤治疗疮痈肿毒，如《外科正宗》方黄连解毒汤（川连、黄芩、黄柏、栀子、大力子、连翘、甘草），确具杀菌解毒消炎之力。

【续解】

基原：为芸香科落叶乔木植物黄檗（关黄柏）和黄皮树（川黄柏）除去栓皮的树皮。

黄柏苦寒，入肾、膀胱、大肠经。肾欲坚，苦坚肾，其味苦，故黄柏长于泻肾家之火，清下焦之湿热。如以其清热泻火之功，入知柏地黄丸，以治阴虚火旺，而发骨蒸潮热、遗精、盗汗之候；又以其清热燥湿之功，而入《伤寒论》栀子柏皮汤，以治身黄发热之湿热黄疸之疾；入《伤寒论》白头翁汤，以治湿热下痢之候；入《傅青主女科》易黄汤，以治湿热带下之疾，药由黄柏与芡实、白果仁、山药、车前子组成；入《医学正传》三妙散，以治湿热下注之腿足湿肿热痛之候，药由黄柏、苍术、牛膝组成；而入《医学心悟》之萆薢分清饮，药由萆薢、文蛤粉、石韦、车前子、茯苓、灯心草、莲子心、石菖蒲、黄柏组成，以其清热利湿、分清化浊之功，而治热淋、白浊之疾。

生用降实火，炒黑能止崩带，酒制治上，蜜炙治中不伤胃，盐制治下。

五加皮

【原文】

五加皮，味辛，温。主心腹疝气，腹痛，益气，疗躄，小儿不能行，疽疮，阴蚀。一名豺漆。

【词解】

①主心腹疝气，腹痛：心腹，即脘腹部。入肝、肾、胃经，有疏肝和胃、平冲降气之功，而解脘腹气结、食积疝瘕之候，故有其效。

②益气：入肝肾经，有益精血之功，入胃经，俾气血生化之功充。《本草经考注》称其"补中益精，强志意，久服轻身耐老"。

③疗躄，小儿不能行：入肝肾，故有益肾填精、养血柔筋、强筋健骨之功，于是可

疗肝肾不足，腰膝酸软，及小儿行迟之候。且入胃经，俾气血生化之源充，营卫得和，气血得补，而痿躄得除。

④疽疮，阴蚀：此即男子阴痿，囊下湿，小便余沥，女人阴痒之候。本药味苦辛，具辛散苦泄之功，兼有散热燥湿之治，故有其效。

【讲解】

五加皮为强壮、祛风、燥湿药。《雷公炮制药性解》：入肺、肾二经。《名医别录》：治男子阴痿，囊下湿，小便余沥，女人阴痒及腰脊痛，两脚疼痹风弱，五缓，虚羸，补中益精，坚筋骨，强志意。现代研究显示其有刺激性腺、缓解筋骨肿痛之效。

《沈氏尊生书》有治慢性风湿之五加皮散：五加皮、松节、木瓜等，各等分，为细末，每次一钱，日三次，温酒送服。《千金要方》有治虚劳不足之五加皮酒：五加皮、地骨皮各一斗，面曲一斗拌煮，做稀粥，如常酿酒法。《全幼心鉴》有治小儿行迟，三岁不能步者：五加皮五钱，牛膝、木瓜各两钱，为末，每服五分，米饮入酒服。《瑞竹堂经验方》有治男子妇人脚气，骨节皮肤肿湿疼痛之五加皮丸：五加皮（酒浸）、远志（去心）等分，秋、冬用，浸药酒为糊，夏则用酒为糊，丸如梧桐子大，每服五十丸，空心，温酒送下。

【续解】

基原：为五加科落叶小灌木细柱五加的根皮。

五加皮辛苦而温，并有芳香之气，既能外散风寒湿邪，又能温补肝肾。如入《沈氏尊生书》五加皮散，可疗风湿骨痛，筋脉挛急之疾；入《瑞竹堂经验方》五加皮丸，可疗脚气、湿痹之候。又可入《景岳全书》五加皮饮，药由五加皮与木瓜、生地黄、熟地黄、羌活、薏苡仁、防风、荆芥、赤芍、苦参、大风藤、僵蚕、甘草组成，以其强筋健骨之功，而疗筋骨软弱之骨痿、筋痿，及小儿脚痿行迟之候。辛可发散，温可祛湿，故又常与《华氏中藏经》五皮散同用，可为治疗皮水常用之药。

本品辛温，得酒其效尤著，故临床多以酒为引，亦有药酒制剂而施。常用品种有南北之分。南五加皮为正品无毒，北五加皮又称香加皮，为副品，效逊于南五加皮，且有一定毒性。但北五加皮有强心的作用，对心脏病水肿有效。

蔓荆实（蔓荆子）

【原文】

蔓荆实，味苦，微寒。主筋骨间寒热痹，拘挛，明目，坚齿，利九窍，去白虫。久服轻身，耐老。小荆实亦等。生山谷。

①主筋骨间寒热痹，拘挛：味辛苦，性微寒。辛能散风，苦可燥湿，微寒清热，故有其治。

②明目，坚齿：肝开窍于目，该品入肝经，性微寒，且有凉诸经血之功，故有清肝明目之治。味苦，性微寒，有泻火坚阴、坚肾、坚骨之功，且齿为骨之余，故以其苦寒之体，而有坚齿之治。

③利九窍：实指头部耳目之窍。以其散风火之功，而清头目，故谓有效。

④去白虫：森立之谓《千金翼》用药处方三虫条下有蔓荆，故有其治，然其理不详。

⑤久服轻身，耐老：《药性论》云其"能长髭发"。以其入足太阳、厥阴、阳明经，有强肝益胃、通达膀胱气化之功，故谓其效。

⑥小荆实亦等：此药即牡荆，又名黄荆。功同蔓荆。果实、根、茎、叶均入药。牡荆子为马鞭草科牡荆属植物黄荆及牡荆的果实。

【讲解】

蔓荆子为清凉性镇静镇痛药。《本草经疏》：入足太阳、厥阴，兼入足阳明经。《珍珠囊》：凉诸经血，止头痛，主目睛内痛。《医林纂要》：散热，祛风，兼能燥湿。《得配本草》：配马蔺，治喉痹口噤。配蒺藜，治皮肤不仁……胃虚、血虚头痛，二者禁用。

现代研究显示其有强壮肌肉、镇静神经、制止痉挛抽搐之力，又具消炎利气之效。治疗疝气、睾丸炎，可以做汤熏洗之。《世医得效方》治乳癣初起，蔓荆子研末，酒服，渣涂之。《千金要方》治头风作痛，蔓荆子一升，为末，绢袋盛之，浸水中七日，温服，日三次。叶橘泉治偏侧头神经痛之蔓荆汤，用蔓荆子、菊花、白芷、川芎、细辛、甘草等，煎服。

【续解】

基原：为马鞭草科落叶小灌木植物单叶蔓荆，或蔓荆的成熟果实。

蔓荆子辛苦，微寒，辛可散风，寒可清热，轻浮上行，主散头面之邪，入足太阳膀胱、足阳明胃、足厥阴肝经，搜风凉血，通利九窍。凡风邪内客，循足太阳经上行；或肝风内动，上扰清窍，而致颠顶头痛脑鸣者为常用之品。常与菊花、薄荷、川芎、钩藤、防风同用，今名蔓荆清脑汤。大凡有风必有湿，湿与风搏，则胃经亦受湿，肌筋失养，而致肉痹筋挛，常与羌活、独活、防风、藁本合用，今名蔓荆二活通痹汤。

《东垣试效方》有人参补胃汤，方由蔓荆子、黄柏、白芍、黄芪、人参、炙甘草组成，以其补气升阳、除障明目之功，而用于治疗劳役饮食不节，内障眼病。

蔓荆子与白芷、藁本皆治头痛，然白芷、藁本为治风寒头痛之药，而蔓荆子为治风热头痛之品。因其经脉循行于头部位置的不同，藁本所治头痛偏于颠顶脑后，白芷所治头痛偏于前额眉骨间，而蔓荆治头痛则偏于太阳穴附近。

辛夷

【原文】

辛夷，味辛，温。主五脏，身体寒风，头脑痛，面皯。久服下气，轻身，明目，增年，耐老。一名辛矧，一名侯桃，一名房木。生川谷。

【词解】

①主五脏，身体寒风：该药乃辛温之品，有发散风寒、温中解肌、利九窍、通关节之功，故有其治。

②头脑痛：本品辛温发散，芳香通窍，其性上达，升散风邪，有通鼻窍之功，为治鼻渊头痛之要药，故有其治。

③面皯：此疾多为肺热郁结面部所致，取其发散风邪，而解郁热之功而取效。

④久服下气，轻身，明目：以其清头目、通鼻窍之功，而有轻身明目之效。

⑤增年，耐老：以其入肺、胃经，有宣发肺气，通达足阳明胃经脉气之功，可有耐风寒、健体魄之功，故谓其效。

【讲解】

辛夷为镇静镇痛药。《本草纲目》：入手太阴、足阳明经。《名医别录》：温中解肌，利九窍，通鼻塞，涕出，治面肿引齿痛，眩冒。《得配本草》：辛，温，入手太阴、足阳明经气分。通九窍，利关节，行头脑，而散上焦之风热。佐薄荷、石膏，治鼻流清涕。佐川柏、牡蛎，治鼻渊如脓……气虚火盛，二者禁用。为鼻部要药。

现代研究显示其能促进鼻黏膜分泌，而消除鼻腔内之炎症，并能镇静头部神经痉挛而达止痛之效。如《严氏济生方》之辛夷散：即生息肉，气息不通，不闻香臭之候。辛夷、白芷、升麻、藁本、防风、川芎、细辛、木通、甘草，为末，每服二钱，清茶下。其主要作用是散上焦风热，通七窍不利，用治头风脑痛，常配合甘菊、苍耳、薄荷、细辛、甘草、羌活、藁本、防风、川芎等，以治鼻塞流涕或鼻渊不止，风寒入脑者疼痛之疾。

【续解】

基原：为木兰科植物望春花、玉兰或五当玉兰的花蕾。

辛夷辛温气浮，入肺、胃气分。肺开窍于鼻，阳明胃脉环鼻上行，脑为元神之府，鼻为命门之窍，若人之中气不足，清阳不升，头为之巅，故九窍为之不利。辛夷能助胃中清阳上行，通于头脑，温中解肌，宣肺通窍，故为主治鼻渊鼻塞之要药。家父吉忱公传其师李兰逊先生之治鼻渊方：辛夷、白芷等份研末，取少许，入麝香少许，葱汁调糊抹鼻孔，吉忱公名曰辛芷通渊散。今可用冰片代麝香。

然辛夷辛香走窜，血虚火炽证者忌用。

桑上寄生（桑寄生）

【原文】

桑上寄生，味苦，平。主腰痛，小儿背强，痈肿，安胎。充肌肤，坚发齿，长须眉。其实明目，轻身，通神。一名寄屑，一名寓木，一名宛童。生川谷。

【词解】

①主腰痛，小儿背强：肾主骨，肝主筋，该品入肝、肾经，故有强腰脊、养筋骨之治。

②痈肿：味苦，故有清热解毒之功，而疗痈肿。因其有养肝肾、强筋骨之功，有续筋接骨之治，故尤主金疮之治。

③安胎：寄生入肝肾经，有大补精血之功，且冲、任、肾脉皆起于胞宫，有一源而三歧之说，故养肝肾即调冲任，是以寄生补诸不足而有安胎之效。

④充肌肤，坚发齿，长须眉：发者血之余，齿者骨之余。寄生以其入肝肾经，而补精血，且肾为先天之本，益肾有安和五脏之功，故有其效。

⑤其实明目，轻身，通神：其实即桑椹，与其叶茎枝同效，故有养血柔肝、明目安神之功。

【讲解】

桑寄生为强壮、安胎、消肿药。《本草求真》：入肝、肾。《名医别录》：主治金疮，去痹，女子崩中，内伤不足，产后余疾，下乳汁。《日华子本草》：助筋骨，益血脉。《药性论》：能令胎牢固，主怀妊漏血不止。《得配本草》：苦，平，入足厥阴经。去风湿，益血脉，主崩漏，散疮疡，安胎下乳，兼治胎产余疾。配阿胶，治胎动腹痛。配芎、防，治下痢脓血。

现代研究显示其能放松腰腿神经，缓解疼痛，并能软化血管，预防血管硬化性之高血压病，对于妇女经期之腰痛有卓效。如《太平惠民和剂局方》之独活寄生汤，疗一切风湿痹痛。《太平圣惠方》疗胎动腹痛之桑寄生饮：桑寄生一两半，阿胶（炒）、艾叶各半两，水一盏半，煎一盏，温服。《杨子建护命方》治毒痢脓血，六脉微小，无寒热现象者，取桑寄生二两，防风、川芎各二钱半，炙甘草三铢，为末，每服二钱，水煎服。

【续解】

基原：为桑寄生科常绿小灌木植物桑寄生和槲寄生的带叶茎枝。

桑寄生味苦甘，性平，其质偏润，能除血中风湿，与祛风益血之品同用，可疗风寒湿痹，如《千金要方》独活寄生汤之用。苦坚肾，入肝肾经，而有强筋骨、固齿长发之功，故为肝肾亏虚之形体痹之要药，如柳氏续断汤，药由续断、杜仲、鹿含草、毛姜、木瓜、桑寄生、鸡血藤、狗脊组成；与骨碎补合用，可疗牙齿松动之候。又以其养肝肾、调冲任、养精血之功而收效，入《证治准绳》桑寄生散，药由桑寄生、当归、川芎、阿胶、续断、党参、白术、茯苓、香附、甘草、生姜组成，以治妊娠血虚胎动、胎漏及妊娠腰痛之疾。

本品虽有养肝肾之功，然其祛邪之力有余，补养之功不足，故不可专为滋补之剂。

杜仲

【原文】

杜仲，味辛，平。主腰脊痛，补中，益精气，坚筋骨，强志，除阴下痒湿，小便余沥。久服轻身，耐老。一名思仙。生山谷。

【词解】

①主腰脊痛：腰为肾之外府，督为肾之外垣，杜仲入肾经，具补肾荣督、强筋健骨之功，故有治腰脊痛之施。

②补中，益精气，坚筋骨，强志：味甘性温，入脾而补中益气。入肝肾经，而有养肝肾、益精气、坚筋骨之治。补肾益脑，故有强志之治。

③除阴下痒湿：此乃男女阴部湿疹之疾，又为肝肾经脉所布之处，故谓乃肾冷所致。杜仲甘温以健脾益肾、强阴燥湿之功而愈病。

④小便余沥：肾阳虚，肾之气化失司，故小便不利。

⑤久服轻身，耐老：杜仲养肝肾，益精血，强筋健骨，故有其效。

【讲解】

杜仲为强壮、镇静、镇痛药。王好古：入肝经气分。《雷公炮制药性解》：入肾经。《药性解》：治肾冷臀腰痛，腰病人虚而身强直，风也。腰不利加而用之。《玉楸药解》：益肝肾，养筋骨，去关节湿淫，治腰膝酸痛，腿足拘挛。《得配本草》：辛甘淡，气温，入足少阴经气分。除阴下之湿，合筋骨之离，补肝气而利于用，助肾气而胎自安。凡因湿而腰膝酸疼，内寒而便多余沥，须此治之。得羊肾，治腰痛。配牡蛎，治虚汗。配菟丝、五味，治肾虚泄泻。配糯米、山药，治胎动不安。佐当归，补肝火。入滋补药，益筋骨之气血。入祛邪药，除筋骨之风寒。去皮用。治泻痢酥炙，除寒湿酒炙，润肝肾蜜炙，补腰肾盐水炒，治酸疼姜汁炒。内热，精血燥，二者禁用。

现代研究显示其对中枢神经有抑制作用，能降低血压，促使骨组织生长，对于腰背神经痛及背肌软弱有镇痛强壮作用，并为孕妇预防流产之要药。方剂如《验方新编》治年老无嗣，中年阳痿，精冷不固，下部重惫之十补丸：鹿茸、杜仲、熟地黄、枸杞子、菟丝子、山茱萸、山药、牛膝、麦冬、五味子，制丸服。《千金要方》治五种腰痛之杜仲酒，以杜仲、桂心、补骨脂、鹿茸各等分，酒服方寸匕，日三服。《证治准绳》方治胎气不固小产之杜仲丸：杜仲、续断、山茱萸，制丸服。近人高清明氏治高血压百余例之杜仲合剂：桑寄生、夏枯草、玄参、地龙、槐花、益母草、杜仲、海藻等。现又有杜仲酊，20%杜仲浸泡七日后，过滤服用。本品对人体精液输送道口平滑肌有控制作用，故有增进性机能、固精广嗣之力。

【续解】

基原：为杜仲科落叶乔本植物杜仲的树皮。

杜仲味甘微辛，性温，色紫，入肝肾经。故具补益肝肾之功。肝主筋，肾主骨，肝充则筋健，肾充则骨强。故为肝肾不足，腰膝酸软，阳痿，尿频之要药。故入《三因极一病证方论》，与补骨脂，胡桃仁相伍，名青娥丸，以其壮筋补骨、填精益髓之功，以治腰痛脚弱之候，而《太平惠民和剂局方》《冯氏锦囊秘录》《仙拈集》亦有以杜仲、胡桃仁为主药之青娥丸的应用。又如《御药院方》有杜仲与续断、牛膝、木瓜、萆薢相伍，名续断丹，以其养肝肾、强筋骨、通经络、祛风湿之功，而用治筋挛骨痛之候；而此方加补骨脂，《扶寿精方》亦名续断丹。家父吉忱公于《御药院方》之续断丹，去萆薢，加桑寄生、狗脊、鹿含草、骨碎补、鸡血藤，名八味续断丹，以为形体痹之治方，尤适用于腰颈肩及膝关节等退行性疾病者，疗效颇佳。

因其有养肝肾、调冲任之功，故又有调经安胎之功，如《证治准绳》之杜仲丸，以杜仲、枣肉为丸，以治下元虚冷之妊娠下血，胎动不安，或习惯性流产之疾；亦可伍菟丝子、阿胶等药同用，名加味杜仲丸，疗效尤佳。他如《景岳全书》胎元饮，药由杜仲、人参、白术、当归、熟地黄、白芍、陈皮、甘草组成，以其养肝肾、调冲任、补气血之功，而治先兆流产、习惯性流产、月经不调、胎儿宫内发育迟缓之候。

近代用治肝肾阴虚阳亢之高血压患者，多以杜仲与淫羊藿、桑寄生、怀牛膝同用；而肝火偏旺者，多以杜仲与夏枯草、黄芩、菊花同用。

女贞实（女贞子）

【原文】

女贞实，味苦，平。主补中，安五脏，养精神，除百疾。久服肥健，轻身，不老。生山谷。

【词解】

①补中，安五脏，养精神，除百疾：味甘入脾，故有补中、安和五脏之功。入肝、肺、脾、肾经，有宣发肺气、调补气血、益精宁神之功，故谓"除百疾"。

②久服肥健，轻身，不老：因其健脾益肺、养肝肾、益精血、强腰膝、起阴气之功，故有其效。

【讲解】

女贞子为强壮、解热、镇痛、消炎药。《本草再新》：养阴益肾，补气舒肝。治腰腿疼，通经和血。《本草纲目》：强阴，健腰膝，变白发，明目。《本草经疏》：女贞子，气味俱阴，正入肾除热，补精之要品，肾得补，则五脏自安，精神自足，百病去而身肥健矣。《得配本草》：（女贞子）甘苦，凉，入足少阴经。养阴气，平阴火，一切烦热骨蒸，虚汗便血，目泪虚风，因火而致者，得此治之，自无不效。其能黑须发，善行水，乃补肾补脾之力也……脾胃虚寒，肾阳不足，津液不足，内无虚热，四者禁用。

现代研究显示其能减退肺结核之潮热和疏通淋巴结核之僵滞。并能利水道，消水肿以安五脏。外用捣碎可贴诸疮。方剂如《济急仙方》治风热赤眼，冬青子捣汁煎汤熬膏，净瓶收固，埋地中七日，点眼。《普济方》治一切眼疾时，捣烂，加朴硝，贴足心。《简便方》治虚损百病，久服发白再黑，返老还童，女贞实二十两，旱莲草、桑椹各十两，晒干研末，蜜丸，梧子大，淡盐汤送下四五十丸。如女贞子伍旱莲草，《医方集解》名二至丸；他如《医醇賸义》女贞子汤，治肾受燥热，淋浊溺痛，腰脚无力，久为下消。

【续解】

基原：为木犀科常绿乔木植物女贞的成熟果实。

女贞子味甘苦性凉，入肝、肾经。补中有清，故能滋肾水益肝阴，俾真阴上荣于头目，故有乌发明目之功。如与旱莲草相伍，《证治准绳》名曰二至丸，用于肝肾不足，骨蒸劳热，腰膝酸软，须发早白之疾。五子衍宗丸源自唐代道教《悬解录》，被明代王肯堂誉为"繁衍宗嗣种子第一方"。余将二至丸合五子衍宗丸，验诸临床，则为养肝肾、安和五脏、疗虚损之效方。

橘柚（陈皮）

【原文】

橘柚，味辛，温。主胸中瘕热，逆气，利水谷。久服去臭，下气，通神。一名橘皮。生川谷。

【词解】

①主胸中瘕热，逆气：味辛，性温，入脾、肺经。故有辛行温通之功，而有行气止痛、健脾和胃之用；又味苦燥湿，故寒湿阻滞，脘腹胀痛，恶心呕吐，泄泻者，及湿痰、寒痰而致咳逆者，皆可用之，故谓其治。

②利水谷：因其入脾肾经，有健脾和胃、益肾通利水道之功，故有其效。

③久服去臭，下气：橘，柑类，其皮辛温，以其辛行温通之性，有化浊除秽之功，且兼苦味，故以其辛开苦降之性，而除痰降逆，故有其治。

④通神：脾胃健，气血生化之源充，且入肺又有益气之效，故久服有安和五脏、益气养血宁神之功。该药入补剂则补，入泻剂则泻，入升药则升，入降药则降，各随其益，故谓通神。

【讲解】

陈皮为芳香性健胃药。《雷公炮制药性解》：入肺、肝、脾、胃四经。《药性论》：治胸膈间气，开胃，主气痢。消痰涎，治上气咳嗽。《本草求真》：橘皮，味辛而温，治虽专主脾肺，调中快膈，导痰消滞，利水破癥，宣五脏理气燥湿。然同补剂则补，同泻剂则泻，同升剂则升，同降剂则降，各随各所配，而得其宜。且同生姜，则能止呕。同半夏，则能豁痰。同杏仁，则治大肠气闭。同桃仁，则治大肠血闭。至其利气，虽有类于青皮，但此气味辛温，则入脾肺，而宣壅，不如青皮专入肝疏泄。

现代研究显示其有健脾祛风、增进消化的作用。《太平惠民和剂局方》有治胃中寒湿、湿聚成痰之名方二陈汤。《赤水玄珠》有治七情所伤发痉，气滞肝厥、胸胁作痛之理气平肝汤：青皮、柴胡、香附、木香、枳壳、乌药、当归、甘草、川芎。《鸡峰普济方》有治脾气不和，冷气客于中宫，闭塞不通之宽中丸：橘皮四两，白术二两，为末，调糊，梧子大，木香汤下30丸。《杂病源流犀烛》有治火热咳嗽气喘之桔梗二陈汤：桔梗、半夏、陈皮、茯苓、甘草、枳壳、川连、山栀、黄芩。《严氏济生方》有治疝气睾肿大，坚硬如石之橘核丸。

橘络能疏络破结气而消乳癖，青皮专于破气，陈皮专于化痰，橘红对化痰止咳尤妙。

【续解】

基原：为芸香科常绿小乔木植物橘及其栽培变种成熟的果皮。

陈皮味辛苦而性温，气芳香而入脾肺二经。《本草求真》谓其"主肺，调中快膈，导痰消积，利水破癥，宣五脏理气导滞。"并云其"同补剂则补，同泻剂则泻，同升剂则升，同降剂则降，各随所配，而得其宜。"如陈皮同苍术、厚朴、甘草同用，《太平惠民和剂局方》名平胃散，适用于脾胃气滞证；入《太平惠民和剂局方》二陈汤，药由陈皮、半夏、茯苓、甘草组成，以其燥湿化痰、理气和中之功，而用于痰湿咳嗽证；相类方剂，尚有《严氏济生方》之导痰汤，《证治准绳》之涤痰汤，《三因极一病证方论》之温胆汤，《世医得效方》之十味温胆汤，《医方考》之清气化痰丸。

他如《太平惠民和剂局方》四君子伍陈皮、半夏，《医学正传》名六君子汤，乃为脾胃虚弱兼痰湿证而设方；再加木香、砂仁，《古今名医方论》名香砂六君子汤，乃为脾胃虚弱、痰阻气滞证而设方。若四君子汤加陈皮，《小儿药证直诀》名异功散，多用于脾胃虚弱兼气滞证者。

去白者，名橘红，具下气祛痰镇咳之功。入补养药留白，且陈久者良，名陈皮，盖因陈者烈气消，而无燥散之患。治痰咳，童便浸晒；治痰积，姜汁炒；治下焦，盐水炒。核治疝痛，去皮炒用；叶散乳癖，疗乳痈。

发髪（血余炭）

【原文】

发髪，味苦，温。主五癃，关格不通。利小便水道。治小儿痫，大人痓，仍自还神化。

【词解】

①主五癃，关格不通。利小便水道：味苦，入膀胱经，故可清利湿热，通利膀胱而利小便，故有其效。

②治小儿痫，大人痓：大凡痫、痓，皆筋脉挛急之谓也。发者血之余，该品入肝，具养血柔筋之功，故有定痓息痫之治。

③仍自还神化：盖乱发苦温，有散结之效，主咳嗽，五淋，大小便不通，小儿惊痫，且有止血之功，而适用于衄血、咯血、吐血、崩漏、便血、尿血、淋血等候，可谓之神奇，故有"神化"之誉。

【讲解】

血余炭即剃落头发，为止血收敛药。《雷公炮制药性解》：入心经。《本草经疏》：入手、足少阴经。《长沙药解》：入足太阳膀胱、足厥阴肝经。《日华子本草》：止血闷血运，金疮伤风，血痢，入药烧灰，勿令绝过，煎膏长肉，消瘀血也。《本草纲目》：发乃血余，故能治血病，补阴，疗惊痫，去心窍之血。今多用治五淋，大小便不通，小儿惊痫，止鼻衄。

张仲景之猪膏发煎、滑石白鱼散（《金匮要略》）二方用之。《子母秘录》治小儿斑疹，烧灰，服三钱。《太平圣惠方》治小儿吻疮，烧灰，和猪脂涂。《千金要方》治小儿夜啼，烧灰，乳汁和服。《梅师方》治鼻衄，眩冒欲死者，烧灰，吹之。《太平圣惠方》

活血淋苦痛，烧灰，加麝香少许，米饮服。

【续解】

基原：为人发之加工品。

血余炭味苦涩性平，入足少阴、厥阴经，具补阴消瘀、通关格、利二便之功，《本草备要》谓其"能去心窍之血，故亦治惊痫"，治"血痢血淋，舌血，煅末，茅根汤服；鼻血，烧灰吹鼻；转胞不通，烧灰服；小儿惊热，合鸡子黄，煎为汁服，鸡子能去风痰。合诸药煎膏，凉血去瘀长肉"。而有收敛止血、化瘀利尿之效。故多用于吐血、衄血、尿血、血淋、血痢、崩漏等候。如治崩漏，可单味用之，或与其他止血药合用。如治血淋，常与大黄、生地黄、甘草相伍，《赤水玄珠》名血余炭散；用治小便不利，与滑石、白鱼同用，《金匮要略》名滑石白鱼散。白鱼，今多以鲫鱼代之。若用治石淋，吉忱公多以鱼脑石代之。

龙骨

【原文】

龙骨，味甘，平。主心腹鬼注，精物老魅，咳逆，泄利，脓血，女子漏下，癥瘕坚结，小儿热气惊痫。齿，主小儿、大人惊痫，癫疾，狂走，心下结气，不能喘息，诸痉，杀精物。久服轻身，通神明，延年。生山谷。

【词解】

①主心腹鬼注，精物老魅：此皆神志病也。以该品归心、肝、肾经，有宁心神、养肝肾、安魂魄之功，故有镇惊安神之治。

②咳逆，泄利，脓血，女子漏下：该品味干涩，性平，有收敛固涩之功，故可用于咳喘及滑脱诸疾。如泄泻、遗精、滑精、遗尿、尿频、崩漏、带下、自汗、盗汗等正虚滑脱之证。

③癥瘕坚结，小儿热气惊痫：以其入心、肝、肾经，有益心养血、平肝潜阳、益肾培元之功，而有安和五脏之施，而有化癥开结、清热息风、止惊定痫之治。

④齿，主小儿、大人惊痫，癫疾，狂走，心下结气，不能喘息，诸痉，杀精物：性味、功效、主治与龙骨同。而镇惊安神之功长于龙骨。

【讲解】

龙骨为重镇固涩要药。《本草经疏》：入足厥阴、少阳、少阴，兼入手少阴、阳明经。《本草纲目》：益肾镇惊，止阴疟，收湿气，脱肛，生肌敛疮。《得配本草》：甘平，涩，入足少阴、厥阴经。收浮越之正气，涩有形之精液，镇惊定魄，止肠红，生肌肉，疗崩带，愈尿血，敛疮口，祛肠毒。得白石脂，治泄泻不止。得韭菜子，治睡即泄精。配桑螵蛸，治遗尿。合牡蛎粉，扑阴汗湿痒……酒浸一宿，焙干，水飞三度用。或酒煮焙干，水飞用。或黑豆蒸晒干，或火煅水飞用。不制，着于肠胃，晚年发热。现代研究显示其能促进血液凝固，抑制神经兴奋，减低血管及淋巴之渗透性，血中之钙游子兼可作为吸着制涩剂。

临床应用：如《太平惠民和剂局方》治心血虚少，惊悸振颤，夜寐不宁之安神正心丹：龙骨、枣仁、远志、柏子仁、茯神、人参、当归身、生地黄、麦冬、山药、石菖蒲、肉桂、五味子、朱砂，制丸服。《金匮要略》治癫痫、风瘫之风引汤，以及治男子失精、女子梦多之桂枝加龙骨牡蛎汤。《疡医大全》治小儿大肠虚、脱肛之龙骨散：龙骨，诃子，罂粟壳，赤石脂，没石子，制散服。《证治准绳》治脐疮之龙骨散：龙骨，轻粉，川连，为散，撒患处。

【续解】

基原：为古代多种大型哺乳动物，如三趾马，犀类、牛类、象类等骨骼化石或象类门齿的化石。龙齿为古代多种大型哺乳动物的牙齿化石。

龙骨甘涩质重，微寒，入心、肝、肾经。重可镇静，涩可固脱，并能潜镇浮阳，故能收敛浮越之正气，而达镇心安神之功。入《千金要方》孔圣枕中丹，与龟甲、石菖蒲、远志相伍，以治神志失常，心悸健忘，失眠多梦之疾。又以其平肝潜阳之功，能引逆上之火，泛滥之水，下归其宅，如入《医学衷中参西录》镇肝息风汤，与赭石、牡蛎、牛膝等药相伍，以治肝阳上亢而致头目眩晕、烦躁易怒之候。又以其收涩固脱之功，入《医方集解》金锁固精丸，与牡蛎、沙苑子、芡实相伍，以成固精止遗之治，而用于肾虚滑精、遗精之疾；又入《本草衍义》桑螵蛸散，与桑螵蛸、龟甲、茯神相伍，以治心肾两虚而致遗尿、尿频者；又以其益气固冲、固带之功，入《医学衷中参西录》固冲汤，或清带汤，而成其治；又可入《金匮要略》桂枝加龙骨牡蛎汤，以治表虚自汗之证；大凡与牡蛎、黄芪、浮小麦、五味子、山茱萸等药同用，或气虚自汗，或阴虚盗汗，皆可用之。

龙骨尚有生肌敛疮之功，如柳氏龙骨散，与枯矾等份为细末，掺敷患处，以治疮疡溃腐之疾。

龙齿，功同龙骨，有重镇安神之功，然无收湿之功。只适用于癫狂惊痫，心悸，烦躁失眠之候。

麝香

【原文】

麝香，味辛，温。主辟恶气，杀鬼精物，温疟，蛊毒，痫痓，去三虫。久服除邪，不梦寤魇寐。生川谷。

【词解】

①主辟恶气，杀鬼精物：此皆秽浊邪气所致之疾，麝香辛温，气极香，走窜之性甚烈，有极强的开窍通闭醒神，及辟秽浊恶气之功，故有其治。

②温疟，蛊毒，痫痓，去三虫：仍以其开窍通闭醒神、辟秽化浊之功，而得其治。

③久服除邪，不梦寤魇寐：以其开窍醒神之功，而有化浊除秽之治。入心脾经，而有宁神定魄之功，故有此效。

【讲解】

麝香为强心、兴奋、救生药。《本草汇言》：入足太阴、手少阴经。《本草纲目》：通诸窍，开经络，透肌骨，解酒毒，清瓜果食积。治中风，中气，中恶，痰厥，积聚癥瘕。现代研究显示其内服可兴奋中枢神经、刺激呼吸中枢，增强血管收缩及心脏功能。用于皮肤黏膜有局部刺激作用，可以畅通局部血液循环，促进病理产物的吸收，诱导深部血液流向体表，以缓解其炎症的产生。

临床应用：如《医通方》治痰迷猝然昏迷，不省人事之人马平安散：麝香、冰片、雄黄、朱砂、火硝，制散服。《温病条辨》治温热逆结心包、神昏谵语之安宫牛黄丸。《准绳方》治小儿夜惊痫、痉挛抽搐之牛黄散：牛黄、朱砂、麝香、天竺黄、全蝎、钩藤，为散服。有强心回苏急救之效，取其兴奋制邪强心之力。《证治准绳》治疮疡硬肿不消或溃而不敛之圣合煎：麝香、乳香、没药、血竭、当归。《重楼玉钥》治一切喉症之回生丹：麝香、冰片、硼砂、元明粉，制散吹剂用。取其镇痛、消肿、消炎之功。

【续解】

基原：为鹿科动物林麝，马麝或原麝成熟雄体香囊中的分泌物。

麝香辛温芳香，开经络，通诸窍，芳香走窜，故有开窍醒神、活血消肿、通经达络之功。如与犀角、冰片、牛黄、朱砂同用，名局方至宝丹，以其开窍醒神之功，用治热病神昏，痉厥，及中风痰厥，气厥，猝然昏倒之内闭证。又以其活血消肿之功，入《良方集腋》之七厘散，药由血竭、乳香、没药、红花、麝香、冰片、朱砂、儿茶组成，以治跌打损伤，筋断骨折之瘀血肿痛之候。又以其消肿止痛之功，与牛黄、蟾酥、珍珠、雄黄、冰片等药相伍，名六神丸，用治咽喉肿痛及一切恶肿。

本品辛香走窜，可行血中之瘀，开经络之壅遏，故有通经散结止痛之功。如入《医林改错》之通窍活血汤，药由赤芍、川芎、桃仁、红花、麝香、生姜、大枣、葱根组成，用治经闭、癥瘕，及血瘀头痛诸疾，他如入《张氏医通》之香桂散，药由麝香、肉桂组成，以其活血通经、催生下胎之功，用治难产，死胎，或胎衣不下之疾。

因其辛香走窜之性极强，故孕妇忌用。

牛黄

【原文】

牛黄，味苦，平。主惊痫，寒热，热盛狂痓，除邪，逐鬼。生平泽。

牛角䚡，下闭血，瘀血疼痛，女人带下血。

髓，补中，填骨髓。久服增年。

胆，治惊，寒热。可丸药。

【词解】

①主惊痫，寒热，热盛狂痓：牛黄味苦，性平，归肝、心经，故有息风止痉、化痰开窍、清热解毒之功，而有其治。

②除邪，逐鬼：秽浊瘟疫，天行时邪，习称邪魅。牛黄清热解毒之功尤强，故有其治。

③牛角䚡，下闭血，瘀血疼痛，女人带下血：《说文解字》云："䚡，角中骨也。"以其入心经，具益心通脉之功，故有"下闭血，瘀血疼痛"之治。又以入肾经，味甘苦而涩之性，有调冲任、固带、止漏下之治，故可疗"女人带下血"之疾。

④髓，补中，填骨髓。久服增年：《说文解字》云："髓，骨中脂也。"味甘，性温，入脾经，故有补中之效。医者，意也，宗取类比象，同气相求之意，故牛髓有"填骨髓"之用，肾主骨生髓，以其入脾肾经，及甘温之性，故又有补肾益精、补中益气之功，故有"久服增年"之效。

⑤胆，治惊，寒热。可丸药：其胆，以其味苦大寒，而具清热解毒、息风止惊、化痰开窍之功，故有其治。多阴干入丸剂用。尚有清肝明目之功。

【讲解】

牛黄为特殊解毒消炎药。《雷公炮制药性解》：入心经。《本草蒙筌》：入肝经。《名医别录》：主治小儿百病，诸痫，热口不开，大人狂癫，又堕胎。《日用本草》：治惊痫搐搦烦热之疾，清心化热，利痰凉惊。能消炎解毒，除邪镇痛，为动物食百草精华凝结而成，犹人之有内丹，冉雪峰云"或云病理结成，乃病之癥结外状秽物"。其作用如今日之疫苗血清之有抗毒免疫作用耳。

临床应用约为三：①消炎解毒，治咽喉肿痛，口疮，痈疽，如雷氏之六神丸。②解热醒神，治多种热病，神昏谵语，如《温病条辨》之安宫牛黄丸。③镇静安神，治小儿惊痫，痉挛抽搐，如《证治准绳》方之牛黄散。

【续解】

基原：为脊椎动物牛的胆囊中的结石。

牛黄味苦性凉，其气芳香，能清心开窍豁痰，凉肝息风定惊，故适用于温热病，或中风窍闭，痰热壅盛，神昏谵语，烦躁不安之候。如入《温病条辨》之安宫牛黄丸；或入《痘疹世医心法》之牛黄清心丸。尚以息风定惊之功，伍朱砂、天竺黄、钩藤、蝎尾、麝香、僵蚕、天麻、犀角、羚羊角、菊花、蝉壳等药，《奇效良方》名牛黄散。用治小儿急惊风，壮热神昏，惊厥抽搐之候。他如以其清热解毒、清痈散结之治，与麝香、乳香、没药等相伍，《外科全生集》名犀黄丸，而用于乳癌、瘰疬、痰核、肺痈、肠痈之疾；尚与金银花、草河车、生甘草相伍，入《证治准绳》之牛黄解毒丸，以治痈疽肿毒诸疾；又有验方八宝吹喉散，用治咽喉肿痛，溃烂，白喉，口舌疮疡等疾，药有牛黄、麝香、天竺黄、珍珠、生石膏、川贝、朱砂、冰片。

牛黄只入丸、散剂，不入煎剂。凡热病营分无热，及小儿脾胃虚寒者忌用。

白胶（鹿角胶）

【原文】

白胶，味甘，平。主伤中，劳绝，腰痛，羸瘦，补中益气，妇人血闭，无子，止痛，安胎。久服轻身，延年。一名鹿角胶。

【词解】

①主伤中，劳绝，腰痛，羸瘦，补中益气：该品由鹿角经水煎熬浓缩而成固体胶，药味甘性温，有健脾益气之功；又因味咸入肝、肾经，而有养肝肾、调冲任、益精血、强筋骨之效，故有治伤中，劳绝之施；且腰为肾之外府，督脉为腰之外垣，且鹿角胶乃骨属，又有益肾荣督之功，故有治"腰痛，羸瘦"之疾。

②妇人血闭，无子，止痛，安胎：该品入肝、肾，功于温补肝肾，调冲任，益精血，益胞脉，而有其治。故而森立之引《药性论》云："妇人服之令有子，能安胎，去冷，治带下赤白，主吐血。"

③久服轻身，延年：因其主补虚劳，益髓长肌，悦颜色，强筋骨，令人强健，故谓有"久服轻身，延年"之效。

【讲解】

白胶，即鹿角胶，为滋养强壮药。能增强身体活力，促进心脏活动，消减心脏肌肉的疲劳，并能促使受伤部位的愈合。《本草新编》：鹿胶，止痛安胎，大补虚羸，疗跌仆损伤。治吐衄崩带。《神农本草经读》：白胶即鹿角煎熬成胶，何以《本经》白胶列为上品，鹿茸列为中品乎？盖鹿茸温补过峻，不如白胶之甘平足贵也……其主妇人血闭，止痛安胎者，皆补冲脉血海之功也。轻身延年者，精足血满之效也。《本经逢原》：鹿角生用则散热行血，消肿辟邪，熬胶则益阳补肾，强精活血，总不出补督脉、补命门之用。但胶力稍缓，不能如茸之力峻耳。

临床应用如《景岳全书》滋阴补肾之左归丸：大熟地、炒山药、枸杞、山茱萸、川牛膝、菟丝子、鹿角胶、龟甲胶，制丸服。《医学正传》之斑龙丸：白胶、鹿角霜、菟丝子、柏子仁、熟地黄、茯苓、补骨脂，制丸服，取其强壮作用。《外科全生集》治险症恶疮之阳和汤：熟地黄、肉桂、麻黄、鹿角胶、白芥子、姜炭、生甘草，煎服。是取其促进局部痊愈之力。其功用大体同鹿茸与鹿角相似。

【续解】

基原：为鹿科动物梅花鹿或马鹿的雄鹿头上鹿角，经水煎熬浓缩而成的固体胶。

鹿角胶乃鹿角经水煎熬浓缩而成，甘温，入肝、肾经，功于温补肝肾，调补冲任，益精养血，唯效能不及鹿茸，尚有止血之治。多用于肾不足所致之腰膝酸冷，阳痿遗精，虚劳羸瘦，崩漏下血，便血尿血，阴疽肿痛诸疾。如吉忱公"讲解"所介绍之左归丸、斑龙丸、阳和汤。他如《严氏济生方》及《万氏家抄方》之鹿角胶丸，均以鹿角胶为主名方，以其益精养血之功，可用于心脏房室损伤之候。又如鹿角胶与肉苁蓉、熟地黄、黄芪、麦冬、当归、石斛、五味子相伍，《太平圣惠方》名鹿角胶散，以其温补肺肾之功，以治虚劳少气，四肢羸瘦，周身无力，面色萎黄之虚损证者。他如《太平圣惠方》尚有鹿角煎，乃鹿角胶与牛乳、白蜜、牛酥、姜汁熬制而成，以其填骨髓，好颜色，祛风气，润鬓发之功，而主治五劳七伤，身无润泽，四肢沉重之候。又如入乌鸡白凤丸，乃调补气血、调经止带之良剂。

临证入汤剂，多烊化兑服，或入丸、散，膏剂。

阿胶

【原文】

阿胶，味甘，平。主心腹内崩，劳极，洒洒如疟状，腰腹痛，四肢酸疼，女子下血，安胎。久服轻身，益气。一名傅致胶。

【词解】

①主心腹内崩，劳极：阿胶甘平，入肺、脾、肝、肾经，有补血止血、滋阴润燥之功，故适用于脘腹痛，虚劳羸瘦，崩漏带下，及泄泻，赤白痢之候。

②洒洒如疟状：此乃阳虚振寒之状，以其益气滋肺、补肝肾、益精血之功，而强阴壮阳，而阴霾可解，故有其效。

③腰腹痛，四肢酸疼：腹乃肝肾之地，冲脉胃经所部之处，以其味甘入脾、胃经，故有培补后天之本之功，且冲脉隶属阳明，故有降冲和胃、缓急止痛之功，而疗腹痛；腰乃肾之外府，且脾主四肢肌肉，故以其益脾肾之功，可疗腰痛、四肢酸痛之疾。

④女子下血，安胎：养肝肾即是调冲任，故以其入肝肾、益精血之功，而冲任得调，胞宫得养，故有其效。

⑤久服轻身，益气：以其益肺脾、养肝肾之功，则先、后天之气得补，五脏安和，故有其效。

⑥一名傅致胶：傅，同敷，附着也。傅致之反为皮，系指牛皮所熬之胶。至宋代牛皮、驴皮通用。故古方多牛皮，后世多驴皮。至清代杨时泰《本草述钩元》，主张用黑色公驴皮及阿井水熬胶。

【讲解】

阿胶为滋养强壮药。《本草汇言》：入手少阴，足少阴、厥阴经。《药性论》：主男子肾藏气衰虚劳损，能安胎去冷。治漏下赤白，主吐血。《本草纲目》：治劳嗽，尿精，尿血，疮疡肿毒。《得配本草》：甘，平，微温，入手太阴、足少阴、厥阴经血分。壮生水之源，补坎中之液，润燥降痰，敛虚汗，利小便，定喘嗽，固胎漏，止诸血，治带浊，一切血虚致疾，服无不效。得人参，正瞳人。得滑石，利前阴。佐川连，治血痢。君生地，治大衄吐血……和血，酒蒸。止血，蒲黄炒。止嗽，蛤粉炒。清火，童便化。肺气下陷、食积呕吐、脾胃虚弱，三者禁用。现代研究显示其能增加血红蛋白与红细胞，为滋养神经和补血生血要药。

临床应用：①滋阴强脉，治热病真阴耗损，脉虚欲脱，如《温病条辨》之救逆汤：炙甘草、地黄、白芍、麦冬、阿胶、龙骨、牡蛎，煎服。大定风珠治热灼真阴，舌绛，苔少，神倦，瘛疭，脉虚欲绝者：阿胶、炙甘草、白芍、麦冬、鸡子黄、麻仁、龟甲、五味子、牡蛎，水煎服。②滋阴柔肝，治热灼真阴，心烦不眠，如《伤寒论》黄连阿胶汤：阿胶、鸡子黄、川连、玄参、乌药，水煎服。③滋阴保肺，治肺虚咳嗽喘息，如《太平惠民和剂局方》之人参清肺汤：人参、阿胶、桑白皮、地骨皮、知母、杏仁、甘草、罂粟壳、乌梅、大枣，水煎服。④补血止血，治先便后血，妇人血崩，如《金匮要略》方之黄土汤：灶心土、阿胶、甘草、地黄、白术、炮附子、玄参，水煎服。《金匮要略》方治妊娠下血，腹中痛，为胞阻之胶艾汤：阿胶、艾叶、地黄、当归、川芎、白芍、炙甘草，水煎服。

【续解】

基原：为马科动物驴的皮经煎煮、浓缩制成的固体胶。

阿胶甘平质黏，为血肉有情之品，入肝、肾、肺经，具补肝血、滋肾水、润肺燥之功。以其滋补黏腻之性，而善于凝固血络，故有补血止血之治。如阿胶与熟地黄、当归、红参、黄芪等补气养血药合用，吉忱公名新加当归补血汤，用治血痹虚劳诸候。他如《金匮要略》芎归胶艾汤（又名胶艾汤、胶艾四物汤），以其养血止血、调经安胎之功，而用于妇人冲任虚损，崩漏下血，或胎漏下血，腹中疼痛者。尚有《医林集要》阿胶丸，为阿胶与白芍、黄连相伍，以治先便后血之候。又如《痰火点雪》治吐衄咳唾失血既多之候，有阿胶与人参、白及之施；治肺破嗽血，《仁斋直指方论》有阿胶散之用，药由阿胶伍人参、天冬、五味子、白及组成。

阿胶味甘性平，故以其滋阴润燥之功，可用于阴虚心烦失眠之候，常与鸡子黄、黄连、黄芩、白芍、生地黄相伍，《伤寒论》名黄连阿胶汤，以滋阴降火安神之治而收功；若与杏仁、牛蒡子、马兜铃、甘草等药相伍，《小儿药证直诀》名补肺阿胶汤，以治肺虚有热之燥咳；阿胶与龟甲、牡蛎、生鳖甲、白芍、生地黄、五味子、麻仁、麦冬、炙甘草、鸡子黄相伍，《温病条辨》名大定风珠，以其滋阴息风之功，而适用于阴虚风动之证，多用于温病后期，而见神倦瘛疭，脉气虚弱，舌绛苔少之症。

石蜜（蜂蜜）

【原文】

石蜜，味甘，平。主心腹邪气，诸惊痫痉，安五脏，诸不足，益气补中，止痛，解毒，除众病，和百药。久服强志，轻身，不饥，不老。一名石饴。生山谷。

【词解】

①主心腹邪气：心腹，即脘腹部。该品甘平润养，能益气补中，又可缓急止痛，故有此治。

②诸惊痫痉：因其入肝脾经，而有补中缓急之功，故有定惊、息痫、解挛之效。

③安五脏，诸不足，益气补中：大凡甘味皆归脾，脾为后天之本，气血生化之源，故能养脾气，安和五脏，治诸不足。

④止痛，解毒：甘味药有缓急止痛的作用，与药性峻烈之药合用，可缓解烈性药的副作用，故谓其有"止痛，解毒"之用。

⑤除众病，和百药：皆以其甘缓之性，凡药多以炼蜜合和，以除众病，和百药。盖以甘草解百药毒，大枣和百药，与蜜其性味相类。

⑥久服强志，轻身，不饥，不老：正因其治心腹邪气，诸惊痫，补五脏之气，止痛解毒，故有其功。

【讲解】

石蜜即蜂蜜也，为滋养矫味药。现代研究显示其能润滑缓下及镇咳，富有营养，能使心脏机能增强，对胃及十二指肠溃疡有缓痛、保护溃疡面的作用。《本草汇言》：入手足太阴、阳明经。《本草纲目》：和营卫，润脏腑，通三焦，调脾胃……其入药之功有五：

清热也，补中也，解毒也，润燥也，止痛也。生则性凉，故能清热；熟则性温，故能补中；甘而和平，故能解毒；柔而濡泽，故能润燥；缓可以去急，故能止心腹、肌肉、疮疡之痛；和可以致中，故能调和百药，而与甘草同功。《得配本草》：甘，平，入手足太阴经。润燥生津，除心烦，通便秘，能缓燥急之火，并解诸般之毒。得姜汁，治初痢。和生地汁，治心腹刺痛。拌薤白，涂汤火伤。入牙皂，通便结。每斤入水四两，桑柴火熬，掠去浮沫，至滴水成珠用。

《外台秘要》治阴头生疮，蜜煎甘草涂之；《梅师方》治热油烧痛，以蜜涂之。他如《济急仙方》治疗疔肿恶毒者，生蜜、大葱研膏，刺破涂之，后以热醋洗去。《肘后备急方》治目生珠管，以生蜜点之。《全幼心鉴》方百花膏治疹痘作痒难忍，抓成疮，以蜜水涂即止。便涩便燥，《伤寒论》方蜜煎导之。近代国外介绍治胃溃疡及点眼用颇效。

【续解】

基原：为蜜蜂科昆虫中华蜜蜂或意大利蜂所酿成的蜜。

蜂蜜味甘，生则性凉，熟则性平近温。功于滋润滑肠，止咳，缓痛，疗疮。如入《洪氏集验方》琼玉膏，与人参、生地黄相伍，以其润燥滋肺之功，而治肺虚燥咳，干咳咯血之候；又以其益气补中、缓急止痛之功，蜜炙甘草，入《伤寒论》芍药甘草汤，而用于中虚脘腹疼痛之证；尚以其润肠通便之功，入《世医得效方》五仁丸用治肠燥便秘难解之疾，药有桃仁、杏仁、松子仁、柏子仁、郁李仁、陈皮，炼蜜为丸。他如以其解毒之功，而用于乌头类毒药。如《金匮要略》之乌头汤，药由乌头、麻黄、黄芪、炙甘草组成，先蜜另煎乌头，后入余药以治病历节不可屈伸疼痛之候。

该品属滑润之剂，多食能使便利，故湿热积滞，脘痞不舒，及脾虚便溏者不宜用。

牡蛎

【原文】

牡蛎，味咸，平。主伤寒寒热，温疟洒洒，惊恚怒气，除拘缓，鼠瘘，女子带下赤白。久服强骨节，杀邪气，延年。一名蛎蛤。生池泽。

【词解】

①主伤寒寒热：大凡痰火郁结之痰核、瘰疬，而见往来寒热者，或邪结胸中而成痰饮者，均可用之，以其味咸性微寒，而有软坚散结、清热泻火之功，故有其治。如《伤寒论》之147条少阳病兼水饮内结证，而有柴胡桂枝干姜汤主之，逐饮专在牡蛎、瓜蒌根二味。而398条"大病差后，从腰以下有水气者，牡蛎泽泻散主之"，亦是此二味之用，以行津液、散结滞以和阴。

②温疟洒洒：《素问·疟论》云："疟气随经络，沉以内薄，故卫气应乃作。"故有

往来寒热之证。又云："此先伤于风，而后伤于寒，故先热而后寒也，亦以时作，名曰温疟。"寒热交作，故有洒洒之状。《外台秘要》有牡蛎汤，药有牡蛎、麻黄、甘草、蜀漆。若无蜀漆用常山代之。因"治伤寒热"一样，与他药同用方有其治。

③惊恚怒气：因其入肝肾经，有育阴潜阳之功，故有止惊定恚制怒之治。

④除拘缓：拘缓者，乃拘急纵缓之谓，似瘛疭之候。因其养肝肾，濡筋骨，息风缓急定搐之功，故有其效。

⑤鼠瘘：即《黄帝内经》谓寒热瘰疬在于颈腋者。此病多为寒毒之气结聚，痰火郁结而成。鉴于该品咸、涩，微寒，而可软坚散结，清泻痰火郁结之邪，故有其治。

⑥女子带下赤白：因其咸涩微寒之性，故有清热利湿，收敛固涩之功，故有其治。

⑦久服强骨节：肾主骨，肝主筋，因其入肝、肾经，故有养肝肾、强筋骨之功，故久服而有其效。

⑧延年：以其有养肝肾、补精血、强筋骨之功，故谓有延年益寿之效。

【讲解】

牡蛎为镇降、固涩、制酸药。《本草经疏》：入足少阴、厥阴、少阳经。《本草纲目》：化痰软坚，清热除湿，止心脾气痛，痢下赤白浊，消疝瘕，积块，瘿疾结核。《得配本草》：（牡蛎）咸平，微寒，涩，入足少阴经血分。主泄精带下，逐虚痰宿血，除鬼交，治温疟，止遗尿，散喉痹，收往来潮热，消胃膈胀满……得杜仲，止盗汗。得元参，治男女瘰疬。得柴胡，治肠痛。配大黄，消痈肿。配鳖甲，消胁积。和贝母，消痰结。合花粉，消瘿瘤，并治伤寒百合变渴。同干姜末水调。涂阴囊水肿。煅研，久服寒中。现代研究显示其能和胃、镇痛、制酸，并有减少炎症渗出及止血之用，又为造骨要药，对孕妇及小儿钙质缺乏与肺结核之空洞有补益填塞之效，张锡纯谓治鼠瘘之特效药，并能抑制神经，降低血压。

方例如《金匮要略》之治百合病，渴不瘥者的瓜蒌牡蛎散，药有瓜蒌根、牡蛎；《千金要方》之治冷白滞痢、腹痛的大桃花汤，牡蛎、赤石脂、龙骨、白芍、甘草、人参、白术、干姜、附子、当归，水煎服；《医学衷中参西录》之治妇女血崩的固冲汤，黄芪、白术、芍药、龙骨、牡蛎、山茱萸、乌贼骨、茜草、棕榈炭、五倍子。脉象热者，加生地黄；凉者，加附子。水煎服。又一方治赤白带下之清带汤，龙骨、牡蛎、山药、乌贼骨、茜草，煎服；又一方治虚汗淋漓之莱菔汤，山茱萸、牡蛎、龙骨、白芍、甘草、玄参，煎服；《金匮要略》方治癫痫之风引丹；《太平惠民和剂局方》治心肾不交，遗精滑精之金锁固精丸，牡蛎、龙骨、芡实、莲肉，制丸服。另外如《医宗金鉴》之消核散，玄参、海藻、牡蛎、红娘子、甘草，制散服。

【续解】

基原：为牡蛎科动物长牡蛎，或近江牡蛎等的贝壳。

牡蛎咸涩，质地沉重，微寒，入肝、肾经。咸以软坚化痰，可消瘰疬结核，癥瘕积聚；涩以收敛固脱，固大小肠，止咳敛汗，以治遗精崩带，大便泄泻，汗出咳喘。如以平肝潜阳之功，入《医学衷中参西录》镇肝熄风汤，而与龙骨、龟甲、牛膝等药相伍，以治肝阳上亢之眩晕耳鸣之候；又以育阴潜阳之功，入《温病条辨》大定风珠，与龟甲、鳖甲、生地黄相伍，用治热病日久，真阴被灼，虚风内动，而见四肢抽搐之症。他如以软坚散结之功，入二甲消癥方，药由牡蛎、丹参、桃仁、当归、泽兰、炮山甲、制白芍、鼠妇、制鳖甲、炙甘草组成，以治肝脾肿大。又以敛阴止汗之功，入《太平惠民和剂局方》牡蛎散，与黄芪、麻黄根相伍，以治自汗、盗汗之疾；又以收敛固涩之治，入《医方集解》金锁固精丸，而用于遗精之候；尚入牡蛎丸（牡蛎、阿胶、鹿角胶、当归、续断、赤石脂、干姜），以治崩漏、带下之疾；又有煅牡蛎与乌贼骨、浙贝母成散剂，而为胃痛泛酸症之良剂。

龟甲

【原文】

龟甲，味咸，平。主漏下赤白，破癥瘕，疟痎，五痔，阴蚀，湿痹，四肢重弱，小儿囟不合。久服轻身，不饥。一名神屋。生池泽。

【词解】

①主漏下赤白，破癥瘕：因其味甘、咸，性寒，故清利湿热之功，而治赤白带下之疾。又因其入肝、肾经，故有养肝肾、益精血、调冲任之功，又性寒能清热凉血，故可疗阴虚内热，冲任不固之崩漏。尚因味咸能软坚散结，故有"破癥瘕"之治。

②疟痎：疟之总称，名痎疟。以其味甘入脾，故有健脾胃，益气之功；又入肝肾经，故又有养肝肾之功，由此可见，龟甲以其益气养血、扶正达邪之功，而适用劳疟者。

③五痔，阴蚀：以其滋阴清热、软坚散结之功，而有其治。

④湿痹，四肢重弱：脾虚湿盛，风痹身肿，故见诸候。以其甘入脾，咸入肾，故有健脾渗湿，肾司气化之功，且脾主四肢，肾主骨、主水液，故有其治，而湿痹、四肢沉重之候得解。

⑤小儿囟不合：乃小儿肾气不盛、肾虚之候。肾主骨髓，脑为髓海，肾气不盛，所以髓海不足，故不能合。盖因龟甲入肝肾经，可补脾胃，益精血，密脑髓，故有其治。

⑥久服轻身，不饥：因其养肝肾，有益气资智、强筋健骨之功，故有健体轻身之治；因甘入脾，有健脾益气之功，故谓有"不饥"之效。

【讲解】

龟甲为滋养强壮药。《雷公炮制药性解》：入心、肝、脾三经。《本草纲目》：治腰脚酸痛，补心肾，益大肠，止久痢久泄，主难产，消痈肿。烧灰，敷臁疮。《本草通玄》：（龟甲）咸平，肾经药也……大有补水制火之功，故能强筋骨，益心智，止咳嗽，截久疟，去瘀血，止新血。大凡滋阴降火之药，多是寒凉损胃，惟龟甲益大肠，止泄泻，使人进食《得配本草》：甘，平，微咸，入足少阴经血分。通血脉，疗蒸热，治腰脚血结，及疟邪成痞。得妇人头发、芎、归，治难产。得枳壳，开产门。配杜仲，止泻痢。配鳖板烧研，治人咬伤疮。酒、醋、猪脂，随证炙用。阴虚燥热者禁用。血虚滞于经络，得此可解其结。邪气郁于隧道，得此可通其塞。开骨节，辟阴窍，是其所能。

现代研究显示其能增加人体钙质，解热止血，用于骨结核、淋巴结核、慢性衰弱及急性热病之恢复缓解期，对妇女子宫出血，胎前产后之带下痈肿，脾肿大及小儿软骨病，有较好效果。方例如《海上方》治疟疾不止，本品烧、存性，研末酒服。《小品方》治肿毒初起，焙龟甲煅烧存性，温服，亦治乳毒。《太平圣惠方》治小儿头疮、月蚀耳疮，口吻生疮，龟甲烧灰，涂之。《子母秘录》治难产催生，用龟甲制酥，觅妇女头发一团，川芎、当归各一两，散剂，每付七钱。著名方剂丹溪之大补丸、龟鹿二仙胶，皆取其强壮滋阴之用。《深师方》治结聚不散之龟甲汤，本品一味，醋煎服。

【续解】

基原：为龟科动物乌龟的背甲及腹甲。

龟甲，味咸甘，性平，入肾、心、肝经。具补心益肾、滋阴柔肝之功。故为治阴虚火旺，骨蒸劳热，盗汗，阴虚阳亢之头眩晕之候，及温热病后，津液不足，而致手足瘛疭之症者。

如入《丹溪心法》之大补阴丸（原名大补丸），药由熟地黄、知母、黄柏、龟甲、猪脊髓组成，以其养肝肾、滋阴降火之功，而治肝肾阴亏，虚火上亢，而发骨蒸潮热，盗汗遗精，咳嗽咯血，心烦易怒，足膝热痛或膝软之候；他如入虎潜丸，龟甲与虎骨、熟地黄、白芍、锁阳、知母、黄柏相伍，以滋阴降火、强筋壮骨之功，以疗肝肾不足，阴虚内热，而致腰膝酸软，筋骨酸弱，腿足消瘦，步履乏力之候；他如《医方考》有龟鹿二仙胶，乃由龟甲、鹿角、人参、枸杞子组成，共成填阴补精、益气壮阳之治，而用于肾元亏虚，督任二脉亏损，而致全身瘦弱，腰膝酸软，遗精阳痿，双目昏花之候。

龟甲具有滋阴潜阳之功，而入《医学衷中参西录》之镇肝熄风汤（怀牛膝、生赭石、生龙骨、生牡蛎、生龟甲、生白芍、玄参、天冬、川楝子、麦冬、茵陈、甘草），而用于阴虚阳亢之证；《温病条辨》之大定风珠，药由白芍、地黄、麦冬、龟甲、牡蛎、鳖甲、阿胶、甘草、五味子、麻仁、鸡子黄组成。而以滋阴息风之功，而用于热病灼阴，虚风内动，而发瘛疭，瘛疭之候。而龟甲与龙骨、远志、菖蒲相伍，《千金要方》名孔圣枕中丹，以其宁心益智、潜镇安神之功，而治心神不安，失眠健忘之疾。

鉴于龟甲有养肝肾、调冲任之功，多用于治疗阴虚血热，月经过多，崩漏带下之候。如常与白芍、黄柏、香附、椿白皮相伍，《丹溪心法》名固经丸。

龟甲为咸寒之品，只适用阴虚有热之证，凡脾胃虚寒，及外感邪气未解者均应忌用。

桑螵蛸

【原文】

桑螵蛸，味咸，平。主伤中，疝瘕，阴痿。益精生子，女子血闭，腰痛，通五淋，利小便水道。一名蚀肬。生桑枝上，采蒸之。

【词解】

①主伤中，疝瘕，阴痿：该品味甘，有补中益气、安和五脏之功；入肝、肾经，有益精血，补肾助阳，故可疗"伤中""阴痿"之疾；且味咸有软坚散结之治，故有调冲任、化疝瘕之治。

②益精生子：男子虚损，五脏气散，故有不育。该品入肝肾，益精血，补肾助阳而有"益精生子"之效。

③女子血闭，腰痛：女子胞宫虚寒，且失濡养，冲任失调，故有闭经之疾。以其养肝肾，调冲任，益精血，温肾荣胞，故有治"女子血闭"之候。腰为肾之外府，督脉为肾之外垣，本品补肝肾，健筋骨，强腰脊，故俾腰痛得除。

④通五淋，利小便水道：因肾主水液，司气化，若气化失司，多见上述症候。因该品有补肾助阳之功，俾气化有司，则小便通利，故无淋证、癃闭之虞。

【讲解】

桑螵蛸即螳螂子巢。《本草经疏》：入足少阴、太阳经。《本草纲目》：肝、肾、命门药也。《名医别录》：主治男子虚损，五脏气微，梦寐失精，遗溺。《本经逢原》：桑螵蛸，肝肾命门药也。功专收涩，故男子虚损，肾虚阳痿，梦中失精，遗溺白浊方多用之。《得配本草》：咸甘，平，入足少阴、厥阴经。益精气，固肾阴，通五淋，止遗浊。得黄芩，治小便不通。配人参、龙骨，疗虚汗遗浊。佐马勃、犀角，治喉痛。酒炒研，白汤下，治胎产遗尿，并疗血闭不通。故适用阴痿，遗精，尿频及遗尿，妇人月经不调。

《千金要方》治妇人遗尿及产后尿失禁，本品烘炒为末，每服二钱。《太平圣惠方》治小便不通，本品炙黄三枚，加黄芩二两，水煎服。《胎产书》方治妇人转胞，小便不通，本品炙为末，服三钱，日两次。著名方剂桑螵蛸散治小便频数，遗精白浊，心神恍惚，健忘（寇宗奭方：桑螵蛸、远志、菖蒲、人参、茯神、当归、龙骨、龟甲、炙甘草，研末，夜卧，人参汤送服二钱）。

【续解】

基原：为螳螂科昆虫大刀螂、小刀螂，或巨斧螳螂的卵蛸。

桑螵蛸味甘咸性平，入肝肾经，为养肝肾，助阳固肾之要药。如桑螵蛸与远志、菖蒲、龙骨、人参、茯神、当归、龟甲相伍，《本草衍义》名桑螵蛸散，以其调补肝肾、濡养心脾之功，而成涩精止遗之治，而适用于遗尿滑精之疾。尚有众多名同药异之桑螵蛸散，均有固精止遗之治。如《杨氏家传方》，药由桑螵蛸、五味子、龙骨、炮附子组成，以治下焦虚冷，精滑不固遗沥不断之症；《太平圣惠方》药由桑螵蛸、菖蒲、山茱萸、肉苁蓉、炮附子、续断、山药、五味子、萆薢、沉香、茴香、磁石组成，以治肾虚耳鸣、健忘心悸、腰脊强直、小便数滑之候。

因其有固涩助阳之功，故阴虚火旺、膀胱有热、小便短数者忌之。

海蛤（海蛤壳）

【原文】

海蛤，味苦，平。主咳逆上气，喘息，烦满，胸痛，寒热。一名魁蛤。

【词解】

海蛤治咳逆上气，喘息，烦满，胸痛，寒热：该药味咸，性寒，入肺、胃经。故有清肺化痰之功，较有其效。

【讲解】

海蛤壳为海产介壳类之一种。《本草汇言》：入手足太阴、阳明经。《要药分剂》：入心、肾二经。《日华子本草》：治呕逆，阴痿，胸胁胀急，腰痛，五痔，妇人崩中，带下病。现代研究为利尿、止咳、消炎药。苏敬《新修本草》云："主十二水满，急痛，利膀胱大小肠。"甄权《药性论》云："治水气，浮肿，下小便，治嗽逆上气，项下瘿瘤。"李时珍云："清热利湿，化痰饮，消积聚，除血痢，妇人血结胸。"

方剂如《普济方》治气虚水肿，以大蒜十个捣如泥，入蛤粉，丸梧子大，食前服20丸。《太平圣惠方》治心气疼痛，蛤粉炒，佐以香附末，每服二钱，白水服。洁古方珍珠粉丸，治白淫、梦遗、泄精，及滑出不收，阳盛阴虚，蛤粉一斤，黄柏一斤，炒煅研末，水丸，空心，温酒服下，每服一百丸，日二次（出自《素问病机气宜保命集》）。《儒门事亲》方治雀目夜盲，蛤粉炒黄，油蜡化和丸皂子大，装猪腰内，系定，蒸食之，一日一次。

【续解】

基原：海蛤的基原是多种海中蛤类的总称。

主要为帘蛤科动物文蛤与青蛤的贝壳。临床应用功同文蛤。

文蛤

【原文】

文蛤，主恶疮，蚀，五痔，大孔出血。

【词解】

①主恶疮，蚀，五痔：上证，乃湿热火毒蕴结而成。该品味咸，具软坚散结之功，性寒，具清热解毒之治，故有其治。

②大孔出血：系指咯血、衄血、吐血、崩中、漏下之疾。文蛤以其清热化痰、固涩止血之功而达其治。

【讲解】

文蛤属介壳类海产之一种。如海蛤相同壳表，有些斑纹。为消炎利尿药。《注解伤寒论》：走肾。《长沙药解》：入手太阴肺、足太阳膀胱经……清金利水，解渴除烦，化痰止嗽，软坚消痞。《本草经疏》：文蛤之咸，能消散上下结气，故主咳逆胸痹腰痛胁急也。恶疮蚀，五痔，鼠瘘，大孔出血，崩中漏下，皆血热为病，咸平入血除热，故主之也。更能止烦渴，化痰，利小便。故今用以主治恶疮蚀五痔，咳逆胸痹，女人崩中漏下，腰痛胁急，大量出血。《本草纲目》：能止烦渴，利小便，化痰软坚，治口鼻中蚀疳。

【续解】

基原：为帘科动物文蛤的贝壳。

文蛤壳咸寒，寒能清热，能清肺热，化痰止咳：咸能软坚，为肾经血分药，能消瘿散结。故以其清热化痰之功，入天冬、黄芩、瓜蒌仁、桔梗、连翘、香附、橘红、青黛相伍，王节斋名化痰丸，用治痰热咳嗽，或痰结胸满；以蛤粉与瓜蒌仁相伍，丹溪方名海蛤丸，治痰热积结胸痛证。又以软坚散结之功，与海藻、昆布、瓦楞子、五灵脂、诃子、五倍子、猪靥相伍，《证治准绳》名含化丸，用治甲状腺肿大、颈淋巴结结核者。因其入肾经而主水液，故又有利水消肿之治。如与猪苓、泽泻、冬葵子、滑石、桑白皮、木通、灯心草同用，名海蛤汤，以治湿热水肿，小便不利之候；而与防己、葶苈子、桑白皮、郁李仁、陈皮、赤苓相伍，《圣济总录》名圣济海蛤丸，以治膨胀腹水，小便不利之症。

此外尚有制酸、燥湿之功，而用于胃痛泛酸者，外用可治烫伤、湿疹者。

藕实茎

【原文】

藕实茎，味甘，平。主补中养神，益气力，除百疾。久服轻身，耐老，不饥，延年。一名水芝丹。生池泽。

【词解】

①藕实茎：藕茎即其节，实即莲子。此条系指莲子之用。

②补中养神，益气力，除百疾：莲子，味甘性平，入心、脾、肾经。入心经，有养血宁神之功；入脾、肾经，有培补先、后之本之功，故有补中益气，益肾填精之施，俾五脏安和，六腑通达，人身健康，故谓"除百疾"。

③久服轻身，耐老，不饥，延年：本品有健脾补肾益心之功，食之益身养气，令人强健，故有其效。

【讲解】

藕实茎即莲子与藕也。藕节为凉血散瘀，清凉解热，消炎止血药。《本草经疏》：（藕）入心、脾、胃三经。生者甘寒，能凉血止血，除热清胃，故主消散瘀血，吐血，口鼻出血，产后血闷，署金疮伤折，及止热渴，霍乱烦闷，解酒等功。熟者甘温，能健脾开胃，益血补心，故主补五脏，实下焦，消食，止泄，生肌，及久服令人心欢止怒也。莲子含维生素 C，荷花素，酸类，灰分，铜，锰，蛋白质，为滋养强壮药。《本草经疏》：入心、脾、胃三经。《日华子本草》：益气，止渴，助心，止痢。治腰痛，泄精。用藕之方如治鼻衄不止，捣汁饮之，或者滴鼻孔中。

《全幼心鉴》治大便下血，藕节研末，人参、白蜜煎汤，送服二钱。《普济方》治鼻渊脑漏，藕节、川芎，焙，研末，每服二钱，米饮送服。莲子固心益脾，益气，力除百疾。用莲子之方，如《普济方》治白浊遗精，用莲子肉、白茯苓等份，研末，白汤送。《圣济总录》方治小儿热渴，莲子二十枚（炒），浮萍二钱半，生姜少许，水煎服。治下痢，饮食不入，俗名噤口痢，鲜莲肉一两，川连、人参各五钱，水煎服。著名方剂《太平惠民和剂局方》之清心莲子饮，治心虚有热，小便赤涩，玄参、麦冬、地骨皮、甘草、车前子、莲子、茯苓、黄芪、人参各七钱，为末，每付三钱。

【续解】

基原：为睡莲科多年生水生植物莲的成熟种子和藕节。

藕节味涩性平，功专于收涩止血，尚有解热毒，消瘀血，止吐衄淋痢之治，可用于多种内出血之候。故对吐血、衄血、咯血者多用之。鲜品性凉，血分有热者宜；炒炭则性平而涩，多具收敛止血之治。然因其药力平和，多作复方使用。现代研究表明本品主含鞣质、天门冬素、淀粉，能缩短出凝血时间。

大枣

【原文】

大枣，味甘，平。主心腹邪气，安中养脾，助十二经，平胃气，通九窍，补少气少津液，身中不足，大惊，四肢重，和百药。久服轻身，长年。叶覆麻黄，能令出汗。生平泽。

【词解】

①主心腹邪气：心腹即脘腹部。大枣味甘，性平，入脾、胃经，具培补后天之本之功，故具补中益气、缓急止痛之用，故可疗心腹气逆结聚之疾，故有此效。

②安中养脾：味甘，入脾，而有健脾和胃、培补后天之本之功，故有其效。

③助十二经，平胃气，通九窍：入脾、胃经，而有培补后天之本之功，为气血生化之源，能灌注脏腑经络，故谓有"助十二经，平胃气，通九窍"之效。

④补少气少津液：因甘味入脾，有养脾生津之功，故有补不足之气，主补津液之施。

⑤身中不足，大惊，四肢重：以其味甘入脾，且脾主四肢肌肉，故以其补中益气、强力之功，而可疗"身中不足""四肢重"之候。"大惊"，是肝虚之证，大枣有健脾益气之功，"大惊"用此药，诚乃"见肝之病当先实脾"之治也。

⑥和百药：盖因大枣甘、平，具"安中养脾，助十二经，平胃气，通九窍，补少气少津液，身中不足"之功，而五脏百骸，无所不通，故能和百药，令各药性品混然，融合于胃中，以配达全身诸经，此即"和百药"之谓也。

⑦久服轻身，长年：正因有"安中养脾""助十二经""通九窍"之功，故养生家以枣为佳饵，而有此说。

⑧叶覆麻黄，能令出汗：谓枣叶与麻黄均有解表发汗之功。诚如森立之《本草经考注》所云："麻黄性温，枣叶亦温，故两性相感，令麻黄增发表之力。"

【讲解】

大枣为缓和强壮药。可缓和诸药之刺激，并可矫味镇咳，又解秦椒之中毒。《本草经疏》：入足太阴、阳明经。《名医别录》：补中益气，强力，除烦闷，疗心下悬，肠澼。《日华子本草》：润心肺，止嗽，补五脏，治虚劳损，除肠胃癖气。《得配本草》：甘，温，入足太阴经血分。补中益气，生津液，和百药，益五脏，润心肺，调营卫。杀乌头、附子、天雄毒。得生姜，和营卫。佐小麦、炙甘草，治脏躁。

《药对》：杀附子，天雄毒。如仲景之十枣汤、葶苈大枣汤、苓桂甘枣汤、越婢汤、生姜泻心汤等，皆主以大枣十五枚。其他如甘麦大枣汤治脏躁，小柴胡汤治颈项强、胁痛，小建中汤治急痛，大青龙汤治身疼痛、不出汗而烦躁，黄连汤治腹痛，葛根汤治项背强，桂枝加黄芪汤治身疼痛重而烦躁，吴茱萸汤治烦躁，以上皆大枣十二枚为引。皆治有挛引强急之证也。《海上方》治卒急心疼，歌诀云：一个乌梅二个枣，七枚杏仁一处捣，男酒女醋食下之，不害心痛直到老。

【续解】

基原：为鼠李科落叶乔木植物枣的成熟果实。

大枣味甘性温，色赤肉润，入脾、胃经。《素问·阴阳应象大论》云："形不足者，温之以气；精不足者，补之以味。"大枣甘能补中，温能益气。脾胃既补，则十二经脉自通，九窍利，四肢和，正气足，神自安。故能补中益气，养血安神，缓和药性，为补脾胃之要药。故以其补脾和胃之功，入《医学正传》之六君子汤，《小儿药证直诀》之异功散，以治脾虚气滞证。

大枣味甘酸，生姜味辛，故二药相伍，以成酸甘化阴，辛甘化阳之治。故与解表药相伍，有和营卫之治，如《伤寒论》之桂枝汤，入补益剂相伍，可调脾胃。如入《伤寒论》之小建中汤，《金匮要略》之黄芪建中汤，《千金翼方》之当归建中汤，均以温中补气、和里缓急之功，而用于虚劳里急，诸不足之证。

因其有益气养血之功，故可用妇女脏躁，神志不安之候。如入《金匮要略》甘麦大枣汤；他如验方大枣与荷叶，或与甘草相伍水煎服，可用于血小板减少症及过敏性紫癜等疾。

清代汪昂谓《金匮要略》有大枣入茯苓桂枝甘草大枣汤（简称苓桂甘枣汤）以治奔豚，此"滋脾土以平肾气也"。入十枣汤（大戟、甘遂、芫花、大枣），以治水饮胁痛，此乃"益脾土以胜妄水也。"

蓬蘽（覆盆子）

【原文】

蓬蘽，味酸，平。主安五脏，益精气，长阴令坚，强志，倍力，有子。久服轻身，不老。一名覆盆。生平泽。

【词解】

①安五脏，益精气，长阴令坚，强志，倍力，有子：该药入肝、肾经，且肾为先天

之本，故有"安五脏"、益肾、固精之功，而主治男子肾精虚竭，女子不孕，故有"强志，倍力，有子"之治。且肝主宗筋，肝肾亏虚，令阳痿不举，故以其养肝肾之功，而有"长阴令坚"之效。

②久服轻身，不老：鉴于该品味酸入肝，性微温，入肝肾经，有益肝肾、补精血、固精缩尿之功，故谓有健身抗衰老之效。

【讲解】

《名医别录》：主治暴中风，身热大惊。《本草汇言》：覆盆子，暖肾健阳之药也。《唐本草》：益颜色，长发，耐寒湿。如《太平圣惠方》治秃发，蓬蘽子榨油，日涂之。

【续解】

基原：为蔷薇科落叶植物华东覆盆子的未成熟果实。

覆盆子味甘酸性微温，入肝肾经。甘能补益，酸能收涩，故有滋补肝肾、收敛固涩之功，而适用肾虚不能固摄之证。

如以其养肝肾之功，入《证治准绳》五子衍宗丸，药由覆盆子、菟丝子、枸杞子、五味子、车前子组成，以治肾精不足而致阳痿遗精，男子不育之弱精、少精者。

尚以其收敛固涩之功，而有益肾缩泉之治。如覆盆子同桑螵蛸、山茱萸合《魏氏家传方》缩泉丸（益智仁、炒山药、白芍），吉忱公名覆盆缩泉方，为治遗尿、小便频数之良方。五子衍宗丸合四物汤、二仙汤（仙茅、淫羊藿），家父吉忱公名四二五方，以其益元荣任之功，为治肾元亏虚、阳痿遗精、带下清稀及男女不孕不育之治方。尚用于现代医学之席汉综合征，即以健忘、表情淡漠、畏寒肢冷、头晕目眩、视物昏花为临床见证者。

鸡头实（芡实）

【原文】

鸡头实，味甘，平。主湿痹，腰脊膝痛，补中，除暴疾，益精气，强志，令耳目聪明。久服轻身，不饥，耐老，神仙。一名雁喙实。生池泽。

【词解】

①主湿痹，腰脊膝痛：味甘，归脾、肾经，具益肾健脾之功，而有健脾除湿之治，故为疗湿热常用之药。若脾肾亏虚，必见腰脊膝部失濡而见拘急疼痛。且脾主四肢，腰为肾之外府，督脉为肾之外垣，故芡实以其培补脾肾之功，而有强腰脊、养膝部之用。

②补中，除暴疾：此处所云"暴疾"，当谓诸暴风湿偏胜也。此药补脾肾，培补先后天之本，故有补中益气、治湿痹之用，而有此效。

③益精气，强志，令人耳目聪明：鉴于该品入脾、肾经，而有培补先后天之本之功，故有益精气、强意志、聪利耳目之效。

④久服轻身，不饥，耐老，神仙：芡实去皮作粉食之，以其益脾肾之功，而有抗衰老之力，故谓其为长生之药。

【讲解】

鸡头实即芡实，为强壮、收涩、滋养药。补脾治带浊，益肾疗遗精。《雷公炮制药性解》：入心、肾、脾、胃四经。《本草纲目》：止渴益肾，治小便不禁，遗精，白浊，带下。《日华子本草》：开胃助气。《本草经百种录》：鸡头实，甘淡，得土之正味，乃脾肾之药也。脾恶湿而肾恶燥，鸡头实淡渗甘香，则不伤于湿，质黏味涩，而又滑泽肥润，则不伤于燥，凡脾肾之药，往往相反，而此则相成，故尤足贵也。《得配本草》：甘平，涩，入足少阴、太阴经。补脾助气，固肾涩精，治遗浊带下，小便不禁。得金樱子，摄精。配秋石、莲肉、大枣，为丸，盐汤下，治便数精滑。佐生地，止血。合菟丝子，实大便。近世应用，多适用于神经痛，腰脚关节痛及慢性泄泻，遗精，慢性淋浊，女子带下等。

《洪氏集验方》治梦遗、滑精之水陆二仙丹：芡实、金樱子两味，制小丸服。《永类钤方》四精丸：治思虑过度，色欲太过，损伤精气，小便频数，用秋石、白茯苓、芡实、莲子肉各二两，为末，枣肉为丸，空心盐汤下三钱。

【续解】

基原：为睡莲科一年生水生草本植物芡的成熟种仁。

芡实味甘涩，性平，甘以补脾，有益气燥湿之功，可愈濡泄；味涩益肾，有固精缩尿之功。如四君子汤加芡实、山药，吉忱公名芡实山药四君子汤，以其健脾止涩之功，而用于脾虚泄泻，日久不止之候。《医方集解》有金锁固精丸，药由芡实、莲须、沙苑子、龙骨、牡蛎、莲子粉糊为丸，以其补肾涩精之功，用治肾虚精亏之遗精滑泄者；类方《中华人民共和国药典》有锁阳固精丸，亦为治肾阳不足所致之腰膝酸软、头晕耳鸣、遗精早泄之疾。他如《洪氏集验方》有水陆二仙丹，方由芡实、金樱子二药组成，以补肾涩精之功，而用于遗精、白浊，女子带下之属肾虚不摄之证者。因其有祛湿止带之功，《傅青主女科》有易黄汤之施，药由山药、芡实、白果、车前子、黄柏组成，以其健脾燥湿、清热止带之功，而用于脾虚湿热下注，带下黄白，稠黏腥臭，腰酸腿软者。

《医学衷中参西录》有理痰汤之用，药由生芡实与清半夏、黑芝麻、柏子仁、生白芍、陈皮、茯苓相伍，实则该方是由二陈汤与芡实、白芍、柏子仁、黑芝麻组成，以其健脾益气、化痰止咳之功，而用于痰涎壅塞胸膈，或溃于肺中，而具喘促咳逆之候。

胡麻（黑芝麻）

【原文】

胡麻，味甘，平。主伤中虚赢，补五内，益气力，长肌肉，填髓脑。久服轻身不老。一名巨胜。叶名青蘘。生川泽。

【词解】

①主伤中虚赢，补五内，益气力，长肌肉，填髓脑：胡麻甘平，入肝、脾、肾、大肠经，有补肝肾、益精血、润五脏、通六腑之功，故有其用。

②久服轻身不老：以其入肝、肾、脾、大肠经，有"补五内，益气力，长肌肉，填髓脑"之功，故有抗衰老之效。

【讲解】

黑芝麻为黏滑、润泽、解毒药。有滋养强壮神经之力。《本草经疏》：入足太阴，兼入足厥阴、少阴……胡麻，气味和平，不寒不热，益脾胃，补肝肾之佳谷也。金刃伤血，则瘀而作痛，甘平益血润燥，故为金疮止痛也。《食疗本草》：润五脏，主火灼，填骨髓，补虚气。《日华子本草》：补中益气，养五脏，治劳气、产后赢困，耐寒暑，止心惊，逐风湿气、游风、头风。《得配本草》：甘，平，入足三阴经血分。补精髓，润五脏，通经络，滑肌肤，治尿血，祛头风，敷诸毒不合，并阴痒生疮。得蔓荆，治热淋茎痛。得白蜜蒸饵，治百病。配连翘，治小儿瘰疬……精滑、脾滑、牙疼、口渴，四者禁用。现代研究显示，黑芝麻适用于末梢神经麻痹性的偏枯、瘫痪及肠液缺乏之便秘，对于高血压亦有效。

方例：《千金要方》治腰脚疼痛，以胡麻一升，熟香研末，日服一升，温热姜汁下。《肘后备急方》治牙齿痛肿，胡麻一升，水一斗，煎五升，含漱。《普济方》治小儿头面诸疮，生胡麻嚼敷之。《简便方》治小儿瘰疬，胡麻、连翘等份，为末，频频食之。

【续解】

基原：为脂麻科一年生草本植物脂麻的成熟种子。

黑芝麻味甘性平多脂，入脾、肺、肝、肾经。具补脾气、养肝血、益肺阴、滋肾精之功，故可用于脾肺气虚，肝肾阴亏，血燥生风之证。如黑芝麻伍桑叶蜜丸，《寿世保元》名扶桑至宝丹，《医方集解》名扶桑丸，《医级宝鉴》又名《医级》，选录更名为桑麻丸，以其补益肝肾、养血明目之功，以疗肝肾阴虚所致之头晕眼花，肌肤甲错，眼干肤燥，头发干枯之候。今多以桑麻丸合熟地黄、女贞子、旱莲草、名二至桑麻丸，疗效尤佳。他如《千金要方》有鱼鳞汤，药由黑芝麻、生地黄、熟地黄、枸杞子、何首乌、当归、川芎、白鲜皮、地肤子、桂枝、丹参、苦参、防风、蝉蜕、甘草、大枣组成，以成滋养肝肾，健脾润燥，益气养血，祛风活络之功，而用于肌肤失养之鱼鳞症，即全身性皮肤角化症。

临证尚以其养血润肠通便之功，以治血虚津亏之肠燥便秘之候。可单用，或与当归、肉苁蓉、《世医得效方》之五仁丸（火麻仁、桃仁、杏仁、柏子仁、松子仁、陈皮）相伍，疗效尤著。

麻蕡（火麻仁）

【原文】

麻蕡，味辛，平。主五劳七伤，利五脏，下血，寒气。多食令人见鬼狂走。久服通神明，轻身。一名麻勃。麻子，味甘，平。主补中益气，肥健不老，神仙。生川谷。

【词解】

①主五劳七伤，利五脏，下血，寒气：麻花，味辛，且具芳香辛散之性，有祛风、破积、止痹、散脓之功，故有此效。

②多食令人见鬼狂走：麻花，乃强志，益气力，轻身之谓。不宜过服多食。

③补中益气：麻子，味甘，性平，入脾、大肠经，故有健脾益气、润肠通便之功，故有其效。

④肥健不老：麻子甘平，质润多脂，有补中益气、健脾润肠之功，故有其效。

【讲解】

火麻之花苞及绿萼名"麻蕡"，有麻醉性。成熟种子，名麻仁。适用于衰弱患者及老人，小儿或产妇，与大病后之大便干燥不下者。《医林纂要》：和胃，润命门，祛风，利大肠，破瘀，通乳，下胎。

杨华亭药物图考方治喘息及失眠：麻黄膏，取麻蕡切细，500g加水1000g，煎浓汁，去渣熬成膏，每日服一次，一次约10mL，有滋养润燥、镇咳镇痛作用。麻蕡治五劳七伤，多服令人狂走。麻蕡入口嚼时，先无味，后则微辛而麻，有毒，臭气甚浓。有麻醉作用，主治干性咳嗽，喘息，能安抚神经，止抽搐，止痛，安眠，调经，对妇女子宫不复原之腹痛及癫狂肤痒等有效。麻仁有滋养润燥、镇痛镇咳之力。方如《伤寒论》治脾约大便硬之麻仁丸、心悸之炙甘草汤，及《普济方》小儿头疮方（治小儿头疮，麻仁一味捣涂。）

【续解】

基原：其子为桑科一年生草本植物大麻的成熟种子。

麻仁甘平，入脾、胃、大肠经。富含油质，脾欲缓，急食甘以缓之。故其有缓脾润燥、滑肠通便之功，常用津枯便秘之疾。仲景治脾约有麻子仁丸之施，今多用于老人或妇人产后及体弱津血不足之肠燥便秘者。尚可与肉苁蓉、当归同用，以治上述病证者，名麻仁苁蓉汤。

冬葵子

【原文】

冬葵子，味甘，寒。主五脏六腑，寒热，羸瘦，五癃，利小便。久服坚骨，长肌肉，轻身，延年。

【词解】

①主五脏六腑，寒热，羸瘦：味甘入脾胃，有培补后天之本之功，安和五脏、通达六腑之效，故可疗羸瘦之疾；又因其性寒，故有清五脏六腑之寒热之候。

②五癃，利小便：《雷公炮制药性解》谓其入小肠、膀胱二经，有分清别浊，司气化之功，故有其效。

③久服坚骨，长肌肉，轻身，延年：因脾主肌肉，其味甘入脾，大补后天气血生化之源，故有长肌肉之功；肾主骨，子类补肾，故有坚骨之治。正因该药有"主五脏六腑，寒热，羸瘦，五癃，利小便"之功，故有轻身延年之效。

【讲解】

冬葵子为润滑性利尿药。《雷公炮制药性解》：入小肠、膀胱二经。《本草再新》：入肝、肺二经。《药性论》：治五淋，主奶肿，下乳汁。《得配本草》：甘淡，寒滑，入足太阴经气分。滑肠达窍，下乳滑胎，消肿，通关格，利二便，根叶同功。得砂仁，治乳痈。配牛膝，下胎衣。拌猪脂，通关格。拌人乳，利大便。秋种过冬，至春作子，名冬葵子，入药用……气虚下陷，脾虚肠滑，二者禁用。现代研究表明，冬葵子适用于尿道黏膜炎性小便涩痛，或大便干燥。对妊娠性水肿有利水作用，能促使产后胎盘迅速脱离完整，叶橘泉治胎盘滞留，取冬葵子、牛膝，水煎服。并能通乳汁，消乳腺炎肿，并为分娩催生药。

方如张仲景治妊娠水肿，小便不利，洒淅恶寒，起即头眩之葵子茯苓散（《金匮要略》卷下。葵子一升，茯苓三两，杵为散，每服六寸匕，日二服）。《肘后备急方》治关节不通，胀满欲死，葵子二升，煮取一升，纳猪脂，鸡子大，顿服。《千金要方》治小便血淋，葵子三升，水煎服。又一方，治妊娠恶淋或下血，葵子三升，煎服。《千金要方》治胎死腹中或生产不下，葵子水煎服。《儒门事亲》方治便毒初起，葵子为末，温服。《太平圣惠方》治伤寒劳后，葵子二升，粱米一升，作粥服，取汗则安。

【续解】

基原：为锦葵科一年生草本植物冬葵的成熟种子。

冬葵子甘寒，滑利，具润燥利窍之功。《本草备要》谓其有"通营卫，滋气脉，行津液，利二便，消水肿"之功。以其利尿通淋之功，常与茯苓、车前、木通同用，以治小便不利，淋沥涩痛之淋证；与滑石、地龙、川牛膝、沉香、芒硝同用，以治石淋；尚可与茯苓同用，《金匮要略》名葵子茯苓散，用治妊娠水肿，身重，小便不利之候。他如《医级》冬葵子汤，药由冬葵子与猪苓、赤苓、枳实、瞿麦、车前、木通、黄芩、滑石、甘草组成，以其清利湿热、通腑化浊之功，用治膀胱积热，腹胀，溺痛，口舌干燥之候。

《名医别录》谓冬葵子"主治妇人乳难内闭"；《金匮要略》有冬葵子与茯苓相伍，名"葵子茯苓散"，以治"妊娠有水气，身重，小便不利"之候。故《妇人大全良方》以冬葵子伍砂仁等分为末，酒送服，今名良方冬葵砂仁散，以通乳消胀。本品尚有润肠之功，配用可疗大便秘结之候。

《本草备要》谓其根、叶同功。其花"赤者治赤带，白者治白带；赤者治血燥，白者治气燥。亦治血淋、关格，皆取其寒润滑利之功"。

中品

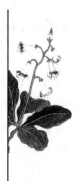

雄黄

【原文】

雄黄，味苦，平，寒。主寒热，鼠瘘，恶创，疽、痔，死肌，杀精物、恶鬼，邪气，百虫毒，胜五兵。炼食之，轻身，神仙。一名黄食石。生山谷。

【词解】

①主寒热，鼠瘘：《灵枢·寒热》云："黄帝问于岐伯曰：寒热瘰疬，在于颈腋者，皆何气使生？岐伯曰：此皆鼠瘘寒热之毒气也，留于脉而不去者也。"故鼠瘘，即瘰疬在颈腋部。该品味苦，性平，有解毒、杀虫之功，故可解"鼠瘘寒热之毒气"。

②恶创，疽、痔：诸疾亦"寒热之毒气""留于脉而不去"而致，故以该品解毒之功，而愈病。

③死肌：此乃湿热瘀毒留滞、浸淫肌肉所致。该品以其燥湿解毒之功而愈病。

④杀精物、恶鬼，邪气：此皆风邪、疫气之毒所致诸病，以其解毒、杀虫之功而有其效。民间谓能避邪气。

⑤百虫毒：因其有解毒之功，故可疗被毒箭伤、蛇毒所伤。

⑥胜五兵：五兵，戈、殳、矛、戟、弓。张景岳谓，刀、剑、矛、戟、矢。意谓常带雄黄，不能为兵器所伤。言过其实也。

⑦炼食之，轻身，神仙：然本品有毒，内服宜慎，更不可久服，均忌火煅。

【讲解】

雄黄为杀菌解毒药。《本草经疏》：入足阳明经。《本草再新》：入心、肝二经。《日华子本草》：治疥癣，风邪，癫痫，岚瘴，一切蛇虫犬兽咬伤。《本草纲目》：治疟疾寒热，伏暑泄痢，酒饮成癖，惊痫，头风眩晕，化腹中瘀血，杀痨虫疳虫。故而，能解毒蛇咬伤及疥癣恶疮诸毒，并能杀灭疟原虫，有治疟之效。工业上为制造烟火及颜料之用。外用燥湿杀虫，内服祛痰解毒，治惊痫。

方如《邵真人经验方》治破伤中风，雄黄、白芷等分，为末，酒煎灌之。《救急良方》治疯狗咬伤，雄黄五钱、麝香二钱，为末，分次酒服。邓笔峰《杂兴》方治饮食中毒，雄黄、青黛等分，为末，每服二钱，新汲水服。苏东坡方治虫毒、蛊毒，雄黄、生白矾等分，为末，蜡丸梧子大，每服七丸，熟水下。

外用方如《博济方》至灵散治偏正头痛，雄黄、细辛等分，为末，每用一字吹鼻，左痛吹右，右痛吹左。《十便良方》治百虫入耳，雄黄烧捻熏之，自出。《圣济总录》治小儿白秃，雄黄末、猪胆汁调涂。《积德堂经验方》疗恶疮，雄黄一钱半，杏仁30粒，轻粉一钱，为末，洗净，猪胆汁调涂，神效。《摄生众妙方》治赤鼻，雄黄、硫黄各五钱，水粉二钱，用头生乳汁调敷。

【续解】

基原：为硫化物类矿物雄黄的矿石。主含二硫化二砷。

雄黄味苦辛，性温，有毒，入肝、胃经。以其解毒杀虫之功，而用于痈疮疔毒，湿疹疥癣等疾。如《外科全生集》醒消丸，药由雄黄、麝香、乳香、没药组成，以其活血消肿止痛之功，而用于痈疽肿毒、坚硬疼痛之候；《医宗金鉴》有二味拔毒散，药由雄黄、白矾为散，以其解毒燥湿止痒之功，以治湿疹疥癣之疾；治毒蛇咬伤，可雄黄与五灵脂等份为末，香油调敷患处，或用黄酒冲服二钱。近代用治胃癌、食道癌之方，药有雄黄 15g，人指甲 10g，全蝎、山慈菇、蜂房、鸡内金各 30g，蜜丸，以白花蛇舌草煎汤吞丸 3～6g，早晚各一次。

本品毒性较强，内服宜慎，不可过量久服。

石流黄（硫黄）

【原文】

石流黄，味酸，温。主妇人阴蚀，疽痔，恶血，坚筋骨，除头秃，能化金银铜铁奇物。生山谷。

【词解】

①主妇人阴蚀：妇人阴蚀，即女子阴疮，即阴部生湿疱疮之谓。本品入脾经，故有燥湿之功；又入肝、肾经，且阴部为肝肾经所布之处，以其解毒、杀虫、止痒之功而愈病。多以其末外敷。

②疽痔，恶血：《日华子本草》用治下部痔瘘，恶疮，疥癣，及杀腹部藏虫，邪魅。皆以其解毒、杀虫、止痒之功愈病。

③坚筋骨：《玉楸药解》谓该品入肝、肾、脾经，故有补火助阳之功，而有强筋健骨之治。又可用于肾虚哮喘、阳痿、便秘之候。

④除头秃：此头癣所致之候，多外用，以其解毒、杀虫、止痒之功而收效。

⑤能化金银铜铁奇物：《丹房镜源》谓"硫黄见五金而黑，得水银而赤"。如升红丹即硫黄与水银、硝，行升法而成外科疮疡之外用药。

【讲解】

硫黄为变质性杀菌药。《玉楸药解》：入足太阴脾、足少阴肾、足厥阴肝。《本草纲目》：主虚寒久痢，滑泄，霍乱，补命门不足，阳气暴绝，阴毒伤寒，小儿慢惊。外用涂搽，疗皮肤性寄生菌病（疥疮、秃疮、阴部湿疹及溃疡等）。

方例：名方"半硫丸"，治老人便秘，血管硬化，关节风痛等。《普济方》之如神丹，治头痛、头风，硫黄、硝石各一两，研末，水丸，芡实大，空心服，茶水下。《太平惠民和剂局方》黑锡丹，与附子、肉桂等助阳药同用以治肾不纳气之哮喘。《圣济总录》方治霍乱吐泻，硫黄一两，胡椒五钱，为末，黄蜡一两，化丸梧子大，每次凉水下一丸。《扁鹊心书》神方卷有金液丹，七制硫黄而成，并云："一切疑难大病，治之无不效验。"近人用治风湿性关节炎，每服五钱。硫黄共有三种，赤者曰石亭脂，即石硫赤；青者曰冬结石，即石硫青；半白半黑者曰神鹰石。黄者为上，赤者为中品，黄绿黑色者为下品。

【续解】

基原：为天然硫黄矿的提炼加工品。

硫黄味酸性温有毒，入命门、心包、大肠经。以其具以毒攻毒的功效，内服温寒通便，补火助阳；外用适于顽癣恶疮之疾。

如以其杀虫医疡之功，《证治准绳》有硫黄散，药由硫黄、轻粉、斑蝥（去翅足）、冰片组成，为细末，香油调敷患处，治湿癣，痒痛难忍之候；尚有另一剂型硫黄膏，药由硫黄、白芷、轻粉、无花粉、芫青（去翅足）、全蝎、蝉蜕、雄黄、蛇床子，共为细末，香油熬开，入黄蜡为膏，然后入上述药末调匀外擦之，以治面部痤疮、热疖、粉刺等；他如《外科正宗》有妙贴散，药由硫黄末、荞麦面、白面，清水调匀，干湿适度，调涂患处，以治顽硬阴疽，漫肿走散不作脓者。尚有《万病回春》之密陀僧散，硫黄、鸽粪、密陀僧、花椒、人言，共为细末，香油调搽，以治小儿头生白秃疮。

本品尚以温阳通便之功，而用于脏寒引起大便秘结之冷秘，《太平惠民和剂局方》有服半硫丸之施，药由半夏、硫黄为末，姜汁和丸而成。而本品又有补火助阳之功，《太平惠民和剂局方》有黑锡丹之施，药由黑锡、硫黄、金铃子、葫芦巴、木香、制附子、肉豆蔻、补骨脂、沉香、茴香、阳起石、肉桂组成。而用治真阳不足，下元虚冷所致之腰膝冷弱，阳痿，及肾不纳气之喘逆。

本品乃温热之品，且有小毒，故中病即止，不可久服，以免伤阴，且阴虚阳亢及孕妇当忌用。

石膏

【原文】

石膏，味辛，微寒。主中风寒热，心下逆气，惊喘，口干，舌焦，不能息，腹中坚痛，除邪鬼，产乳，金创。生山谷。

【词解】

①主中风寒热：味辛，微寒，辛以解肌退热，寒以清热泻火，故为清泻肺胃二经气分实热之要药，故有其效。如用于温热病邪在气分之壮热、烦渴、汗出、脉洪大之实热证，有白虎汤用之。尚可用于温邪入血分而发斑疹者，如化斑汤之用。

②心下逆气：此乃肠胃、中膈之气烦逆之候，因其入足阳明胃经，有清热除烦之功，故有其治。

③惊喘：惊，乃惊厥之候，多因热邪扰乱神明使焉。喘，乃热邪犯肺之谓。以石膏清热泻火除烦之功，而有其治。

④口干，舌焦，不能息：此乃热邪耗津而致烦渴之证，故有其候。亦以其味辛微寒之性，而有解肌退热、除烦止咳之功，而有其治。

⑤腹中坚痛：皆因胃有积热，气机不畅而有其疾，甚者可因胃火上炎，而兼头痛、牙龈肿痛等症，实火药入《医方集解》之清胃散，虚火入《景岳全书》之玉女煎，皆以其入足阳明胃经，以其清热泻火之功，而除胃经之积热。

⑥除邪鬼：盖因邪热壮盛，而发温病、阴阳毒。热邪上犯清窍，而致病人神识迷乱，"如见鬼神"，故称"邪鬼"。以该品有清热泻火、清脑醒神之功而有其治。

⑦产乳：指产后"郁冒"之候，以辛解肌退热，寒以清热泻火而有其治。

⑧金创：多用于创伤感染，或破伤风之高温者，血热郁极，难以解散者，故暂以石膏以解除郁热。如白虎汤、大青龙汤之用。

【讲解】

石膏为清解退热药。《汤液本草》：入手太阴经、少阳经，足阳明经。《名医别录》：除时气，头痛，身热，三焦大热，皮肤热，肠胃中膈热，解肌，发汗，止消渴，烦逆，腹胀，暴气喘息，咽热《得配本草》：得甘草、姜、蜜，治热盛喘嗽。得桂枝，治温疟。得荆芥、白芷，治胃火牙疼。得苍术，治中暍。得半夏，达阴降逆，有通玄入冥之神。得黄丹，掺疮口不敛……配川芎、炙甘草、葱白、茶汤，治风邪眼寒。配牡蛎粉、新汲水服，治鼻衄头痛。配蒌仁、枳壳、郁李仁，涤郁结之热。使麻黄，出至阴之火……胃弱气虚，血虚发热者，禁用。现代研究显示其有镇静消炎作用，除热之主药，对急性热病之烦渴、谵语、头痛、齿痛、咽喉痛等有效。无水石膏即煅石膏，可作固定骨折绷带用。

应用方面：①治伤寒时疫，诸般热病，壮热、自汗、烦渴、脉洪数之症，如《伤寒论》方白虎汤，取其以解热为主。若大汗引饮，体液丧失者，必佐以滋养津液之品，如《伤寒论》方人参白虎汤，《温病条辨》方玉女煎；若恶寒、体痛、无汗，必合麻黄、桂枝；体重身楚，必合苍术如大青龙汤、苍术白虎汤等。②治肺热喘急（肺炎）、湿热泄泻（急性肠炎）、牙龈口腔之肿痛（牙龈炎、口腔炎）及斑疹等，皆取其消炎解毒之用。如《伤寒论》方麻杏石甘汤，河间方桂苓甘露饮，《外科正宗》方清阳散火汤，《医宗金鉴》儿科方三黄解毒汤（黄连、黄芩、黄柏、栀子、石膏、麻黄、豆豉），是合强心平喘之麻黄，健胃之桂枝、白术，利尿之茯苓、泽泻，解毒之升麻、连翘，镇痛之川芎、白芷，每收相辅之力。③治惊风瘛疭，神识昏迷之呈脑病症状者，以镇静为主用如紫雪丹。张锡纯云：石膏生用，有强心之效。张公浪云：过服本品，有减低细胞活力之弊。

【续解】

基原：为含结晶水硫酸钙的矿石。

石膏辛甘大寒，体重而降，足阳明胃经大寒之药。色白入肺，兼入三焦，诸经气分之药。寒能清热泻火，所以外能解肌肤之热，内能清肺胃之火，俾热退津生，又可清热除烦，如《伤寒论》白虎汤、竹叶石膏汤之施；尚可以其清解气分热之功，可助血药凉血散瘀，化斑退疹，如《温病条辨》化斑汤之用；尚可以其清泻胃热之功，用于胃热口渴，或胃火上炎而引起头痛、牙痛之候，如《景岳全书》玉女煎之施；他如肺热实喘，有《伤寒论》麻杏石甘汤、大青龙汤，《医门法律》清燥救肺汤之治。煅石膏有清热泻火、生肌敛疮之用，多用于溃疡、烫火伤等新肉不生之候，如《医宗金鉴》红升丹之用。

慈石（磁石）

【原文】

慈石，味辛，寒。主周痹，风湿，肢节中痛，不可持物，洗洗酸痟，除大热烦满及耳聋。一名元石。生山谷。

【词解】

①主周痹：周者，周旋之意，非遍也。故《灵枢·周痹》云："周痹之在身也，上下移徒随脉，其上下左右相应，间不容空。"皆因风寒湿邪流溢于分肉间，而厥逆于血脉中，血气痹阻而发。以其入肾经、养肾脏、强骨气、通关节之功，而除痹痛。

②风湿，肢节中痛，不可持物，洗洗酸痟：此皆周痹之病证也。《说文解字》解释："痟"，削也。"酸痟"，头痛也。证见似痛非痛，似痒非痒，其状不可名，谓之酸痟。"洗洗酸痟"，此乃邪在血脉之中，与正气交争，故有此称谓。以该品具强骨气、益精、通关节之功，故有其治。

③除大热烦满：其味辛，性寒，故有散热除烦之功，而有其治。

④耳聋：因其入肝肾经，故有养肝肾、聪耳明目之功。如以补肾聪耳之功而入耳聋左慈丸，以治肾虚耳聋、耳鸣；以养肝肾明目之功，而入磁朱丸，用治白内障。

【讲解】

慈石即磁石，为强壮镇静药。《本草经疏》：入足少阴，兼入足厥阴。《本草经解》：入足少阴肾经、手太阴肺经。《名医别录》：养肾脏，强骨气，益精，除烦，通关节，消痈肿，鼠瘘，颈核，喉痛，小儿惊痫。《得配本草》：入足少阴经。坠炎上之火以定志。引肺金之气以入肾，除烦闷，逐惊痫，聪耳明目。得朱砂、神曲，交心肾，治目昏内障。配人参，治阳事不起。佐熟地、萸肉，治耳聋。和面糊，调涂囟上，治大肠脱肛。现代研究显示其能强壮神经，降低血压，对风湿性关节炎、痛风及贫血性头晕、耳鸣有效；能促进红细胞之产生，并可作为补血药；可镇静中枢神经，缓痛以利关节；并能调节体温中枢，解热以除烦热。《名医别录》云其"益精，除烦"，《日华子本草》称其"补五劳七伤"，李时珍言其"明目聪耳"，是取其增进耳目感觉器官之功能。

临床应用：①用于镇心平肝，治头晕、目眩、失眠，合朱砂用，如《千金要方》之神曲丸（磁石、光明砂、神曲）。②用于补血益肝，治耳失聪，目失明，眼之神小，宽大，昏散不明，耳之虚鸣重听，如《普济本事方》治疗疮毒后肾经热、听事不真之地黄丸（地黄、磁石、羌活、防风、玄参、桑白皮、枳壳、木通、甘草，制丸），《饲鹤亭集方》之耳聋左慈丸等。

【续解】

基原：为等轴晶系氧化类矿物尖晶石族磁铁矿的矿石，主含四氧化三铁。

味辛咸，质重性微寒，为镇潜浮阳，摄纳肾气，安神定惊之品；色黑属水，故为补肾益精，除烦清热，通耳明目之药。故以其镇肝潜阳之功，与六味地黄汤、五味子、石菖蒲相伍，《重订广温热论》名耳聋左慈丸，以治阴虚阳亢而致之眩晕、头痛、耳聋、耳鸣、目视不明，及心神不安，心悸失眠诸候；而《饲鹤亭集方》之方，药由六味地黄丸加柴胡、磁石而成，用治肾水不足，虚火上炎，头晕目眩，耳鸣耳聋之候。尚有《千金要方》之磁朱丸，以磁石与朱砂、神曲相伍，用治心神不宁而致之惊悸失眠之疾。用于肾虚喘促之疾，盖因其味辛咸，能引肺金之气入肾，故而以其纳气平喘之功，常与《御药院方》之人参蛤蚧散（人参、蛤蚧、杏仁、茯苓、桑白皮、知母、炙甘草），或合《是斋百一选方》之人参胡桃汤（人参、胡桃），或合《医贯》之都气丸（六味地黄丸加五味子）而施治之。

铁落

【原文】

铁落，味辛，平。主风热，恶创，疡疽创痂，疥气在皮肤中。

【词解】

①主风热：《素问·病能论》有以生铁落饮，用于治疗阳厥之候。阳厥，乃因精神挫折而难决，阳气被郁，逆而上行，故有善怒之候。本品味辛，性微寒，故有辛散清热之功，平肝息风之效，故有其治。

②恶创，疡疽创痂，疥气在皮肤中：盖因本品味辛性微寒，故以其清热解毒之功，而有其治。

【讲解】

铁落为镇静药，能平肝镇惊。《日华子本草》：治惊邪癫痫，小儿客忤。《本草纲目》：平肝去怯，治善怒发狂。《医林纂要》：宁心神，泻妄火。《素问》之生铁落饮，治暴怒发狂。

【续解】

基原：为煅铁时在砧上打落之铁屑。

铁落味微辛性平，入心肝经。体重而沉，功于镇心平肝，定惊疗狂。《素问》有"生铁落饮"，以疗怒狂阳厥之候，故为治阳狂之要药。盖因阳气抑郁而不得发越，气有余便是火，于是三焦之火上行，扰乱头窍，使人易怒如狂，可饮生铁落之煎剂为治。他如《医学心悟》载有同名生铁落饮，药用生铁落与胆星、贝母、玄参、天冬、麦冬、连翘、丹参、茯苓、橘红、石菖蒲、朱砂组成，以镇心安神、化痰开窍之功，而治痰火上扰心神而发狂证。以其重镇平肝，则肝平火降，而怒狂之候得解。

干姜

【原文】

干姜，味辛，温。主胸满，咳逆上气。温中，止血，出汗，逐风湿痹，肠澼下利。生者尤良，久服去臭气，通神明。生川谷。

【词解】

①主胸满，咳逆上气：该品味辛性热，辛可散邪理结，温可除寒通气，入脾、肾、心、肺经，故有温肺化饮之功，而有其治。

②温中：性温，入脾肾经，故有温中散寒之功。

③止血：此指干姜经砂烫或炒炭成炮姜之用。以其味苦、涩，性温，入脾、肾、肝经，故有温中止血之功，而适用虚寒性吐血、唾血、咯血、便血、崩漏等病。

④出汗：此生姜之用，以其辛散之性，走而不守，故而有发汗解表之用。

⑤逐风湿痹：均以辛温之体，生姜走而不守，而除在表之风寒湿邪；干姜以其守而不走之性，可祛除在里之寒湿。

⑥肠澼下利：以其辛热之体，具温中散寒、健运脾阳之功，故可治霍乱吐泻，腹痛、冷痢、泄泻等候。系指干姜、炮姜、煨姜之用。

⑦生者尤良：意谓不加炮制者多用，或鲜姜，或干姜。

⑧久服去臭气，通神明：生姜味辛，微温，有通汗、除鼻中塞、降咳逆呕恶、祛胸膈中浊气之功，故谓"去臭气"。生姜具通达肺气、温中止呕、温肺止咳之功，俾五脏安和，清阳得以上濡髓海，无痰浊之气蒙蔽清窍，故谓"通神明"。

【讲解】

干姜为温热性兴奋药。干姜，入脾、胃、肺经。《名医别录》：治寒冷腹痛，中恶，霍乱，胀满，风邪诸毒，皮肤间结气，止唾血。《本草经疏》：炮姜，辛可散邪理结，温可除寒通气，故主胸满咳逆上气，温中出汗，逐风湿痹，下痢因于寒冷，止腹痛。《得配本草》：辛，热，入手少阴、足太阴经气分。生则逐寒邪而发散，熟则除胃冷而守中，开脏腑，通肢节，逐沉寒，散结气，治停痰宿食，呕吐泻痢，霍乱转筋，寒湿诸痛，痞满癥积，阴寒诸毒，扑损瘀血。得北味，摄膀胱之气。配良姜，温脾以祛疟。佐人参，助阳以复阴。合附子，回肾中之阳……孕妇服之，令胎内消。气虚者服之伤元。阴虚内热，多汗者，禁用。临证可温中散寒，可刺激胃黏膜，引起血管运动中枢或交感神经的反射，而起健胃作用；可促进肺循环，加强分泌物的吸收，而达止咳平喘之功；并能缓解血管紧张，以达止血作用；并可兴奋汗腺中枢，达到发汗、利痹之功。

临床用途有五：①用以温中，健脾，治霍乱吐泻及病后胃寒（胃肠机能衰弱），如理中汤，有兴奋胃肠机能作用。②用以回阳救脱，治亡阳虚脱（循环衰竭），如四逆汤、通脉四逆汤，具有兴奋强心之力。③用于散寒逐水饮，治寒饮咳嗽（慢性支气管炎），如《太平圣惠方》之干姜散方（干姜、细辛、半夏、五味子、款冬花、炙甘草、附子、白术、木香、大枣，制散服）；若痰饮哮喘，如小青龙汤，是取其兴奋肺循环，减少气管分泌而奏效。④用于止血，治阳虚失血，如断红饮（《观聚方要补》卷五。阿胶、侧柏、姜炭、当归、川芎、蒲黄，煎服），可松弛血管而达止血功效。⑤用于温寒缓痛，治心痛，如乌头赤石脂汤（《金匮要略》方）；治寒疝，如《外台秘要》之解急蜀椒汤（卷七引《小品方》。蜀椒、干姜、附子、半夏、甘草、大枣、粳米，煎服），是皆取其散寒缓痛之力也。

【续解】

基原：为姜科多年生草本植物姜的根茎。

干姜辛热性燥，善除里寒而有温中散寒之功。入《伤寒论》白通汤可疗脾胃阳虚，下痢清谷，四肢厥冷，脉微细之候；入《卫生总微》二姜丸（干姜、高良姜），可疗胃寒呕吐，脘腹冷痛之疾；又以其回阳通脉之功，入《伤寒论》四逆汤，用治心肾阳虚，阴寒内盛，所致之亡阳厥逆，脉微欲绝之证者。又以其温阳化饮之功，入《伤寒论》小青龙汤，而用于寒饮咳喘之候。

生姜晒干者为干姜，炮黑为黑姜，又名炮姜、姜炭。姜炭入阳和汤，与温阳补血、散寒通滞之药合用，可疗阴疽、脱骨疽、流注、痰核、鹤膝风，及癥瘕积聚而属于阴寒证者。

枲耳实（苍耳子）

【原文】

枲耳实，味甘温。主风头寒痛，风湿周痹，四肢拘挛痛，恶肉死肌。久服益气，耳目聪明，强志，轻身。一名胡枲，一名地葵。生川谷。

【词解】

①主风头寒痛：味辛，性温，故味辛具发散风邪之功，性温有散寒之治，故可疗风寒头痛。

②风湿周痹：周痹乃风寒湿邪流溢肌腠，逆于血脉之中，血气痹阻之证。以其散风祛寒除湿之功，可疗周痹。

③四肢拘挛痛：风寒湿邪外袭，阻于四肢肌腠筋骨，而成风寒湿痹。以其辛散温通之性，以达祛除风湿、温经散寒、通络止痛之治，故有其效。

④恶肉死肌：鼻渊、风疹瘙痒等候，皆浊毒蚀肉腐肌之证。因苍耳子味辛兼苦，而有辛开苦降之功，故可治鼻渊头痛，不闻香臭，时流浊涕之候。尚以其散风除湿之功，可疗风疹瘙痒之疾，故谓其效。

⑤久服益气，耳目聪明，强志，轻身：以其上述功效，而无风寒湿缠身，又无鼻渊、痒疹犯身，故有此说。然苍耳子有小毒，不可久服。

【讲解】

枲耳实即苍耳子，为发汗、利尿、排毒药。苍耳的茎叶，《名医别录》：治膝痛，溪毒。《药性论》：主肝家热，明目。《天宝本草》：去风解毒。《千金要方》治热毒攻手足，赤肿微热，疼痛欲脱：苍耳草绞取汁以渍之。苍耳子，入肺、肝经。《日华子本草》：治一切风气，填髓，暖脚腰。治瘰疬、疥癣及瘙痒。《本草正》：治鼻渊。《要药分剂》：治鼻瘜。《本草从新》：散气耗血，虚人勿服。今于临床，有镇静镇痛作用，用于肌肉神经麻痹、麻风、梅毒、关节痛、疟疾、水肿等有效。能促使细胞组织增生、新陈代谢旺盛，并有疏通汗腺、加强血液循环的功效，故又为祛风燥湿之药。

方例如：《千金要方》治大腹水肿，小便不利，苍耳子（灰）、葶苈（末）等份，煎服；或为末，每付二钱，日二付。《朱氏集验方》治久疟不止，苍耳子或根、茎，焙，研末，酒糊丸，梧子大，每付二钱，日二服。《食医心镜》方治风湿挛痹、一切风气，苍耳子三两，炒为细末，煎服。陈无择治鼻渊，流浊涕不止，苍耳子（炒）二钱，辛夷五钱，白芷一两，薄荷五分，为末，每服二钱，用葱煮汤调下，食后。本品忌猪、马肉。叶并茎俱入药，可治癫疯、湿热风毒、疥疮。

【续解】

基原：为菊科一年生草本植物苍耳的果实。

苍耳子味苦辛，性温，有小毒。具疏散宣通之功，上通脑颠，外达皮肤，故能发汗以祛风，可用于风湿关节疼痛，肌肉麻痹半身瘫痪者，如入史国公药酒，药由苍耳子、羌活、独活、防风、萆薢、秦艽、当归、鳖甲、虎骨、牛膝、蚕砂、松节、干茄根、枸杞子组成，以宣痹解肌而收功；尚以其宣肺通窍之功，用于风寒头痛，鼻渊流涕之候，如入《严氏济生方》苍耳子散，药由苍耳子、辛夷、白芷、薄荷组成；又以其苦降辛散之性，而有辛疏温润之治，可疗疥疾痒疮。

因其无燥烈之性，故体虚之人亦可应用。然其有小毒，故不可久服。

葛根

【原文】

葛根，味甘，平。主消渴，身大热，呕吐，诸痹。起阴气，解诸毒。葛谷，治下利十岁以上。一名鸡齐根。生川谷。

【词解】

①主消渴，身大热：该品味甘、性平。入脾、胃经，以其解肌退热、生津解渴之功而有其治。

②呕吐：因其入脾、胃经，故有健脾益气、和胃降逆之功，而有止呕吐之效。

③诸痹：外感风寒湿邪，郁于肌腠而成痹证。葛根以其甘凉之性，轻扬升散，入脾胃经，而有发汗解肌之功，而愈诸痹。

④起阴气：伤寒中风头痛，以葛根甘平滋润，解肌开腠，以除寒湿阴霾之气。故谓其效。

⑤解诸毒：多指邪热湿毒之证。如麻疹疫毒，湿热痢证，以葛根解肌退热、透发麻疹、升阳止泻之功，而有其治。

⑥葛谷，治下利十岁以上：葛谷，葛花后结小荚，中有子，即其实。功同葛根，适用十岁以上之人。

【讲解】

葛根为清解除热药。有缓和局部刺激作用，水和敷可解局部炎症，又有辛凉解肌退热之力，并可减低末梢神经炎症，解百药及蛇毒，对胃肠黏膜有保护作用。《要药分剂》：入胃、膀胱二经，兼入脾经。《名医别录》：主治伤寒中风头痛，解肌，发表，出汗，开腠理，疗金疮，止痛，胁风痛。《日华子本草》：治胸膈热，心烦闷热狂，止血痢，通小肠，排脓破血，敷蛇虫啮。如仲景方剂治身热恶寒，或自身微汗，而喘渴之症，方例如葛根汤、升麻葛根汤等。

应用有四：①辛凉解肌。治热下痢，表证未解，合黄芩、黄连用，如葛根芩连汤，有解热等作用；治太阳病，颈背强几几，合麻黄、桂枝用，如葛根汤，共奏发汗解热作用。②辛凉透疹。治痘疮，麻疹初期、不易透彻之症，合升麻用，如升麻葛根汤，具有促发疹痘之功，方出《太平惠民和剂局方》，药由升麻、葛根、芍药、甘草组成。③生津止渴。治脾虚泄泻，合人参、白术用，如七味白术散（《小儿药证直诀》：葛根、人参、白术、茯苓、甘草、木香、藿香），取其生津之用。④滋润解渴，治消渴，合生地黄、人参、莲须用，如莲花饮（《幼幼集成》卷三：葛根、莲须、人参、天花粉、生地黄、茯苓、知母、甘草、黄连、五味子、竹叶、灯心草，煎服），可降低血糖。

【续解】

基原：为豆科多年生落叶藤本植物野葛或甘葛藤的根。

葛根辛甘性平，气质轻扬升发，能入足阳明胃经，鼓其胃气上行，而具生津止渴之功，兼入脾经，而益气开腠，故能解肌退热，透发斑疹。大凡伤寒太阳病罢，传入阳明，则头循经而痛；胃被寒蔽，而气不得上升，则津液失濡而口渴，脾胃主肌肉，气不宣通则热，故用此以治，俾气升津生而达解肌退热之治。且无复传他经之势。且能缓解项背肌肉挛急之候，故疗痉病有葛根汤、桂枝加葛根汤之施。

本品轻扬升发，因其有起阴津、散郁火、解酒毒之功，故痘疹未发者，可用以升提；酒醉可用此解醒；火郁致疟而无汗，用此以升散。然本品不可过用，升散太过，以致胃气有伤也。

栝楼根（天花粉）

【原文】

栝楼根，味苦，寒。主消渴，身热，烦满，大热，补虚，安中，续绝伤。一名地楼。生川谷及山阴。

【词解】

①主消渴，身热：该品味甘微苦，微寒，具清热生津之功，故有其效。

②烦满，大热：以其甘寒之体，且入肺、胃二经，具润肺胃之阴之功，故可疗热病伤津，而致烦满大热之疾。又以其有解毒消痈之功，而用于热毒炽盛之痈肿疮疡。

③补虚，安中：用根作粉，名花粉，有益气生津之功，尤虚热之人，如消渴病人，服食之，有消肿毒、生肌长肉之功，故有此效。

④续绝伤：以其生肌长肉之功，而有消仆损瘀血之治，故谓有此效。

【讲解】

栝楼根即天花粉，为解热消炎药。具有滋阴、消炎、止渴、催乳功能。对时疫热狂、痈疽发背诸疮，有消炎散肿之效；外用可治皮肤湿疮，汗斑擦伤，作涂剂。服后在胃中不起变化，至肠被吸收后，能使血液流动增速，促进肺脏之呼吸加快，使痰容易咳出，故又为消渴润燥药，及为消炎、排脓、生肌药。《雷公炮制药性解》：入肺、心、脾、胃、小肠五经。《名医别录》：除肠胃中痼热，八疸，身面黄，唇干，口燥，短气，通月水，止小便利。《本草正》：凉心肺，解热渴，降膈上热痰，消乳痈肿毒。《医林纂要》：补肺，敛气，降火，宁心，兼泻肝郁，缓肝急，清膀胱热，止热淋小便短数，除阳明湿热。

如治小儿发黄，《广利方》用生花粉捣汁，合蜜服之。《太平圣惠方》治小儿热病，壮热头痛，生花粉，末，乳汁调服半钱。《集简方》治虚热咳嗽，花粉一两，人参三钱，为末，米汤送服一钱。《全幼心鉴》方治小儿阴囊肿，花粉一两，甘草一钱半，水煎，入酒服。《永类钤方》治产后吹乳，乳痈初起，花粉一两，乳香一钱，为末，酒调服。《普济方》治天疱疮，花粉、滑石为末，水调搽之。《简便方》治杨梅天疱疮，花粉、川芎、当归各四两，槐花一两，为末，米糊丸梧子大，每服三五十丸，姜汤下。《千金要方》治消渴，花粉、生姜、麦冬、芦根、茅根，以水一斗，煮取三升，水煎，分三次服。

【续解】

基原：为葫芦科多年生宿根草质藤本植物栝楼或日本栝楼的干燥根。

天花粉甘，微苦，微寒，故有降火润燥之功。既能清胸胃之烦热，又能生津止渴，故适用于热病伤津，心烦口渴及消渴之候。如入《医学衷中参西录》玉液汤，以成益气滋阴、生津止渴之治。尚能入血分，有消肿排脓之功，而用治疮疡肿毒，而入《校注妇人良方》仙方活命饮。又以其清热润肺之功，而入《医学衷中参西录》滋燥饮，用治肺热燥渴。

因其性寒降，故脾胃虚寒者，不宜多服久服。

苦参

【原文】

苦参，味苦，寒。主心腹结气，癥瘕积聚，黄疸，溺有余沥。逐水，除痈肿，补中，明目，止泪。一名水槐，一名苦蘵。生山谷及田野。

【词解】

①主心腹结气，癥瘕积聚，黄疸：入心、肝、大肠、膀胱经，且味苦性寒，以其清热燥湿之功，可疗湿热蕴结而致"心腹结气，癥瘕积聚"之疾。如黄疸、下痢、肠风、痔疮，及妇科腹腔炎块等。

②溺有余沥。逐水：以其苦寒之体，而有清利下焦湿热之功，而有其效。

③除痈肿：以其清热燥湿、泻火解毒之功，而适用疮疡痈肿。尚可用于带下阴痒、湿疹疥癣等皮肤病。有与龙胆草清泻肝胆之功同。

④补中：因有清热燥湿之功，可治湿热蕴结胃肠而致腹痛泄泻、下痢脓血之疾，俾中焦胃肠得安，故谓有补中之效。

⑤明目，止泪：肝火上炎，可发火眼流泪。以其清解肝胆郁火，故有利九窍、明目、止泪之功。

【讲解】

苦参为杀虫消炎药。有健胃驱虫作用，对赤痢、肠出血、痔疮出血有效。内服能刺激胃神经，增加胃分泌而促进消化；入肠能激动肠之蠕动，使大便易于排出；一部分由肠壁吸收而入血，故能增加血液循环之力。《雷公炮制药性解》：入胃、大肠、肝、肾四经。《名医别录》：养肝胆气，安五脏，定志，益精，利九窍，除伏热，肠澼，止渴，醒酒，小便黄赤，治恶疮，下部𧏾，平胃气，令人嗜食。《日华子本草》：杀疳虫。《滇南本草》：凉血，解热毒，疥癫脓窠疮毒最良。疗皮肤瘙痒，血风癣疮，顽皮白屑，肠风下血，便血。消风，消肿毒，消痰毒。

应用如厉风丸治大麻风，苦参、胡麻、七厘、荆芥、甘菊、豨莶草、白芷、当归、川芎、地黄、天冬、首乌、牛膝、漆叶、秦艽、龙胆草，为丸服。《医方摘要》治脱肛，苦参、五倍子、陈壁土等分，煎汤洗之。《御药院方》治肺热生疮，遍身奇痒，苦参末，粟米饮，丸梧子大，每服五十丸，空心米饮下。《肘后备急方》治瘰疬结核，苦参四两（捣末），牛膝汁丸绿豆大，开水送20丸。《仁存堂经验方》治血痢不止，苦参炒焦为末，水丸梧子大，每服十五丸，米汤下。《外台秘要》治谷疸食劳，食毕头眩，心怫郁不安，苦参、胆草为末，牛胆汁和丸梧子大，生姜汤下五丸，日三次。治皮肤风疹、搔痒，烧水洗之。

【续解】

基原：为豆科多年生落叶亚灌木苦参的根。

苦参苦寒，苦燥湿，寒清热，故有清热燥湿之功，如入《医学心悟》治痢散，药由苦参、葛根、陈皮、松罗茶、麦芽、山楂组成，可用于湿热痢疾，肠风下血之疾；尚有《外科大成》苦参地黄汤，药由苦参、生地黄组成，以其利湿解毒之功，以疗痔漏、肠风、酒毒下血之候。尚可用于带下阴痒，湿疹疥癣之病，可与黄柏、蛇床子同用。他如治妊娠小便不利，入《金匮要略》当归贝母苦参丸，药由当归、贝母、苦参组成，以达养血利气、清热利尿之功。《金匮要略》有苦参汤之施，一味苦参煎汤熏洗前阴患处，以治狐惑病，蚀于下部，咽干，阴肿、阴痒、疥癞之疾；而《疡科心得集》亦有一苦参汤，药由苦参、蛇床子、白芷、金银花、野菊花、黄柏、地肤子、大菖蒲组成，用治一切疥癞风癣；他如《医学心悟》之苦参汤，药由苦参、生地黄、当归、赤芍、丹参、牡丹皮、黄柏、秦艽、牛蒡子、白蒺藜、银花、贝母、菊花组成，用治疠风、肌肉生虫、白屑重迭、瘙痒顽麻，甚则眉毛脱落，鼻柱崩坏之候，本方实由《金匮要略》当归贝母苦参丸加味而成。

古谓"人参补脾，沙参补肺，紫参补肝，丹参补心，玄参补肾"。而苦参不在五参之内，然参者皆补也。盖因苦坚肾、坚阴，苦参有清热燥湿之功，用之俾湿热祛则血气和平，而五脏自安，故《本草备要》谓其"补阴益精，养肝胆，安五脏"之功。此即利九窍，生津止渴，明目止泪，安胎之理也。

糯米泔浸去其腥气，蒸用。

当归

【原文】

当归，味甘，温。主咳逆上气，温疟，寒热洒洒在皮肤中。妇人漏下，绝子，诸恶创疡金疮。煮饮之。一名干归。生川谷。

【词解】

①主咳逆上气：以其味甘辛，性温，故益气润燥，辛以宣肺，甘以健脾益气，故可疗咳逆上气之候。

②温疟，寒热洒洒在皮肤中：温疟，病名，首见于《黄帝内经》。《素问·疟论》云："先伤于风，而后伤于寒，故先热而后寒也，亦以时作，名曰温疟。"因风邪外袭，藏于腠理皮肤之中，故谓"寒热洒洒在皮肤中"。"寒热洒洒"，乃寒为往来"时作"之状。《素问·评热病论》云："邪之所凑，其气必虚。"当归味甘辛，性温，辛甘化阳，故当归以其温阳化气之功而开腠解肌，以其安内攘外之治而愈温疟，此即"正气存内，邪不可

干"之谓。

③妇人漏下，绝子：当归以其甘温质润之性，入肝、心、脾经，俾肝藏血、心主血、脾统血之功有司，以成调冲任之功，经血当其时而归其经，既有调经之功，又有促孕安胎之治，故可疗"妇人漏下，绝子"之候。

④诸恶创疡金疮：以其既能活血消肿止痛，又能补血生肌，故为外科疮疡金创之要药。活血、破血用当归头节，若止血、止痛用归尾，补血调经用全归。

【讲解】

当归为和血、补血、调经药。能弛缓子宫肌的紧张，而止痛经；改善子宫局部营养，使子宫发育完善。并能滑肠，解除便秘，消散盆骨器官和组织充血；对延髓中枢神经有兴奋和抑制作用，并对赤痢杆菌、伤寒杆菌、霍乱弧菌有灭杀作用。《汤液本草》：入手少阴经，足太阴经、厥阴经。《名医别录》：温中，止痛，除客血内塞，中风痉，汗不出，湿痹，中恶，客气虚冷，补五脏，生肌肉。《日华子本草》：治一切风、一切血，补一切劳，破恶血，养新血及主癥癖。《得配本草》：配白芍，治血淋、热淋，及妇人遗尿。配贝母、冬花、百部，治肺实鼻塞。配石膏、竹茹、甘草、桂枝，治胎前虚烦呕逆。佐人参、当归、甘草，治血厥。李杲：当归头，止血而上行；身养血而中守；梢破血而下流；全活血而不走。

临床应用有五：①活血调经，治血虚月经不调，如四物汤为和血调经之祖方，加桃仁、红花则名桃红四物汤，有活血调经作用；加阿胶、艾叶则名胶艾四物汤，有补血、止漏、安胎之力；入延胡索、香附则有调经镇痛功能。②活血退肿，治一切炎肿，合穿山甲、乳香，如仙方活命饮，具有消炎退肿之力。③活血止痛，治手足关节痛，合羌活、防风用，如当归拈痛散。东垣方，见《玉案》卷二。当归、川羌、防风、葛根、苍术、升麻、知母、丹参、猪苓、降香、茵陈、人参、甘草、玄参，制散服。具有活血镇痛之效。④活血疗伤，治跌打损伤，合桃仁、苏木用，如当归须散，见《医学入门》卷八。归身、红花、桃仁、赤芍、香附、乌药、苏木、官桂、甘草，制散，水、酒各半服。⑤滋养润肠，治阴虚便秘，合生地黄、麻仁用，如润肠丸。中医临床认为归头止血，归身补血，归尾破血，故补益强壮用归身，活血消肿用归尾，调和气血用全归。

【续解】

基原：为伞形科多年生草本植物当归的根。

当归味甘、辛、苦，性温，入肝、心、脾经，以其使气血各有归，故名。甘补辛散，苦泄温通，故既能补血，又可活血，且兼有行气止痛之功。心主血，肝藏血，脾统血，故能主治一切血证，为血病之要品，尤为妇科良药。又因其辛香善走，又有"血中气药"之称。

因当归甘温质润，为补血要药。常与熟地黄、白芍、川芎相伍，《仙授理伤续断秘方》名四物汤，原为治外伤瘀血作痛而设方。《太平惠民和剂局方》多用于妇人诸疾。今多用于心悸失眠，头目眩晕，面色无华，妇人月经不调，或痛经之候。本方实由《金匮要略》胶艾汤减阿胶、艾叶、甘草而成。适用于营血亏虚，血行不畅之证。《医宗金鉴》加桃仁、红花，今名桃红四物汤，为活血化瘀之良方。当归与黄芪相伍，《内外伤辨惑论》名当归补血汤，乃补气生血之治方。若气血亏虚者，四物汤可与黄芪、人参等补气药相伍，如《严氏济生方》之归脾汤，《太平惠民和剂局方》八珍汤、十全大补汤，《三因极一病证方证》人参养荣汤；尚有《古今医统大全》之泰山盘石散以益气健脾、养血安胎之功而用治堕胎、滑胎之疾。

以其补血、生新、祛瘀、调经之用，《金匮要略》有当归芍药散（当归、芍药、川芎、茯苓、白术、泽泻），以治腹中诸疾痛；尚有当归散、赤小豆当归散、当归生姜羊肉汤、当归贝母苦参丸、内补当归建中汤、温经汤；《伤寒论》中有当归四逆汤之用。《妇人大全良方》亦有温经汤，重在用于冲任虚寒而有瘀滞证之妇科疾病。而产后瘀滞腹痛，《傅青主女科》有当归与川芎、桃仁、甘草、干姜相伍之生化汤，以化瘀生新，温经之痛而收功。

当归尚以其补血和血之功，而用于血滞或跌打损伤，风湿痹阻之疼痛证者。如《医林改错》之补阳还五汤，由当归与黄芪、地龙、赤芍、川芎、桃仁、红花相伍，以其补气活血通络为治，以疗中风后遗症者。又如《医林改错》之血府逐瘀汤、膈下逐瘀汤、少腹逐瘀汤、身痛逐瘀汤，均为当归引领诸活血化瘀药物，创制了一系列活血化瘀汤剂。他如《医学发明》之复元活血汤，由当归、桃仁、红花、柴胡、花粉、穿山甲、大黄、酒相伍，以其活血化瘀、疏肝通络之功，而用于跌打损伤，瘀血留于胁下，痛不可忍之候；尚有《医学衷中参西录》之活络效灵丹，以当归与丹参、乳香、没药相伍，以其活血祛瘀、通络止痛之功，主治气滞血瘀之诸痛。

《兰室秘藏》有当归拈痛汤，乃当归引领利湿清热，疏风止痛诸药，以治湿热相搏，外受风邪之证。该医籍尚有当归六黄汤，以治阴虚火旺盗汗之疾，方中当归、生地黄、熟地黄入肝肾而滋阴养血，俾阴血充则肾阴足，以成壮水以制火；辅黄连、黄芩、黄柏以泻火除烦，此乃苦坚阴之谓也。出汗过多，表气不固，故倍用黄芪以益气实卫，固表敛汗。于是以当归引领六黄，以成滋阴泻火、固表止汗之治，故汤名。

当归又属补润之品，故又有润肠通便之功。如验方润肠丸，药由当归、麻仁、桃仁等药组成，以治血虚肠燥便秘之证。又如《丹溪心法》之当归龙荟丸，由当归与龙胆草、栀子、黄芩、黄柏、黄连、芦荟、大黄、木香、麝香炼蜜为丸，以治肝胆实火所致神志不宁，大便秘结之候。

麻黄

【原文】

麻黄，味苦，温。主中风，伤寒，头痛，温疟，发表出汗，去邪热气，止咳逆上气，除寒热，破癥坚积聚。一名龙沙。

【词解】

①主中风，伤寒，头痛：麻黄味辛性温，为辛温发表之峻药，故用于风寒感冒。又以其温经通脉、散寒止痛之功，而解邪犯清窍之头痛。

②温疟，发表出汗，去邪热气：邪犯腠理，致但热不寒，名温疟。以麻黄能起水气而周遍于皮毛，具发汗解肌、温经通脉之功，故可解温疟诸候，故有其效。

③止咳逆上气：肺主皮毛，风寒之气外袭，皮毛受邪，致肺失宣发肃降，故见"咳逆上气"之候。麻黄有发汗解肌、宣肺镇咳之功，故有其效。

④除寒热：麻黄辛温，以其发汗解肌之功，故有除寒热之治。

⑤破癥坚积聚：癥坚积聚者，寒气凝血而之积也。麻黄味辛性温，故有散寒通滞之功，故谓有"破癥坚积聚"之治。如麻黄入阳和丸、阳和汤之用。

【讲解】

麻黄为辛温发表峻药。对气管、支气管肌肉有缓弛作用，故有平喘作用；能使血压降低，并有散瞳作用，与肾上腺素相似；能使唾液分泌增加，心脏机能亢进，并能疏通汗腺，使体内水分及毒素排出体外；又为利关节、止湿痹疼痛之效药，故为发汗、利尿、镇咳、祛痰药。《珍珠囊》：入手太阴。《日华子本草》：通九窍，调血脉，御山岚瘴气。《本草经疏》：麻黄，轻可去实，故疗伤寒，为解肌第一。专主中风，伤寒头痛，温疟，发表出汗，去邪气者，盖以风寒湿之外邪，客于阳分皮毛之间，则腠理闭拒，营卫气血不能行，故谓之实，此药轻清，故能祛其壅实，使邪从表散也。《得配本草》：得肉桂，治风痹冷痛。佐半夏，治心下悸病。佐射干，治肺痿上气。使石膏，出至阴之邪火。

临床应用有五：①用于伤寒，治疗重感冒，恶寒、发热、无汗者，如麻黄汤；若一般热病（如上呼吸道感染、肺炎等）之见烦躁口渴者，其热必壮，如大青龙汤。②用于哮喘（支气管喘息）、痰饮（支气管炎）、小儿哮喘（百日咳），如小青龙汤、麻杏石甘汤，或配五味子用，或配石膏用，是取其镇咳平喘之力，并防其大量发汗之弊。③用于水肿、黄疸，如越婢汤、五味汤（《外台秘要》疗恶性黄疸，茵陈、石膏、麻黄、葛根、生姜，煎服），取其发汗利尿以达消肿目的。④用于风湿麻木、关节风痛，如薏苡仁汤（《医通》方：麻黄、白术、薏苡仁、桂心、当归、芍药、甘草、生姜，煎服，此方治手足流注、疼痛麻木等）、乌头汤（《金匮要略》方：治关节疼痛，不可屈伸，乌头、麻黄、芍药、甘草、黄芪、白蜜，煎服），皆取其发汗、促进循环而利其关节运动，以缓解疼痛。⑤用于透发麻疹，如三黄石膏汤（《医宗金鉴》方：治麻疹，具毒热壅滞、疹色赤紫滞暗之症，川连、云苓、黄柏、栀子、石膏、麻黄、淡豆豉，煎服）。

本品既为峻汗之剂，若体力虚弱或表虚有汗者慎用，血压高者忌用。

【续解】

基原：为麻黄科草本状小灌木草麻黄、木贼麻黄和中麻黄的草茎。

麻黄辛温微苦，中空而浮，产地冬不积雪，性热可知。入肺与膀胱经。兼走手少阴心、手阳明大肠经，发汗解肌，祛营中寒邪，卫中风热，调血脉，通九窍，开毛孔，治中风伤寒，头痛温疟，咳逆上气，痰哮气喘，故李时珍谓"麻黄乃肺经专药"，而治肺经多用之。盖因风寒之邪，皆由皮毛而入，皮毛者肺之合也。肺主卫气，包罗一身。故风寒外袭，邪犯肌腠，以麻黄宣肺开腠发汗，以治外感咳嗽；又能温化膀胱而行水利尿，可疗水肿，此乃"肺为水之上源"之谓也。仲景用此以治伤寒入太阳无汗，其意甚深。盖因津液为汗，汗即血也，在营为血，在卫为汗，寒伤营，营血内涩，不能外通于卫，卫气固密，津液不行，故无汗发热而恶寒。于是，陶弘景谓"麻黄疗伤寒解肌第一药"。

麻黄伍桂枝、甘草，引出营分之邪达肌表，可增其发汗解表之功，如麻黄汤之用；配杏仁宣肺而利气，以成止咳平喘之效，如三拗汤之施；配干姜温肺化饮，如小青龙汤之伍；配石膏宣泄肺热，如大青龙汤、麻杏石甘汤之用；配白术则利水渗湿，如越婢加术汤之伍；伍附子则温经散寒，如麻黄附子细辛汤之用。

然麻黄为发汗之峻药，用量不宜过大。若体虚多汗，肺虚咳喘者忌用。

发汗用茎，煮十余沸，掠去浮沫；或用醋汤略泡晒干；或用蜜水炒之，均可减峻猛之性。止汗用其根节。

通草

【原文】

通草，味辛，平。主去恶虫，除脾胃寒热，通利九窍，血脉关结，令人不忘。一名附支。生山谷。

【词解】

①去恶虫："恶虫"，指湿浊热毒之邪。通草以其味辛，性平，有清利湿热之功，而达止痒之效。故谓"去恶虫"。

②除脾胃寒热：以其具清热利湿之功，可疗阴黄、脾疸之疾，故有其效。

③通利九窍，血脉关结：以其清利湿热之功，而具通五淋、利小便、开关格之功，故有其效。

④令人不忘：因其通利小肠、膀胱经之湿热，故有安心肾除烦热之功，又止渴下气，而又有令人心宽之效，故有"令人不忘"之谓。

通草为利尿清凉药。有解热、利尿、镇静作用，对于热性病之烦躁，肺热咳嗽，小便不利均有良效，又为催乳药，并治五淋。《本草纲目》：入太阴肺经……阳明胃经。《医学启源》：除水肿癃闭，治五淋。《日华子本草》：明目，退热，催生，下胞，下乳。

方如仲景之当归四逆汤，治伤寒邪入厥阴之证（当归、芍药、桂枝、细辛、通草、大枣、甘草），取其能通营卫之意。《医方集解》治诸淋之琥珀散（琥珀、木通、滑石、萹蓄、郁金、当归、通草，制散服）。本品不能独行其职，必须配他药以为治。

【续解】

基原：为五加科灌木植物通脱木的茎髓。

通草色白味甘淡性寒，入肺、胃、膀胱经，轻浮上达，行血脉而通乳络，如与猪蹄、穿山甲、川芎、王不留行、甘草同用，吉忱公名通乳汤，用治产后乳汁不下或不畅之疾。又以其清热利湿之功，能引热下行而利小便，如与滑石、竹叶、白茅根同用，而治淋证。

通草与木通，同为滑利通导之品，其通乳之功相似，然利水清热之力则通草逊于木通。

芍药（白芍）

附：赤芍

【原文】

芍药，味苦，平。主邪气腹痛，除血痹，破坚积，寒热，疝瘕，止痛，利小便，益气。一名白木。生山谷及丘陵。

【词解】

①主邪气：芍药味辛，兼具酸甘，归肝、脾经，具和营补血之功，故合甘草名芍药甘草汤；合桂枝诸药，为名方桂枝汤，具解肌发表、调和营卫之功，而解外感风寒之表虚证，故谓"主邪气"。

②腹痛：因其入肝、脾经，故有养血柔筋之功，若肝肾不足，肝气不疏之胁痛，脘腹痛，用之有解痉定挛之治。如入芍药甘草汤、四逆散、逍遥散、小建中汤、痛泻要方。

③除血痹：血痹，乃肌胀麻木不仁之候。营卫虚，则不仁，故取芍药养血和营之功而通血痹。故《金匮要略》有黄芪桂枝五物汤以疗血痹。

④破坚积，寒热，疝瘕，止痛：皆因其归肝、脾经，以补血、柔肝、益脾之功，而

达软坚散结之治，故有破坚积、疗疝瘕、缓急止痛之效。和营解肌，故无寒热之候。

⑤利小便：盖因赤芍药味苦，微寒，有清热凉血、散瘀止痛之功，故《博济方》以赤者小利，而用治五淋。

⑥益气：因其入肝、脾经，有益气和血之功，故《药性论》谓其有"强五脏，补肾气"之用。

【讲解】

芍药为祛风镇痉止痛药。徐灵胎云其为平肝养肝要药，有镇痛缓痉之效；对赤痢杆菌、霍乱弧菌、葡萄球菌、伤寒杆菌及其他杆菌，均有杀灭作用；能使气管中之黏液增多，而奏祛痰之效。通常分赤白二种，白者解胃肠、子宫之痉挛，可以缓急止痛；赤者通经络血管阻塞，有舒筋活络破瘀之效。二者对腹腔内之感染性炎症，均有消炎镇痛之力。《本草经疏》：手足太阴引经药，入肝、脾血分。《名医别录》：通顺血脉，缓中，散恶血，逐贼血，去水气，利膀胱、大小肠，消痈肿，时行寒热，中恶，腹痛，腰痛。《唐本草》：益女子血。《得配本草》：（白芍药）酸苦，微甘，微寒，入手足太阴、足厥阴经血分。泻木中之火，土中之木。固腠理，和血脉，收阴气，退虚热，缓中止痛，除烦止渴，治脾热易饥，泻痢后重，血虚腹痛，胎热不安。得干姜，治年久赤白带下。得犀角，治衄血咯血。配香附、熟艾，治经水不止。配川芎，泻肝。配姜、枣，温经。配川连、黄芩，治泻痢。配甘草，止腹痛，并治消渴引饮。君炒柏叶，治崩中下血。佐人参，补气。佐白术，补脾。用桂枝煎，酒浸炒，治四肢痘疮痒瘰……伐肝生用，补肝炒用。后重生用，血溢醋炒。补脾酒炒，滋血蜜炒，除寒姜炒……（赤芍药）行血中之滞，通经闭，治血痹，利小肠，除疝瘕，泻血热，退目赤，消痈肿，疗痘毒。

临床应用有三：①用于疏肝缓痛，治足之挛急（腓肠肌痉挛），仲景合甘草用，如芍药甘草汤，取其镇痉缓痛之效；治下利腹痛（肠炎），合黄芪用，如黄芪建中汤（《金匮要略》），取其消炎缓痛之力。②用于和肝调经，治肝气郁滞、月经不调，合柴胡、当归用，如四逆散（《伤寒论》）、逍遥散（《太平惠民和剂局方》），有镇静调经之功。③用于治痢，每合黄芩、黄连用，如芍药汤，取其抗赤痢杆菌作用。苏敬云：赤者利小便下气，白者止痛散血。成无己云：白补而赤泻，白收而赤散。胡光慈云：白芍用于镇痉缓痛，赤芍用于活血消炎，颇有称心应手之效。

【续解】

基原：为毛茛科多年生草本植物芍药的根。

白芍味苦酸甘性微寒，入肝、脾经。酸能敛，甘能补血养阴，苦凉能泄热。故有补血敛阴、柔肝止痛、平肝息风之功。如入《仙授理伤续断秘方》之四物汤，以其补血和血之治而建功；入《伤寒论》之桂枝汤，以其和营卫、调气血之功，而成安内攘外治方之祖剂。若因营卫失和而致表虚自汗证，可予《金匮要略》桂枝加龙骨牡蛎汤。白芍以柔肝止痛之功，入柴胡剂之四逆散、柴胡疏肝散、逍遥散，而用于肝气不和所致之胸、胁、脘、腹疼痛。他如，与当归相伍，合六味地黄汤去泽泻加麦冬，《医略六书》名加减归芍地黄汤，乃肝脾肾三阴亏虚之治方。《伤寒论》有黄芩汤，乃黄芩与芍药、甘草、大枣相伍，以其清热止利、和中止痛之功，以治热泻热痢之疾；又如《素问病机气宜保命集》芍药汤，乃芍药与当归、黄连、黄芩、大黄、槟榔、木香、甘草、官桂相伍，以治湿热痢疾。若因土虚木乘，肝脾不和，脾受肝制，而见运化失职而致痛泻证，有白芍与白术、陈皮、防风之伍，《医学正传》名痛泻要方，以补脾柔肝，祛湿止泻而收功。而《太平惠民和剂局方》有真人养脏汤（人参、当归、白术、肉桂、白芍、木香、肉豆蔻、罂粟壳、诃子、甘草）以涩肠止泻，温中补虚之功而治久泻久痢之证。方中白芍以其养血敛阴、平肝止痛之功，而解下痢腹痛之证。

白芍以其养血敛阴之功，而有平肝育阴息风之治。如入《通俗伤寒论》之羚角钩藤汤，《医学衷中参西录》之建瓴汤、镇肝熄风汤，均为平息内风之治方，用治阴虚阳亢之头痛眩晕之疾，亦为治疗类中风常用的方剂。

敛阴平肝治痫多生用，柔肝和脾止痛多炒用。因其性微寒，酒炒可减其寒性。

附：赤芍

为毛茛科多年生草本植物野生芍药、川芍药或家培芍药瘦小的根。

赤芍味苦微寒，能入血分，入肝经。具清热凉血、散瘀止痛之功，而具活血之治。故以其苦寒入肝经，善走血分，而清肝火，除血分郁热，而行凉血、止血、散瘀消斑之功，如《阎氏小儿方论》有芍药与甘草、升麻、葛根之伍，名升麻葛根汤，以解肌透疹之功，而用于麻疹初起之候。他如入《千金要方》之犀角地黄汤，以其清热解毒、凉血散瘀之功，而用于温热病热毒深入血分证发斑之候，方中芍药吉忱公多以赤芍凉血活血为用。而以其活血化瘀、缓消癥块之功，入《金匮要略》之桂枝茯苓丸，以治胞宫瘀阻证之妇女月经不畅，闭经、痛经，及难产、死胎不下等候。近可用子宫内膜炎、附件炎、子宫肌瘤、卵巢囊肿等属瘀血闭阻者。

蠡实（马蔺子）

【原文】

蠡实，味甘，平。主皮肤寒热，胃中热气，风寒湿痹。坚筋骨，令人嗜食。久服轻身。花叶，去白虫。一名剧草，一名三坚，一名豕首。生川谷。

【词解】

①主皮肤寒热：味甘，性平，入阳明经血分，故能入皮肤经脉之中，解散寒热之气，故有其效。

②胃中热气：入阳明经血分，以微寒之性而解胃中热气。尚可止心烦满之候，适用于血热而致妇人产后血晕、崩中带下之疾。

③风寒湿痹。坚筋骨：因其入阳明经血分，故可扶正达邪，而除风寒湿之邪；且子类补肾，故有强筋坚骨之治。

④令人嗜食：子有滑肠之功，多服则通利，令人溏泄。此句意谓多食之弊。

⑤久服轻身：子类补肾，且该品味甘性平，入阳明胃经，能通利血分而有益气活血通脉之功，故有其效。

⑥花叶，去白虫：其花、叶、根亦入药。有燥湿杀虫之用。如《肘后备急方》用其花捣泥疗面及鼻酒齇。《图经本草》取花、皮、根水煎疗喉痹肿痛。

【讲解】

蠡实原名马蔺子，又名荔草，为祛湿解热药。能止心烦，利大小便，治小腹疝痛，腹内冷积，消酒毒，治黄病，疗毒虫咬伤。《得配本草》：入阳明经血分。《日华子本草》：治妇人血气烦闷，产后血运并经脉不止，崩中带下，消一切疮疖肿毒，止鼻洪吐血，通小肠，清酒毒，治黄病，敷蛇虫咬，杀蕈毒。方如《千金要方》治诸冷痛极，马蔺子九升，水煎，酒调服。《集验方》治寒疝不能食，及腹内一切诸疾，消食肥肌，马蔺子一升，炒，研，拌面吞服。《卫生易简方》治喉痹肿痛，马蔺子八钱，牛蒡子六钱，研末，空心温酒服。

【续解】

基原：为鸢尾科多年生草本植物马蔺的成熟种子。

马蔺子味甘性平，因入阳明血分，故有清热凉血之功，而用于血热而致妇人产后血晕、崩中带下之候。又因子补肾，故又有扶正达邪，而养血通脉，强筋健骨之功，而疗风寒湿痹。

因有滑肠之功，故久服令人溏泄，不宜久服。

瞿麦

【原文】

瞿麦，味苦，寒。主关格，诸癃结，小便不通。出刺，决痈肿，明目，去翳，破胎堕子，下闭血。一名巨句麦。生川谷。

【词解】

①主关格，诸癃结，小便不通：味苦性寒，归心、小肠、膀胱经。苦寒泄降，能清心与小肠火，导热下行，故而有清热利尿通淋之功，为治淋证之要药，故有其治。

②出刺，决痈肿：诸痛痒疮，皆属于心。该品苦寒泻心火，具有清热解毒、活血排脓之功，可疗痔疾、肿毒，浸淫疮，及妇人阴疮，故谓其治。《医心方》引《录验方》

治箭镞入腹不出，以瞿麦为末，酒调服之验。

③明目，去翳：若心火上行犯睛而致翳，以其苦寒泄降，导心火下行而取效。

④破胎堕子，下闭血：该品入心经，有活血通经之功，故可疗经闭及月经不调之疾。鉴于其活血通经之功，孕妇当忌用，因有"破胎堕子"之弊。

【讲解】

瞿麦为利尿通经药。对血淋及尿道痛有特效，又为通经药。开关格，决痈肿，明目退翳，破胎坠子，下血闭。妊娠禁忌。《本草汇言》：入手少阴、太阳二经。《本草再新》：入心、脾、肾三经。《名医别录》：养肾气，逐膀胱邪逆，止霍乱，长毛发。《日华子本草》：叶，治痔漏并泻血，小儿蛔虫，眼目肿痛，捣敷治浸淫疮并妇人阴疮。子，催生，治月经不通，破血块，排脓。

方如《千金要方》治下焦结热之立效散：用瞿麦一两，甘草三分，栀子五钱，共为末，莲须、葱白、灯心草，烧汤饮之。《外台秘要》治小便石淋，本品子捣末，酒服。仲景《金匮要略》方之瓜蒌瞿麦丸，治小便不利，有水气。《千金要方》治子死腹中或经产不下，本品烧浓汁服之。《太平惠民和剂局方》之八正散治诸淋：瞿麦、山栀、扁蓄、大黄、滑石、木通、车前、甘草各一钱，加灯心草一钱，煎服。《外台秘要》治咽喉骨梗，本品为末，水调服。《太平圣惠方》治睐目生翳，其物不出，生肤翳者，瞿麦、干姜（炮），为末，井华水调服二钱。

【续解】

基原：为石竹科多年生草本植物瞿麦和石竹的带花全草。

瞿麦苦寒沉降，降心火，利小肠，逐膀胱热邪，为治淋之要药。故有《太平惠民和剂局方》八正散用之，以其利尿通淋之功，用治热淋，小便淋沥热痛，或尿血之候；而与金钱草、海金砂、鸡内金同用，吉忱公名三金瞿麦汤，以治石淋；与琥珀、牛膝、大蓟、小蓟同用，可疗血淋。他如《杂病源流犀烛》有瞿麦饮，药由瞿麦与泽泻、滑石、防己、大黄、桑螵蛸组成，以其清利湿热、通利小便之功，而治消渴，小便不利，面目及足胫浮肿之候。又以其活血通经之治，又行破血利窍，决痈消肿，明目退翳，通经堕胎之用，如与桃红四物汤合用，以治经闭或月经不调之候。

鉴于瞿麦兼能破血开窍，故孕妇忌用。

元参（玄参）

【原文】

元参，味苦，微寒。主腹中寒热积聚，女子产乳余疾。补肾气，令人目明。一名重台。生川谷。

【词解】

①主腹中寒热积聚：该品味苦，性寒，故有清热凉血，滋阴解毒之功，故有其治。

②女子产乳余疾：系指产后恶血不尽，腹痛不止之证。以该品有清热解毒、消瘀散结之功，而具下恶血瘀物之治，故有其效。

③补肾气：《本草纲目》云："肾水受伤，真阴失守，孤阳无根，发为火病，法宜壮水以制火，故玄参与地黄同功。"盖因其入肾经，味苦性凉，以其坚阴、坚肾之功，则肾之虚火得清，则肾气得补，故谓之补肾气。

④令人目明：久服补虚益精，故谓有"目明"之功。实则乃清热凉血之效也。

【讲解】

玄参为滋阴、清热、解毒药。有清心、消炎、解热作用。对于咽喉炎、腮腺炎、眼结膜炎、耳膜炎、颈淋巴结炎及各种热性病，口干舌燥时，有退热止渴生津之功；对斑疹出后之稽留热、白喉、猩红热、丹毒等，均有减轻其症状之力。《雷公炮制药性解》：入心、肺、肾三经。《名医别录》：主治暴中风，伤寒，身热，支满，狂邪，忽忽不知人，温疟洒洒，血瘕，下寒血，除胸中气，下水，止烦渴，散颈下核，痈肿，心腹痛，坚癥，定五脏。《本草纲目》：肾水受伤，真阴失守，孤阳无根，发为火病，法宜壮水以制火，故玄参与地黄同功。《得配本草》：得花粉，治痰结热痫。配大力子，治急喉痹风。配甘草、桔梗，治咽喉肿痛。配升麻、甘草，治发斑咽痛。佐二地，除阴虚火动。煮猪肝，治赤脉贯瞳。研末，敷年久瘰疬。

临床应用：①用于消炎解毒，治咽喉肿痛、瘰疬、热毒斑疹，如《外科正宗》卷二之玄参解毒汤：玄参、栀子、荆芥、桔梗、甘草、生地黄、葛根、淡竹叶、灯心草。《医宗金鉴》卷六十四之消核散：玄参、海藻、牡蛎、红娘子、甘草，为细末，温酒调服。《外科正宗》方治温毒之化斑解毒汤：升麻、玄参、川连、牛蒡子、连翘、人中黄、石膏、知用、甘草、淡竹叶等。②用于滋养津液，治温热伤津、烦热谵语之症，常合滋液清营之麦冬、生地黄、犀角、竹叶之类，如清宫汤、清营汤，有滋养、退热、清神之效。

【续解】

基原：为玄参科多年生草本植物玄参的根。

味苦咸性微寒，入肾、肺经。故能壮肾水而制浮游之火，具清上彻下之功，为滋阴降火之要药；又有润燥除烦，软坚解毒之治。故以其滋阴润燥、降火解毒之功，与麦冬、生地黄相伍，《温病条辨》名增液汤，以治阳明温病，津液不足，而致大便秘结之候；若热结阴亏，燥屎不行者，增大黄、芒硝，名曰增液承气汤。

若温热病热入营分，伤阴劫液，而见身热，口干，舌绛之候，入《温病条辨》之清营汤，药由犀角、生地黄、玄参、麦冬、丹参、银花、连翘、竹叶、黄连组成，以成清营透热，养阴活血之治；若热邪陷入心包，而见神昏谵语之候，《温病条辨》立清宫汤，药由玄参、莲子心、竹叶、连翘、犀角、麦冬组成，以行清心解毒、养阴生津之治；若温热病血热壅盛，而见发斑，或咽喉肿痛，甚则烦躁谵语者，入《温病条辨》化斑汤，以成清气凉血之治。他如玄参与升麻、甘草相伍，《奇效良方》名玄参升麻汤，乃为伤寒失下，热毒在胃而致发斑之候。含玄参的而治瘟疫热毒，气血两燔之方剂，尚有《疫疹一得》清瘟败毒饮（石膏、生地黄、黄连、犀角、栀子、黄芩、连翘、知母、牡丹皮、赤芍、玄参、竹叶、桔梗、甘草）《温热经纬》神犀丹（犀角、石菖蒲、黄芩、生地黄、银花、金汁、连翘、板蓝根、香豉、玄参、花粉、紫草）等剂。

本品以其清热解毒、散结消痈之功，可用于咽喉肿痛、痈肿疮毒、瘰疬痰核诸疾。如与栀子、黄芩、桔梗、荆芥、葛根、生地黄、甘草相伍，《外科正宗》名玄参解毒汤，以治咽喉肿痛之疾；而玄参与牡蛎、浙贝母诸药相伍，《医学衷中参西录》名消瘰丸，用治痰火凝结之瘰疬痰核。《石室秘录》有以玄参、银花、当归、生甘草水煎服，以治头痛生疮。而《验方新编》名之曰四妙勇安汤，以治脱骨疽。近世多用于血栓闭塞性脉管炎，及下肢深静脉血栓、动脉粥样硬化性心脏病。

秦艽

【原文】

秦艽，味苦，平。主寒热邪气，寒湿风痹，肢节痛。下水，利小便。生山谷。

【词解】

①主寒热邪气：该品为祛风胜湿之药。其味苦性微寒，故有清热之功，尤以热痹更宜。

②寒湿风痹，肢节痛：本品具祛风湿、止痹痛、退虚热、清湿热之功，故其疗痹证，无问久新，凡通身肢节挛急疼痛者皆可用之。

③下水，利小便：鉴于该品味苦性微寒，以其清利湿热之功，而有利水通小便之效，故适用湿热黄疸之疾。如《药性论》有愈"五种黄病"之记；《图经》有以秦艽合牛乳同煮内服"疗黄"之验。皆取法于湿热之邪从小便而解也。

【讲解】

秦艽为散风利痹药。有发汗、镇痛作用，能疏肌表之微血管僵滞，舒展神经，而达祛风利湿之效；又为治疟药，并可利小便，疗黄疸。《本草纲目》：手、足阳明经药也，兼入肝、胆……治胃热，虚劳发热。《日华子本草》：骨蒸，治疳及时气。《名医别录》：治风，无问久新，通身挛急。《得配本草》：辛苦，温，入手足阳明经气分。去风湿寒痹，疗黄疸酒毒，舒筋养血。得肉桂，治产后中风。得牛乳，治伤寒烦渴，及发背初起，并治五种黄疸。配阿胶、艾，治胎动不安。佐柴胡，治风湿骨蒸。

临床应用：①发汗解热，治骨蒸劳热，如杨氏方的秦艽扶羸汤（《杨氏家藏方》卷十：秦艽、地骨皮、鳖甲、柴胡、人参、当归、半夏、紫菀、甘草、大枣）。②发汗镇痛，治诸痹、历节风（关节炎），如独活寄生汤、大秦艽汤（洁古方，见《素问病机气宜保命集》：秦艽、羌活、独活、防风、细辛、白芷、川芎、当归、白芍、生地黄、熟地黄、白术、茯神、石膏、玄参、甘草）之方，治手足痿痹，血不养筋，关节疼痛。

【续解】

基原：为龙胆科多年生草本植物秦艽、麻花秦艽、粗茎秦艽或小秦艽的根。

秦艽味苦辛，性微寒。以其养血荣筋之功，有风药中润剂、散药中补剂之誉。用以治风寒湿痹，而见痹在于骨则体重，在脉则血涩，在筋则拘挛，在肉则不仁，在皮则寒，大凡通身挛急，血不荣筋之候皆可用之。本品味苦性微寒，具降泄之功，而能清热除蒸，以治虚劳骨蒸，如有《温病条辨》秦艽鳖甲汤、《卫生宝鉴》秦艽鳖甲散、《证治准绳》清骨散之用；治小儿疳热之候，有《小儿药证直诀》秦艽散之用。入肝、胆、胃、大肠经。故可祛肠胃之热，益肝胆之气，故尚有清湿热、利二便之功，可用于黄疸，烦渴便赤，及肠风下血之疾。

百合

【原文】

百合，味甘，平。主邪气，腹胀，心痛，利大小便，补中益气。生川谷。

【词解】

①主邪气，腹胀，心痛，利大小便：该品性平微寒，入肺、心经，故有清热润肺、宁心安神之功，故《药性论》谓其"主百邪"，"除心下急、满、痛，治脚气，热咳逆"之候。又谓可疗"癫邪啼泣，狂叫，惊悸，杀蛊毒气，熷乳痈、发背及诸疮肿，并治产后血狂运"诸疾。

②补中益气：百合味甘，有补脾益气、安和五脏之功。故《图经本草》云："蒸食之，甚益气。"

【讲解】

百合为滋养强壮性镇咳祛痰药。对于肺结核及慢性干性气管炎，均有滋养缓和止咳之功，并有退热清凉作用，又用于"百合病"及神经衰弱。《雷公炮制药性解》：入心、肺、大小肠四经。《名医别录》：除浮肿，胪胀，痞满，寒热，通身疼痛，及乳难，喉痹，止涕泪。《日华子本草》：安心、定胆、益志，养五脏，治癫邪啼泣，狂叫，惊悸，杀蛊毒气，燨乳痈、发背及诸疮肿，并治产后血狂运。

临床应用有六：①治肺热咳嗽及吐脓血，本品同知母、贝母、麦冬、天冬、百部、桑白皮、薏苡仁、枇杷叶用。②利大小便，本品同麦冬、白芍、甘草、通草用。③治寒热泄气，通身疼痛，本品同知母、柴胡、竹叶用。④补中益气，本品同白芍、炙甘草、麦冬、五味子用。⑤治浮肿，本品同白芍、云苓、车前子、桑白皮用。⑥治伤寒后百合病，行住坐卧不定，如有鬼神伏，已发汗者，仲景以百合知母汤治之：用百合七枚，泉水浸一夜，翌晨，更以泉水煮取一升，再以知母三两，泉水二升，煮取一升，二汁合煮一升半，分服。另外仲景用百合地黄汤治百合病未经汗吐下者；百合鸡子黄汤治百合病已经吐后者；百合代赭汤，治百合病已经下后者（均出自《金匮要略》卷上）。《太平圣惠方》治肺脏壅热，烦闷咳嗽者：新百合四两，蜜和蒸软，时时含一片，吞之。《千金要方》治肺病吐血，鲜百合捣汁饮之。

【续解】

基原：为百合科多年生草本植物百合或细叶百合的肉质鳞叶。

百合味甘微寒，以其甘寒滑润之质，具清润心肺之功。《金匮要略》有百合病专篇，百合病是一种心肺阴虚内热的疾病，多见于热病之后，证见口苦，小便赤，脉微数之候。有百合伍知母之百合知母汤，以养肺阴，清肺热之治而建功；若心肺虚热而兼血虚者，证见心悸，干咳，失眠，盗汗，神志失聪，舌红少苔，脉虚数或细数者，仲景有百合鸡子黄汤之施，以其滋阴润燥、安和五脏之治而收功；若因心肺阴虚内热者，多见虚烦不得眠，心悸，多梦，干咳少痰，口干舌燥，舌红少苔，脉细数者，有百合地黄汤之施，仲景以其清心润肺、益阴养血之功而收效；若心肺虚热而夹湿邪者，证见心烦，干咳，咽燥，身沉重思卧，小便赤，或咳而无痰，或发寒热，舌红少苔或黄腻，脉濡数者，仲景有百合滑石散之施，以滋阴清热，通利小便为法而收功。

若肺燥咳嗽，痰中带血者，常与款冬花相伍熬膏，《严氏济生方》名百花膏，以润肺止咳而收效；若百合与生地黄、熟地黄、当归、白芍、桔梗、玄参、麦冬、贝母、甘草相伍，《慎斋遗书》名百合固金汤，以其滋肾润肺、止咳化痰之功，以治肺肾阴亏，虚火上炎之证。

知母

【原文】

知母，味苦，寒。主消渴，热中，除邪气，肢体浮肿。下水，补不足，益气。一名蚳母，一名连母，一名野蓼，一名地参，一名水参，一名水浚，一名货母，一名蝭母。生川谷。

【词解】

①主消渴，热中，除邪气：该品味苦兼甘，性寒，质润，入肺、胃、肾经，善清肺胃气分实热，而具除烦止渴之功，故有"主消渴，热中"之用。又因其有清泻肺火、滋阴润肺之功，而可疗肺经蕴热之咳嗽，故谓有"除邪气"之效。

②肢体浮肿。下水：知母味苦性寒，入肺、胃、肾经，而通利上、中、下焦，且苦药坚肾，有"壮水之主，以制阳光"之治，故能入瘀浊血水中，同滋相引，而利水清热，故有其效。如治历节肿痛之桂枝芍药知母汤，佐桂枝芍药，即能入血分之中，引出血中之湿热也。

③补不足，益气：味甘，入肺、胃、肾经，而有润肺益胃滋肾之功，故有其效。

【讲解】

知母为清热消炎药。对热病可作清凉止渴剂，有抑制杆菌及球菌功能，并可镇静止咳，填阴治消渴，故具有利尿生津之力。《汤液本草》：入足阳明经。手太阴肾经本药。《本草经解》：入足少阴肾、手少阴心经。《药性论》：主治心烦躁闷，骨热劳往来，生产后蓐劳。肾气劳，憎寒虚损。《日华子本草》：通小肠，消痰止嗽，润心肺，补虚乏，安心止惊悸。《得配本草》：辛苦，寒，入足少阴、手太阴经气分。泻肾火，除骨蒸，退邪热，滋化源，疗初痢脐痛，治久疟酷热，消痰定嗽，止渴除烦。得人参，治子烦。得地黄，润肾燥。得莱菔子、杏仁，治久嗽气急。配麦冬，清肺火……欲上行，酒拌焙燥。欲下行，盐水润焙。肠胃滑泄，虚损发热，二者禁用。

临床应用约为三项：①清凉解热，辅石膏，用于壮热、烦渴之症，如白虎汤；合银柴胡、青蒿、地骨皮，用于骨蒸劳热，阴虚发热，如清骨散（《证治准绳》卷一。银柴胡、青蒿、鳖甲、知母、地骨皮、秦艽、胡黄连、甘草，水煎服；或为末，冲服）、青蒿鳖甲汤（《温病条辨》方。青蒿、知母、鳖甲、生地黄、牡丹皮、天花粉）等。②镇静安神，同黄柏配，用于滋养剂，施治于肾虚火旺之睡眠不安及梦遗等，如知柏地黄丸。③消炎，利关节，用于关节肿痛（风湿性关节炎），随一般消炎发汗镇痛药用，如大羌活汤（洁古方。羌活、独活、防风、知母、川连、玄参、防风、细辛、苍白术、生地黄、川芎、甘草）和桂枝芍药知母汤等。至于治消渴的作用，是取其滋阴清热之力。

【续解】

基原：为百合科多年生草本植物知母的根茎。

知母味辛、苦，性寒，质柔性润，上可清肺经实热，下泻肾火，兼退胃家实热，并有滋阴润燥之功。大凡燥热伤阴之候，不论虚实皆可用之。如热病高热大渴，有《伤寒论》白虎汤之用；肺热咳喘，有大青龙汤之施；阴虚肺热而咳者，常与贝母同用，如《寿世保元》二母丸；阴虚火旺，而见骨蒸潮热，梦遗，盗汗者，以其退热除蒸为治，如《医宗金鉴》知柏地黄丸；若胃热口渴，及消渴病者，以其生津止渴为治，如《医学衷中参西录》玉液汤；他如知母醋调磨汁外搽，可用于紫斑及皮疹等疾，可促进退散。

知母与石膏，皆可清肺胃实热，然石膏味辛大寒，重在清解；知母苦寒质柔，主于清润。故肺热实喘证，多用石膏；而肺热燥咳者，多用知母。二药一重于清热，一主以清润，故阳明气分燥热伤津证，二药多配合应用。

知母与黄柏，亦是一组常用对药。黄柏气味纯寒，虽能下行，以除下焦之湿热，但肺金不肃，则化源无滋，则无以上达于肺而肃肺；知母味辛苦，沉中有浮，降中有升，既能佐黄柏以泄肾水，又能上行以润心肺，俾气清肺肃，而湿热得以分解。故为清热泻火之佳配，如白虎汤；又为滋阴退蒸之良伍，如知柏地黄丸。

多生用，糯米泔浸蒸用，可除腥气；盐水炒制，取其入肾有泻火之意。

贝母

【原文】

贝母，味辛，平。主伤寒烦热，淋沥邪气，疝瘕，喉痹，乳难，金创，风痉。一名空草。

【词解】

①主伤寒烦热，淋沥邪气：该药味辛，性平而微寒，故有发散之功，可疗伤寒烦热之候。本品入肺、心二经，外邪郁久，而蕴热，心与小肠相表里，热邪传入小肠，而见淋沥之候，故以清热开郁之功而愈病。

②疝瘕：腹中结实，心下满而成疝瘕。以其辛寒之性，而清热开郁散结，而成其治。

③喉痹：以其入肺经，行清热化痰、开郁散结之功，而有其治。

④金创，风痉：或金创，或风痉，或金疮痉，及血热郁结之诸疮，皆瘀血郁毒之所为，故本品以其清热化痰、开郁散结而解瘀毒之候，是为治。

【讲解】

贝母为润肺、化痰、止咳药。对肺部支气管平滑肌有扩张作用，能麻醉副交感神经，弛缓支气管，减少分泌，而收祛痰镇咳之效，功用与阿托品类似；又有消炎解毒、治人畜恶疮之用，并且可作为镇静、解热、止痉、抗惊厥之药。《雷公炮制药性解》：入心、肺二经。《名医别录》：治腹中结实，心下满，洗洗恶风寒，目眩，项直，咳嗽上气，止烦热渴，出汗，安五脏，利骨髓。《日华子本草》：消痰，润心肺。《得配本草》：得厚朴，化痰降气。配白芷，消便痈肿痛。配苦参、当归，治妊娠尿难。配连翘，治瘿瘤。配瓜蒌，开结痰。配桔梗，下气止嗽。

世俗分三种：川贝祛痰而兼补虚，浙贝祛痰而兼清热，土贝祛痰而兼解毒。

临床应用有二：①化痰止咳。治阴虚劳咳（肺结核），合滋养之二冬（天冬、麦冬）、二地（生地黄、熟地黄），如《济世方》之滋阴降火汤，治阴虚发热，吐痰喘急：天冬、麦冬、生地黄、熟地黄、贝母、知母、地骨皮、百部、茯苓、白芍、白术、黄芪。治肺热咳嗽（急性支气管炎），合玄参、桑白皮用，如《济世方》之清火宁肺汤，治咳嗽有热痰，胸中痞闷：麦冬、玄参、秦皮、贝母、桔梗、甘草、前胡、枳实、赤苓、生姜。治久咳气急（慢性支气管炎），合杏仁、款冬花用，如《证治准绳》之贝母散，治小儿久喘气急：贝母、杏仁、款冬花、紫菀、麦冬，是皆取其消炎镇咳之功。②消炎散结。治肺痈，合排痰之桔梗用，如《外台秘要》之桔梗白散，治肺痈久吐，脓如米糊者：桔梗、贝母、巴豆霜制散服；治疬腮（颈淋巴结炎）、乳痈（乳腺炎）、瘰疬（颈淋巴结脓肿）等，合蒲公英、连翘用，如《外科正宗》之消痈散毒汤：贝母、天花粉、蒲公英、连翘、青皮、当归、鹿角霜；合夏枯草用，如《外科正宗》之夏枯草汤，治瘰疬：夏枯草、贝母、桔梗、甘草、白芷、当归、白芍、生地黄、白芍、柴胡、桑白皮、茯苓、白术、香附，先以枯草煎水，后下诸药，同煎服，是皆取其消炎作用。其他如加味逍遥散治疬腮，乳肿及腋部、颈部淋巴结肿：柴胡、当归、赤芍、夏枯草、玄参、大贝母、郁金、连翘、牛蒡、乳香、没药等，煎服，均有特效。

【续解】

基原：为百合科多年生草本植物川贝母，或浙贝母的鳞茎。

贝母有川贝，浙贝之分，小者川贝，大者浙贝。虽然都能止咳化痰，但作用又有所不同。川贝母苦甘微寒，滋润性强，多用以治肺热咳喘，肺虚痨咳为宜；浙贝苦寒，开泄力胜，多用于外感风邪，痰热壅肺之咳嗽。如川贝以其润肺化痰之功，与知母相伍，名二母丸，用治阴虚肺热，咳嗽痰少之症；与紫菀、款冬花、麦冬、杏仁相伍，《证治准绳》名贝母散，用治肺燥咳嗽，吐痰黏稠者。又如浙贝母以泄热散结之功，用于治疗痰火郁结之瘰疬痰核（淋巴结核），常与玄参、牡蛎等化痰软坚药同用，今名消瘰丸；尚与蒲公英、连翘、天花粉、当归、青皮、鹿角片同用，《玉案》名消痈散毒汤，以治乳痈初起肿痛之候。

尚有土贝母，与川贝、浙贝非一类，只适用于外科疮疡肿毒者。

白苣（白芷）

【原文】

白苣，味辛，温。主女人漏下赤白，血闭，阴肿，寒热，风头侵目，泪出，长肌肤，润泽。可作面脂。一名芳香。生川谷。

【词解】

①主女人漏下赤白，血闭，阴肿：以其辛温之质，而行破宿血补新血之功，可疗漏下，血闭之候；又以其燥湿止带、消肿排脓之功，可疗带下赤白，阴部肿疡之疾。

②寒热，风头侵目，泪出：即风邪上犯头目，而致头痛发热恶寒，目赤胬肉，目痒泪出之候，故以其解表散风、通窍止痛、消肿止痒、明目止泪之功而愈病。

③长肌肤，润泽。可作面脂：一名芳香，且入肺、胃经，以其芳香辛散之性而达肌表，可生肌去面皯疵瘢之症，故有其效。

【讲解】

白芷为发表镇痛药。作用于血管、神经中枢、呼吸中枢及迷走神经脊髓等，因兴奋作用而使血压上升，脉搏徐缓，呼吸兴奋。大量使用引起痉挛后，而呈一般麻痹状态，可促进循环，有助于炎症之减轻。对妇女卵巢之内分泌有调节功能，故有止带下作用。《雷公炮制药性解》：入肺、脾、胃三经。《日华子本草》：治目赤胬肉，及补胎漏滑落，破宿血，补新血，乳痈，发背，瘰疬，肠风，痔瘘，排脓，疮痍，疥癣，止痛，生肌，去面皯疵瘢。《本草纲目》：治鼻渊、鼻衄、齿痛、眉棱骨痛、大肠风秘、小便去血、妇人血风眩运、翻胃吐食。《得配本草》：得辰砂，治盗汗不止……得荆芥、蜡茶，治风寒流涕。得椿根皮，治湿热带下。配黄芩，治眉棱骨痛。配白芥子、生姜汁，调涂脚气肿痛……佐蒌仁，治乳痈……血虚、气虚者，禁用。

临床应用有五：①用于风寒头痛，需和发汗之羌活、防风用，如九味羌活汤。②用于头风，常和川芎、防风用，如《医学统旨》方治风热上攻、眉棱骨痛之祛风清上饮：白芷、川芎、防风、羌活、荆芥、柴胡、玄参、甘草。③用于牙龈结肿疼痛，常合升麻、石膏、玄参，如《外科正宗》方之清阳散火汤：白芷、升麻、石膏、玄参、连翘、防风、荆芥、车前子、蒺藜、当归、甘草。④用于痈毒肿痛，常合银花、穿山甲等解毒消炎药用，如《医学统旨》方之仙方活命饮。⑤用于鼻炎，常随苍耳、辛夷用，如《严氏济生方》之苍耳散：白芷、苍耳、辛夷、薄荷。他如《是斋百一选方》之都梁丸，治病风头痛，百药不效，取白芷一味，蜜丸弹子大，每用清茶、荆芥，烧水送饮1丸。张公浪云：本品能扩张血管而奏祛痛之效。充血性之风脑（高血压）等不宜。

【续解】

基原：为伞形科多年生草本植物白芷，或杭白芷的根。

白芷色白味辛，气温力厚，通窍行表，为足阳明胃经之引经药。为祛风散湿之主药，故能治阳明一切头面诸疾。如头目昏痛，眉棱骨痛，牙龈骨痛，及面皯疵瘢者。尚可疗风热乘肺，上灼为脑，渗为渊涕；热移大肠，发为肠风痔瘘痈疽；风与湿热发于皮肤，变为疮疡疹疥燥痒。皆以其温散解托之功，俾腠理之风悉祛，留结之痈肿潜消，诚为祛风散湿之要剂。如入《此事难知》九味羌活汤，以其发汗祛湿，兼清里热之功，而用治外感风寒湿邪，而兼有里热之证。

白芷为阳明经之引经药，若外感风寒，而阳明头痛、齿痛、鼻渊诸候，可一味白芷单用，名都梁丸；若与荆芥、防风、川芎合用，名川芎茶调散；若与苍耳子、辛夷、薄荷同用，名苍耳子散。本品尚有解毒医疮之治，如入《校注妇人良方》有仙方活命饮之施。若毒蛇、蜈蚣咬伤，《医学心悟》有白芷护心散之施，药由白芷与乳香、雄黄、甘草组成。又如入《太平圣惠方》留行白芷散，以治头风白屑之疾，药由王不留行、白芷等分，研细末外撒患处。

因其性升散香燥，燥能耗血，散能损气，故血热、虚火者忌用，痈疽已溃者，宜渐减去。

淫羊藿

【原文】

淫羊藿，味辛，寒。主阴痿绝伤，茎中痛，利小便，益气力，强志。一名刚前。生山谷。

【词解】

①主阴痿绝伤：该品味辛，入肝肾经，故有温肾益肝、强筋健骨之功，故有其治。

②茎中痛，利小便：二阴为肾之窍，且肾与膀胱相表里。若肾之气化失司，则热蕴下焦，而见茎中痛，小便不利之候。该品以益肾元、司气化之功，故有其治。

③益气力，强志：该品入肝肾二经，故有益肾壮阳、强筋健骨之效，而有益气力之功。肾主骨生髓，而有益脑荣神之功，故有强志之效。

【讲解】

淫羊藿为性神经强壮药。能补精液，治疗阳痿及神经衰弱、健忘、歇斯底里等，均有卓效。有刺激性腺，增加激素分泌之力。《本草经疏》言其入手厥阴，足少阴、厥阴经。《名医别录》：坚筋骨，消瘰疬，赤痈。《日华子本草》：治一切冷风劳气，补腰膝，强心力，丈夫绝阳不起，女子绝阴无子，筋骨拘急，四肢不任，老人昏耄，中年健忘。《得配本草》：入足少阴经气分。兼入手足阳明、三焦、命门，助相火，强精气，除风冷，解拘挛。得覆盆、北味，治三焦冷嗽。配威灵仙，治痘疹入目。君生姜、茶叶，治气胀不食。浸无灰酒，治偏风不仁……巴戟、锁阳、仙茅、淫羊藿，均须生地汁浸透，焙干用，再重用滋阴之剂，以制其热，庶无阳旺阴亏之患。今人动以此为种子良方，服之者多致阳亢阴竭，精液干涸，反受其害，则惑之甚者也。

方例：《和汉药考》治阳痿，枸杞子、肉苁蓉、五味子、山茱萸、淫羊藿。《是斋百一选方》治病后青盲，淫羊藿一两，淡豆豉一百粒，煎服。《普济方》治小儿夜盲，淫羊藿、蚕砂各一两，炙甘草、射干各二钱半，为末，羊肝一枚，切开，掺药半两，黑豆一合，米泔一盏，同煎服。时方：淫羊藿浸酒饮之，可壮阳道强精。

【续解】

基原：为小檗科多年生直立草本植物淫羊藿，箭叶淫羊藿，柔毛淫羊藿、巫山淫羊藿或朝鲜淫羊藿的地上部分。

淫羊藿味辛甘性温，入肝肾经。甘温能补肾助阳，辛温能散风祛湿，故具补肾阳，强筋骨之功，又具祛风湿，治痹痛之治。

如《食医心镜》之淫羊藿酒，乃一味淫羊藿酒剂，以其补肾壮阳、益精起痿之功，用治肾阳虚之阳痿，不孕及尿频之疾；如伍熟地黄、枸杞子、巴戟天、白术、当归、仙茅、杜仲、山茱萸、肉苁蓉、韭子、蛇床子、附子、肉桂诸药，《景岳全书》名赞育丸，以其补肾阳之功，而用治阳痿精衰，阴寒不育之疾。家父吉忱公以淫羊藿伍仙茅，名二仙丸，合四物汤、五子衍宗丸，名曰"四二五方"，或煎剂或丸剂，以治男女不孕不育之疾。近世《中医方剂临床手册》有二仙汤以治妇女绝经前后诸证，药由淫羊藿、仙茅、巴戟天、当归、知母、黄柏组成。尚可用于骨质疏松症、卵巢早衰、慢性肾小球肾炎之肾阳虚衰证者。

家父吉忱公以其养肝肾、强筋骨、祛风湿之功，与独活寄生汤相伍，名二仙寄生汤，以治风寒湿痹者；二仙（仙茅、淫羊藿）与柳氏续断丹（续断、杜仲、鹿含草、毛姜、木瓜、桑寄生、狗脊、鸡血藤）相伍，名二仙续断丹，以治形体诸痹。

黄芩

【原文】

黄芩，味苦，平。主诸热，黄疸，肠澼，泄利，逐水，下血闭，恶创，疽蚀，火疡。一名腐肠。生川谷。

【词解】

①主诸热：盖因其具清热燥湿、泻火解毒之功，故有其治。

②黄疸：该病多因湿热或寒湿郁积中焦，不得宣泄而致。因湿热郁积而致者为阳黄，因寒湿而致者为阴黄。因黄芩味苦性寒，入胆、胃经，而有清热燥湿、泻火解毒之功，故而可除湿热郁积中焦之证，而愈黄疸。

③肠澼，泄利，逐水：该品味苦，入胃、肠经，可清解肠胃之湿热，故可破壅气，而主治肠澼、泻利之候。

④下血闭：女人血闭、淋露、下血，因湿热瘀毒郁结所致者，故有黄芩以其清热燥湿，泻火解毒之功而治之。

⑤恶创，疽蚀，火疡：诸候皆湿热火毒郁结所致，故黄芩以其泻火解毒之力，而疗火毒炽盛之疮痈肿毒之疾。

【讲解】

黄芩为苦寒清热燥湿药。有解热及抗菌作用，对一切杆菌及球菌，均可抑制其繁殖之力。可解一切热性病之稽留热、消耗热，故又为消炎杀菌药。《本草纲目》：入手少阴阳明、手足太阴少阳六经。《名医别录》：主治痰热，胃中热，小腹绞痛，消谷，利小肠，女子血闭、淋露、下血，小儿腹痛。《药性论》：能治热毒，骨蒸，寒热往来，肠胃不利，破壅气，治五淋，令人宣畅，去关节烦闷，解热渴，治热腹中疞痛，心腹坚胀。《得配本草》：得黄芪、白蔹、赤小豆，治鼠瘘。得厚朴、川连，止腹痛。得白芍，治下痢。得桑白皮，泻肺火。得白术，安胎……配白芷、细茶，治眉眶痛。

临床应用有五：①清热解表，用于多种热病。如合发汗之羌活、防风以治感冒，合柴胡以解疟热，合蔻仁以清湿热，合薄荷、荆芥以清风热，因配不同而作用亦殊。名方如九味羌活汤、小柴胡汤、黄芩滑石汤（黄芩、蔻仁、滑石、茯苓、大腹皮、通草、猪苓，用治湿热汗出，热解后继而后热之症）。②清热消炎，用于湿热下利（痢疾、急性肠炎）；咽喉眼目之肿痛，每合芍药、川连之类，如葛根芩连汤、黄芩汤等。③清热止血，合地榆、茜草、阿胶用，如地榆散（《仁斋直指方论》治肠下血之热病，地榆、黄芩、川连、茜草、茯神、山栀子）。④安胎保产，合当归、芍药用，如《金匮要略》之当归散（当归、黄芩、白芍、川芎、白术）。⑤平肝清热，用于充血性头痛，合天麻、钩藤、决明子用，如天麻钩藤汤确有降压之效。

【续解】

基原：为唇形科多年生草本植物黄芩的根。

黄芩苦寒，苦能燥湿，寒可清热，入中焦脾、胃、大小肠经，故为泻中焦实火，除脾家湿热之品，如《伤寒论》有三泻心汤之用。尚入肺经，而长于清泻肺火，故以其清热泻火之功，而用于急性热病，而见高热烦躁之候。故有入《太平惠民和剂局方》凉膈散之用；尚有入《医宗金鉴》清肺汤，以治肺热咳嗽之证；又以泻火解毒之功，而有入《外科秘要》黄连解毒汤之用；若温疫热毒，气血两燔，迫血妄行，而发吐血、衄血、便血者，可入《疫疹一得》清瘟败毒饮，以清热泻火，凉血止血。又以其清热燥湿之功，而用于湿热下痢之候，有入《伤寒论》黄芩汤之用；本品入少阳胆经，与柴胡等同用有调达枢机、和解少阳之功，如《伤寒论》小柴胡汤之用；尚可用于治疗湿热黄疸，可与茵陈、栀子、黄柏同用；若用于心经蕴热，小便短赤，五淋涩痛，可入《普济本事方》火府丹，药由生地黄、黄芩、木通组成。胎孕蕴热，宜清热凉血，血不妄行则安，故有《金匮要略》当归散之施。古有"胎前忌温，产后忌寒"之说。故有清热安胎之治，而有入《古今医统大全》泰山盘石散之用。

黄明者良。中虚者名枯芩，即片芩，泻肺火、清肌毒之热多用之；内实者，名条芩，即子芩，泻大肠火、补膀胱水多用之。上行酒炒，泻肝胆火猪胆汁炒。

狗脊

【原文】

狗脊，味苦，平。主腰背强，关节缓急，周痹，寒湿膝痛。颇利老人。一名百枝。生川谷。

【词解】

①主腰背强，关节缓急，周痹，寒湿膝痛：狗脊入肝肾经，故有补肝肾，强筋骨，利关节之功，可治腰背强，关节挛急疼痛之候。周痹乃风寒湿邪流溢于分肉间，继而厥逆于血脉之中，血气痹阻而发疼痛之候。经曰："邪之所凑，其气必虚。"肾精肝血不能濡养筋骨，致风寒湿痹阻而发周痹，膝痛，故有狗脊养肝肾、和营卫、益气血、强筋骨、健腰膝之功而有其治。

②利老人：盖因人至老龄，则肝肾亏虚，精血不足，筋骨失养，则步履维艰，故服用狗脊，以其强筋骨、利关节之功而达其效。

【讲解】

狗脊为缓和强壮药。能通血脉，利关节，治顽痹，强腰背，疗失溺不节，男女脚软及妇女赤白带下。《本草求真》：入肝、肾。《名医别录》：主治失溺不节，男子脚弱腰痛。《本草纲目》：强肝肾，健骨，治风虚。《玉楸药解》：泄湿去寒，起痿止痛，泄肾肝湿气，通关利窍，强筋壮骨，治腰痛膝疼，足肿腿弱，遗精带浊。《得配本草》：微苦，微温，入足少阴经气分。去风湿，疗失溺，治伤中，利关节。配当归，治病后足肿。佐鹿茸、艾，治寒湿带下……肾虚有火者，禁用。

如《普济方》治男子诸风之四宝丹：狗脊、苏木、萆薢、川乌，为末，米醋糊丸，梧子大，酒服20丸。《严氏济生方》治室女白带、冲任虚寒之鹿茸丸：狗脊、白蔹各一两，鹿茸二两，为末，艾煎醋汁打，糯米糊为丸，每服二钱，温酒下。时方治腰神经及坐骨神经痛，狗脊五钱，牛膝三钱，杜仲三钱，薏苡仁四钱，木瓜二钱，煎服。

【续解】

基原：为蚌壳蕨科多年生草本植物金毛狗脊的根状茎。

狗脊味苦甘性温，入肝肾经。《本草备要》谓"苦坚肾，甘益血，温养气，治失溺不节（肾虚），脚弱腰痛，寒湿周痹"。如以其补肝肾、祛风湿、强腰脊之功，入《太平圣惠方》狗脊丸，为狗脊、木香、山药、桂心、附子、槟榔、牛膝、蛇床子、白茯苓、五味子、覆盆子、独活、熟地黄等药相伍，用治各种腰痛；他如《圣济总录》《普济方》

中，亦有以此药名方之狗脊丸之用，方由该方加木香、羌活而成。尚有验方狗脊饮，由狗脊与牛膝、海风藤、木瓜、桑枝、松节、续断、杜仲、秦艽、桂枝、当归、虎骨、熟地黄相伍，以其祛风湿、利关节之功，以治气血亏虚，营卫失和所致之风湿痹痛之疾。

狗脊尚有温补固摄之功，可用于肾气不固之遗精、遗尿、带下之疾。如与金樱子、锁阳、肉苁蓉、巴戟天、茯苓、芡实、莲须、龙骨、牡蛎相伍，吉忱公名加味金锁固精丸，以治肾虚封藏失司之遗精；又如狗脊与桑螵蛸、益智仁、山药、乌药相伍，吉忱公名加味缩泉丸，以其温肾祛寒、缩尿止遗之功，而治因膀胱虚寒所致之小便频数，或遗尿之候；而与人参、白术、黄芪、山茱萸、鹿角霜、莲须、海螵蛸、龙骨、牡蛎相伍，以其益气健脾之功，而适用于虚寒带下之证。

茅根（白茅根）

【原文】

茅根，味甘，寒。主劳伤，虚羸，补中益气，除瘀血、血闭、寒热，利小便。其苗，主下水。一名兰根，一名茹根。生山谷田野。

【词解】

①主劳伤，虚羸，补中益气：以其甘寒之体，能除客热于肠胃和膀胱；甘以补虚坚阴，故久服利人，可疗劳伤虚羸之候。又因其有利水行血之功，而兼有祛瘀血、生新血之治，故谓有补中益气之效。《本草经考注》谓："劳伤虚羸者，多是瘀血之证，就中有冷血、干血之二证，冷血鹿茸射干之类所主，干血茅根地黄之类所治，二证须然可明耳。"

②除瘀血、血闭、寒热：以其有祛瘀生新、清热利尿之功，故有其治。大凡茅花主衄血、吐血、灸疮之候：茅针主恶疮肿未溃者；茅根通血脉，治五淋证。

③利小便。其苗，主下水：以甘寒之体，有清热利尿之功，故有其效。

【讲解】

白茅根为缓和营养利尿药。能消炎利尿，排除内脏及组织间隙过剩之水分而达消肿之效，对肾脏炎、淋病、妊娠浮肿有效，对于热性病口渴，又可作为清凉药，并有止血作用。《得配本草》：入手少阴、太阴，兼入足太阴、阳明经。《名医别录》：下五淋，除客热在肠胃，止渴，坚筋，妇人崩中。《本草纲目》：止吐衄诸血，伤寒哕逆，肺热喘急，水肿黄疸，解酒毒。

方如《太平圣惠方》治肺热气喘，生茅根一两，水煎服，名如神汤。《圣济总录》治反胃上气，食入即吐，茅根、芦根各二两，水煎服。治水肿，茅根、芍药、赤小豆、赤白苓、车前、薏苡仁、木瓜、石斛、木通，煎服。治尿血，用茅根、生地黄、麦冬、车前、牛膝、茯苓、黄柏、五味子、栀子煎服。

【续解】

基原：为禾本科多年生草本植物白茅的根。

白茅根味甘性寒，入手少阴，足太阴、阳明经。具补中益气、除伏热、消瘀血、利小便、解酒毒之功。故以清热凉血之功，以疗血热失血之候。如心肝火旺，迫血上行之吐血；肺火盛，迫血妄行之衄血。盖因甘和血，寒凉血，故能引火下降，而收效。《十药神书》有十灰散，药由大蓟、小蓟、荷叶、侧柏叶、白茅根、茜根、山栀、大黄、牡丹皮、棕榈皮组成，诸药烧存性，以其凉血止血之治而收功。又因其以甘寒之体，有清热生津之功，故可用于热病而见胃热口渴，如《太平圣惠方》白茅根散，药由白茅根与百合、陈皮、葛根、人参相伍；或以《太平圣惠方》如神汤，以治肺热咳喘诸疾，药由白茅根伍桑白皮组成。因其入膀胱，有清热利水之功，故可用于急性肾炎水肿及热淋小便涩痛等疾。仆损瘀血之候，可捣汁服，名茅花汤。又因其有清热达郁、利胆退黄之功，尚可用于湿热黄疸之候。

此亦苦寒之剂，久服易伤冲和之气，脾胃虚寒者当慎服。

紫菀

【原文】

紫菀，味苦，温。主咳逆上气，胸中寒热结气，去蛊毒，痿蹶，安五脏。生山谷。

【词解】

①主咳逆上气：该品味苦，性温，甘润苦泄，辛温不燥，而入肺经，故润肺下气，开肺郁，化痰浊而止咳，故有其治。

②胸中寒热结气：以其苦泄开郁、化痰开结之功，故可疗胸中寒热结气之候。

③去蛊毒：是以其苦泄燥湿、温通开郁之功而为其治，诚如《本草经考注》云："蛊毒亦是湿邪、血冷之证，故用此苦温下气之物也。"

④痿蹶：痿蹶者，谓足胫痿弱不能行之候也。在《素问·痿论》中称为痿躄。其因为"五脏因肺热叶焦，发为痿躄"，即邪气留著不祛，进而及筋脉骨肉而成。以紫菀甘润苦泄、辛温不燥之性，开肺郁，温润筋脉骨肉而成其治。

⑤安五脏：《素问·痿论》云："肺者，脏之长也，为心之盖也。"意谓肺之气，司呼吸，主宣发肃降，通调水道，朝百脉而主制节，辅心而调节人体气血的运行。紫菀入肺经，故以其苦泄温通之性，而行宣发肃降肺气之功，达朝百脉而主制节之治，故而五脏调和，六腑通达，故谓肺为"脏之长"，而有"安五脏"之效。

【讲解】

紫菀为化痰降气药。有排除呼吸道黏液作用，而使气管舒适，咳止气平，对慢性气管炎、支气管炎、肺结核之咯血及消散喉头之肿胀均有卓效，又为利尿药。《雷公炮制药性解》：入心、肺二经。《名医别录》：主治咳唾脓血，止喘悸，五劳体虚，补不足，小儿惊痫。《日华子本草》：调中及肺痿吐血，消痰止咳。《得配本草》：入手太阴、少阴经血分。泄上炎之火，散结滞之气，治痰血，利小便，开喉痹，退惊痫。配生地、麦冬，入心以宁神。配丹皮、白芍，入胃以清热。配款冬、百部、乌梅，治久嗽。配白前、半夏，治水气。

临床应用以祛痰利咳为主。①治诸般咳嗽，合祛痰之白前、镇咳之百部用，如程钟龄方之止嗽散（见《医学心悟》卷三：紫菀、白前、桔梗、甘草、荆芥、橘红、百部，制散服）。②治虚劳咳有血，合滋养之人参和麦冬、止血之阿胶用，如《医通方》之紫菀汤（见《济生拔粹》本引海藏：紫菀、人参、麦冬、阿胶、川贝、云苓、桔梗、炙甘草、五味子），奏祛痰镇咳之效。③对于慢性气管炎咳嗽、气逆、咳痰不利之症，热证合清肺之桑白皮、黄芩用，燥证合润肺之麦冬、川贝用，湿痰合二陈汤用，均有卓效。

【续解】

基原：为菊科多年生草本植物紫菀的根及根茎。

紫菀辛甘苦微温，质润而不燥，入肺经气分，兼入血分。味甘具补虚调中、生津止渴之功；辛散苦泄，长于开泄肺郁，降逆定喘，又为化痰止咳之要药。故以其宣肺止咳之功，与桔梗、甘草、百部、白前、荆芥、陈皮相伍，入《医学心语》之止嗽散，用于风邪犯肺之外感咳嗽，而与款冬花、百部同用，吉忱公名紫菀百花汤，为久咳者之治方；若与人参、黄芪、干姜、杏仁、钟乳石同用，名济生紫菀汤，乃《严氏济生方》为肺气不足，寒咳之治方；与知母、川贝、阿胶、茯苓、五味子、桔梗、人参、甘草相伍，乃王海藏之紫菀汤，用治阴虚劳热，痰中带血之候。

根作节，紫色润软者良。大凡外感咳嗽宜生用，久咳虚嗽宜炙用。

紫草

【原文】

紫草，味苦，寒。主心腹邪气，五疸，补中益气，利九窍，通水道。一名紫丹，一名紫芙。生山谷。

【词解】

①主心腹邪气：盖因紫草味苦性寒，而有泻火解毒、活血通瘀之功，故有其治。

②五疸：源于《金匮要略》，有黄疸、谷疸、酒疸、黑疸、女劳疸之别。大凡分为阳黄、阴黄、急黄三证。多因湿热或寒湿郁积中焦，不得宣泄而致。紫草味苦有清泄湿浊郁毒之功，而达利湿退黄之效，故五疸均可用之。

③补中益气，利九窍，通水道：盖以其凉血活血、清热燥湿、解毒透疹之功，而达利九窍、通水道之效，气血无以凝滞，所以补中益气在焉。

【讲解】

紫草为利血解毒药。能发斑疹，透痘毒，疗恶疮，并有利尿、润便、解热、疗疝气之效。外用有治皮肤湿疹、烫伤、火伤之力。《本草纲目》：入心包络及肝经血分。治斑疹、痘毒，活血凉血，利大肠。《本草经疏》：紫草为凉血之要药，故主心腹邪热之气。《得配本草》：配木香，治痘毒血热。配栝楼仁，治痈疽便闭。配兰叶、黄连、木香，治火黄身热。

方如《仁斋直指方论》消解痘毒，紫草一钱，陈皮五分，葱白二寸，新汲水煎服。又治痈疽便秘，紫草、瓜蒌实等份，水煎服。《太平圣惠方》治小儿白秃，紫草煎汁，涂之日三。《千金要方》治小便卒淋，紫草为末，每食前井华水服二钱。日本华冈青州方，治冻疮溃烂、下腿溃疡等，取紫草 20g，当归 20g，胡麻油 200mL，放入搪瓷盆中，温火熬至焦，去渣，再入黄脂 40g 溶化，做成软膏，搽之。验方预防小儿麻疹传染：紫草 3g，甘草 2g，木香 1g，水 300mL，每日三次分服，依小儿年龄酌情加减之。

【续解】

基原：为紫草科多年生草本植物紫草和新疆紫草或内蒙紫草的根。

紫草味甘性寒，入心肝二经血分，利九窍，凉血活血，解毒透疹，入《张氏医通》紫草快斑汤，药由紫草与赤芍、木通、蝉蜕、甘草组成，用治血热毒盛，斑疹不透之疾；若血热毒闭，兼咽痛者，有《张氏医通》紫草消毒饮，药由紫草伍连翘、牛蒡子、荆芥、山豆根、甘草组成，以达解毒消肿之治。尚取其凉血解毒之功，而用于治疗疮疖、湿疹、火伤、烫伤诸疾。也可用以预防麻疹，颇有效验。

紫草性寒，有滑肠之弊，故脾实者可用，脾虚者用之反能作泻。古方唯用其茸，取其初得阳气，以类触类，用以发痘疮。

败酱（败酱草）

【原文】

败酱，味苦，平。主暴热，火创，赤气，疥瘙，疽，痔，马鞍热气。一名鹿肠。生川谷。

【词解】

主暴热，火创，赤气，疥瘙，疽，痔，马鞍热气：森立之云："暴热、火疮，谓火伤疮也。赤气者，即丹毒之类也。""热气者，亦谓热疮也。"故而他如疥瘙、疽痔之疾，亦皆火热之毒所致也。败酱味苦，性微寒，以其清热解毒、消痈排脓、祛瘀止痛之功，而有其治。

【讲解】

败酱草为消炎、排脓、解凝、利尿药。有活血破瘀滞、消痈肿排脓之效，并可磨障膜、消胬肉，作为疮科要药，又能治疗目疾。《本草纲目》：手足阳明、厥阴药。《名医别录》：除痈肿，浮肿，结热，风痹不足，产后疾痛。方如仲景方之薏苡仁附子败酱汤之治肠痈有脓（《金匮要略》卷中：薏苡仁十分，附子二分，败酱五分，捣为末，水煎），治慢性肠炎、结肠炎等亦有效。

《外台秘要》治产后恶露，七八日不止，败酱、当归各六分，续断、芍药各八分，川芎、竹茹各四分，生地（炒）十二分，水煎，空心服。《广济方》治产后腰痛，及血气流注受阻，腰腿痛不可转者，败酱草、当归各八分，川芎、芍药、桂心各六分，水煎，忌葱。

【续解】

基原：为败酱科多年生草本植物黄花败酱、白花败酱的带根全草。

败酱草辛苦，微寒，入胃、大肠、肝经。辛散苦泄，寒能清热，辛散苦降，既可清热解毒，又能活血散瘀，如入《金匮要略》薏苡附子败酱散，以治肠痈有脓者，即阑尾周围炎及阑尾脓肿。故为治肠痈之要药。《本草便读》解云："排脓消肿，肠痈藉辛苦之功，达胃行肝，瘀热仗咸寒之力。"近年亦有用败酱草治疗肺痈及肝脓疡、子宫内膜炎、附件炎、卵巢囊肿等疾，而以热毒瘀血见证者。以其清热解毒尚可用于急性肠炎、急性痢疾，及急性黄疸型肝炎，均有良好的疗效。

然非属热毒瘀滞证者不宜服用。

白鲜（白鲜皮）

【原文】

白鲜，味苦，寒。主头风，黄疸，咳逆，淋沥，女子阴中肿痛，湿痹，死肌，不可屈伸，起止、行步。生川谷。

【词解】

①主头风：盖因其味苦，性寒，故有疏散风热之功，而达清利头目风邪之治。

②黄疸：因其苦寒之性，有清热利湿、利胆退黄之功，故有其治。

③咳逆，淋沥：以其苦泻火，寒清热，故该药可清泻肺经火热之邪，可疗邪热犯肺之咳逆。又因其有清热利湿之功，而达清解下焦湿热之效，故可疗小便淋沥之候。

④女子阴中肿痛：恶浊湿热之毒蚀于下，则见上述之候，白鲜皮以其清热燥湿、泻火解毒之功，而有其治。

⑤湿痹，死肌，不可屈伸，起止、行步：脾主四肢，湿邪外侵四肢肌肉，故见诸候。白鲜皮入脾经，可健脾燥湿，而达通关节、利九窍、和血脉之功，故有其治。

【讲解】

白鲜皮为祛风杀虫、变质药。能祛风湿热毒，疗疥癣、恶疮。又为风痹要药，可祛疮毒，通月经，治女子阴肿痛。并疗小儿惊痫，妇女产后阴痛之疾。《本草纲目》：足太阴、阳明经祛湿热药也，兼入手太阴、阳明。《药性论》：治一切热毒风，恶风，风疮，疥癣赤烂，眉发脱脆，皮肌急，壮热恶寒，主解热黄、酒黄、急黄、谷黄、劳黄等。《日华子本草》：通关节，利九窍及血脉，并一切风痹筋骨弱乏，通小肠水气，天行时疾，头痛眼疼。

临床应用：①疗足弱顽痹，祛下部湿热，合牛膝、石斛、薏苡仁、黄柏、苍术用。②治下部一切湿热，合双花、防己用。③外部表皮风冷痒疮，可合荆芥、防风、连翘、双花，煎汤浴洗之。叶橘泉方治黄疸、淋病、关节炎等，白鲜皮一两，双花四钱，甘草一钱，水 200mL，煎至 100mL，一日二次分服。

注：变质药，是指改变体质、增强机体抵抗力的药物。一般认为凡属直接作用于机体代谢，促进机体同化、异化过程，改善机体营养和机能状态的药物都可以列入这一类，包括激素、酶、维生素及脏器制剂、碘磷砷铁等化合物。以往人们对这些药物的机制不明了，仅仅从医学实践中获得的感性概念出发，因而采用了较笼统的名称。现在，这类药物在机体内的生理、生化机制已逐渐得到明确或正在明确之中，药物学的分类也逐渐科学化，从而"变质药"这个名称便逐渐少用了。

【续解】

基原：为芸香科多年生草本植物白鲜的根皮。

白鲜皮味苦性寒，苦可燥湿，寒可清热，故为清热燥湿之品。大凡湿热蕴于肌肤，外生湿疹疥癣，而发皮肤瘙痒之候，一味白鲜皮汤，亦可收效。或佐之四物汤、二妙散，收获尤捷。如验方白鲜皮汤，药由白鲜皮、生地黄、赤芍、丹参、黄芩、蝉蜕、当归、苍术、荆芥、防风、银花、紫草组成，今多用于治疗荨麻疹、神经性皮炎、痤疮等皮肤病。

紫参（拳参）

【原文】

紫参，味苦，辛，寒。主心腹积聚，寒热邪气。通九窍，利大小便。一名牡蒙。生山谷。

【词解】

①主心腹积聚，寒热邪气：紫参以其苦寒之性，而具清热解毒之功，而除寒热邪气。入肝经，而疏肝理气，逐瘀破血；入血分为除热散结之要药。诚如《药性论》所云："能散瘀血，主心腹坚胀，治妇人血闭不通。"

②通九窍：意谓可疗"九窍"之候。因其具清热凉血之功，故可疗唾血、衄血，肠中聚血之候，俾血自为通利。又因其苦寒入肝，有镇肝息风之功。故可疗瘰疬、搐搦、惊风，及热病抽搐及破伤风等疾。

③利大小便：以其苦寒之性，具清热解毒、凉血止痢、通淋泻火之功，故有其效。

【讲解】

拳参为解毒止血药。能破瘀血，消肿毒，通月经，止血痢，解烦渴，益精气。《本草求真》：入肝，逐瘀破血，兼入胃腑膀胱，使血自为通利。《本草经疏》：味苦、辛，气寒，而无毒，专入血分。为除热散结，逐血之要药。故主心腹积聚，寒热邪气。通九窍，利大小便。《得配本草》：得阿胶、乌梅，治吐血。配甘草、龙芽草，治血痢。

方如《金匮要略》治痢下之紫参汤：紫参半斤，甘草二两，煎服半升，分三服《太平圣惠方》治吐血不止，紫参、人参、阿胶（炒）等分，为末，乌梅汤送服一钱。《普济方》治面上酒刺之五参丸：紫参、人参、丹参、苦参、沙参各一两，为末，核桃仁捣为丸，梧子大，每服三十丸，姜水送服，若无瘀滞及脾胃虚寒者忌用。

【续解】

基原：为蓼科多年生植物拳参的根茎。

紫参，又名拳参，味苦酸微寒，色紫入肝经，气寒凉血，故有凉血止血之功，可疗吐血衄血，崩漏及痔疮出血诸疾。又有行瘀破积之功，可疗急、慢性肝炎，及赤痢脓血，湿热泄泻等候。如《金匮要略》之紫参汤，药由紫参、甘草组成，以治"下利肺痛"之候；而《圣济总录》亦有一紫参汤，药由紫参、黄芩、茜草根、赤芍、阿胶、蒲黄、苏叶、小蓟、竹茹组成，乃为便血病而设方。他如《圣济总录》紫参散，药由紫参、肉豆蔻、海螵蛸组成，以治赤痢腹痛之疾。又以其清热解毒、消痈散结之功，而用于痈肿瘰疬，毒蛇咬伤之疾；尚有清热息风、定搐止痉之功，而用于热病及破伤风抽搐挛急之候。本品又以其苦寒之性，具清热利湿之治，又用于水肿、小便不利之疾。

藁本

【原文】

藁本，味辛，温。主妇人疝瘕，阴中寒肿痛，腹中急。除风头痛，长肌肤，悦颜色。一名鬼卿，一名地新。生山谷。

【词解】

①主妇人疝瘕，阴中寒肿痛，腹中急：该品味辛性温，其气芳芬，能散血中寒郁湿气，可疗女人漏下赤白，血闭，阴肿诸候，故有其效。

②除风头痛：该品辛温香燥，性味俱升，药势雄壮，善达颠顶，以发散太阳经风寒湿邪为其长，可有效地祛除上犯头项之邪，为治头痛之要药。

③长肌肤：以其辛温之性，而有祛除血中湿邪之功，其验于长肌肉之效，故谓其治。

④悦颜色：其气芳芬，功同白芷，可作沐药，面脂，可疗疵皯、酒齄、粉刺，故有其效。

【讲解】

藁本为镇痉镇痛药。用于各种头痛，对流行性脑脊髓膜炎引起之剧烈头痛及颈项强直有弛缓之力，对于小肠疝痛有解痉止痛之效，并可散风寒湿邪，除妇女疝瘕，阴中寒痛，腹中拘急及大寒犯脑，颠顶疼痛连及齿、颊、督脉，病脊强而厥之疾有效。《本草求真》：入膀胱，兼入奇督。《药性论》：治恶风流入腰，痛冷，能化小便，通血，去头风鼾疱。《医学启源》：治头痛，胸痛，齿痛。《本草纲目》：治痈疽，排脓内塞。《本草再新》：治风湿痛痒，头风目肿，泄泻疟痢。《得配本草》：头痛不有使药为之引，则无效。然引经各有专司，勿得混用。阳明当用白芷，少阳应用柴胡，太阴苍术为宜，厥阴川芎有效，少阴细辛略用，太阳藁本奏功。

方如《广济方》治寒邪郁于足太阳经，头痛及颠顶痛，用藁本、川芎、细辛、葱白。《严氏济生方》治鼻内壅塞，涕出不已，气息不通之辛夷散。《内外伤辨惑论》治受湿身重、脊痛、项强、头痛之羌活胜湿汤：羌活、防风、川芎、藁本、荆芥、甘草。叶橘泉治头痛、偏头痛方：藁本二钱，川芎一钱，防风半钱，白芷一钱，细辛二钱，甘草一钱，煎服，一日三次。

【续解】

基原：为伞形科多年生草本植物藁本和辽藁本的根茎。

藁本辛温雄壮，气味香烈，为太阳经风药，兼通督脉，善达头颠，故风邪犯颠顶，脑后俱痛，号为二经之要药。以其祛风、散寒、胜湿、止痛之功，及其发汗解表之治，常用于外感风寒或风湿而引起的头痛、身痛诸候。盖因督脉并太阳经贯脊，又能下行祛湿，故又可疗妇人疝瘕，阴寒肿痛，腹中急痛诸疾。古人有风邪客于胃肠，而发腹痛腹泻之候，饮藁本汤而愈之验，方出自《素问病机气宜保命集》，药由藁本、苍术组成，主治大实心痛之候。故为胃肠型感冒之用药。其煎汤外洗，可疗头屑、疥癣。

如本品与羌活、苍术、白芷、川芎、细辛、甘草相伍，《太平惠民和剂局方》名神术散，以发汗解表，化浊辟秽之功，而治外感风寒湿邪，头项强痛，发热憎寒，身体疼痛之候；本品尚入《内外伤辨惑论》之羌活胜湿汤，以治风湿在表而见肩背痛不可回顾，头痛身重之症。他如本品与白蒺藜、防风、防己、威灵仙、人参、枳壳、白花蛇相伍，《圣济总录》名藁本散，以治遍身发痒如虫行之候。他如生芪灵仙汤，以治头痛眼痒之疾，药由藁本、生黄芪、当归、川芎、酒芍、生地黄、茯苓、苍耳、天麻、蔓荆子、党参、白菊花组成。

《御药院方》载有收阳粉，药由藁本、麻黄根、白芷、米粉组成，主治一切虚汗、盗汗、自汗及漏风，上药为细末，扑敷汗出处。《脾胃论》有生姜和中汤以治食不下、口干虚渴，四肢困倦之候。药由生甘草、炙甘草、酒芩、柴胡、陈皮、升麻、人参、葛根、藁本、白术、羌活、苍术、生芩、生姜、大枣组成。

石韦

【原文】

石韦，味苦，平。主劳热邪气，五癃闭不通，利小便水道。一名石䩹。生山谷石上。

【词解】

①主劳热邪气：该品味苦性平，入肺经，故能清泄肺热，而有止咳平喘之治。《千金翼方·用药处方》："治风，补五劳，长阴阳，益精气。"以其成治劳热邪气之功，故谓其效。

②五癃闭不通，利小便水道：该药尚入膀胱经，以其苦泄之用，微寒之性，而为清热利尿通淋之要药，适用于湿热淋证，故有其治。

【讲解】

石韦为收敛性利尿药。适用于急性淋病尿道炎、膀胱炎之小便出血、淋痛。有消肿、止血、利尿、补精气之效。《雷公炮制药性解》：入肺、膀胱二经。《名医别录》：止烦，下气，通膀胱满，补五劳，安五脏，去恶风，益精气。《得配本草》：甘苦，微寒，入足太阳，兼入手太阴经。通膀胱，清肺火，治淋沥遗尿，疗痈疽发背。配槟榔、姜汤，治气热咳嗽。配滑石末，治淋痛……真阴虚者，禁用。

方如《圣济总录》治小便淋痛，石韦、滑石等分，为末，每饮服二钱。《全生指迷方》治小便转胞，石韦（去毛）、车前子各二钱，水煎服。《普济方》治便前有血，石韦为末，温酒煮茄子枝汤，下二钱。《圣济总录》治气热咳嗽，石韦、槟榔等分，为末，姜汤，服二钱。《千金要方》之石韦散治血淋，石韦、当归、蒲黄、芍药等分，为末，下方寸匕，日三次。《太平惠民和剂局方》之石韦散治肾气不足，膀胱有热，水道不通，淋沥不宣，出少起数，脐腹急痛，蓄作有时，劳倦即发，或尿如豆汁，或便出砂石等物，用石韦（去毛）、木通各二两，滑石、白术、瞿麦、芍药、冬葵子各三两，当归、炙甘草、王不留行各二两，为细末，每服二钱，小麦汤下，食前日三服。

【续解】

基原：为水龙骨科多年生常绿草本植物庐山石韦和石韦或有柄石韦的叶片。

石韦甘苦微寒，上清肺金以滋化源，大凡行水之药，必皆能先清肺火，下行膀胱而利水道，导湿热以通淋，盖因肺为水之上源，源清则流自洁。故临证多与杏仁、滑石、射干为使。如入《太平惠民和剂局方》石韦散，药由石韦与冬葵子、滑石、木通、瞿麦、芍药、白术、当归、王不留行等药同用，以利尿通淋之功，而用热淋、血淋、石淋等证；《普济方》有同名之石韦散，功效主治略同，药由石韦、木通、车前子、瞿麦、滑石、榆白皮、冬葵子、赤苓、甘草组成，主治诸淋。验诸临床，治石淋，小腹隐痛，尿道痛及溲出砂石者尤佳。他如一味石韦散，以其清肺热，止咳平喘之功，而疗肺热咳喘证；又以清热凉血之功，而疗血热崩漏、吐血、衄血、尿血之候。

草薢

【原文】

草薢，味苦，平。主腰背痛，强骨节，风寒湿周痹，恶创不瘳，热气。生山谷。

【词解】

①主腰背痛，强骨节，风寒湿周痹：该品味苦性平，有祛风除湿化浊之功，故能除风寒湿邪，达通络止痛之功，故而可疗风寒湿周痹之候。又因其入肝、胃经，有强筋骨、益气血之效，而有治腰背、骨节疼痛之功。

②恶创不瘳，热气：因该品味苦气平，而有清热解毒之功，故有其治。且因入胃经，有益气血之功，食之可厚胃肠，益气力，止饥，故肌无郁热，而恶疮可愈。

【讲解】

萆薢为缓和利尿药。内服能中和毒素，对于疮毒、梅毒、淋浊、尿酸性关节炎、风湿病等症有卓效。对于组织液壅滞之肿胀及尿酸毒素留瘀诸疾，均可治愈。《雷公炮制药性解》：入脾、肾、膀胱三经。《药性论》：治冷风顽痹，腰脚不遂，手足惊掣，主男子臂腰痛久冷，是肾间有膀胱宿水。《日华子本草》：治瘫缓软风，头旋痫疾，补水藏，坚筋骨，益精明目，中风失音。《得配本草》：得石菖蒲、益智仁、乌药，治白浊频数。佐杜仲，治腰脚痹软。佐旋覆花、虎头骨，治头痛发汗。拌盐炒服，治小便数痛。

方如治慢性淋浊，《杨氏家藏方》之萆薢分清饮：萆薢、菖蒲、益智、乌药、甘草。《家传秘宝方》治肠风、痔漏之如圣散：萆薢、贯众等分，为末，每服三钱，温酒空心服之。《广利方》治脚腰痹软，行履不稳者：萆薢二两，杜仲八钱，为细末，温水服三钱，禁牛肉。治恶疮年久不愈，合黄芪、生地黄、双花、皂角刺、皂荚子、牛膝、木瓜、石斛、薏苡仁、海风藤、僵蚕、胡麻，煎服。尿酸中毒、关节疼痛，合莲子、云苓、车前、木通、泽泻、牛膝、黄柏、甘草用。治腰脊疼痛，合牛膝、木瓜、薏苡仁、黄柏、骨碎补、续断、杜仲、石斛、生地黄、狗脊用；若强骨节，治周痹，加白术、菖蒲、茯苓用。

【续解】

基原：为薯蓣科多年生蔓生草本植物绵萆薢和粉背薯蓣的根茎。

萆薢味苦气平，入肝、胃经，阳明主肉，属湿；厥阴主筋，属风，故能入肝以祛风，胜湿以固下焦，补肝虚，坚筋骨，风湿祛则筋骨坚。以其除痹止痛之功，如与附子、牛膝、丹参、赤芍、当归、防风、杜仲、酸枣仁、桂心、石斛、虎骨等药合用，《太平圣惠方》名萆薢丸，而主治风寒湿痹，腰痛脚冷，关节肿痛之候。属湿热者，与黄柏、苍术、忍冬藤、防己相伍，今名萆薢二妙汤。尚能引水归入下焦，俾水液澄清而达利湿祛浊之功，而成分清别浊之治。如与乌药、益智仁、石菖蒲等药相伍，《丹溪心法》名萆薢分清饮，取其利湿祛浊之功，以治湿热淋浊，膀胱宿水，阴痿失溺，茎痛遗浊，及女子带下诸症。此外因其有分利湿热之功，故又用于皮肤湿疹，及下焦湿热疮毒之疾。

萆薢为祛风胜湿散寒之药，然前人认为其"治湿最长，治风次之，治寒则尤次"。而尤以治下焦湿浊所致之膏淋（如乳糜尿）效著。

白薇

【原文】

白薇，味苦，平。主暴中风，身热，肢满，忽忽不知人，狂惑，邪气，寒热，酸疼，温疟洗洗，发作有时。生川谷。

【词解】

①主暴中风，身热，肢满，忽忽不知人，狂惑，邪气，寒热，酸疼：味苦性平，以其清退虚热之功，可用于邪热入营，阴虚发热，产后虚热所致诸候。

②温疟洗洗，发作有时："温疟洗洗"，乃疟疾往来寒热之候。温疟即热疟，该品苦微寒，入肝胃经，故能清解血热而滋润筋络骨节，以解温疟往来寒热，休作有时，寒热洗洗而在皮中之候。

【讲解】

白薇为解热利尿药。对间歇热发作之灼热，及卒中患者之四肢浮肿有效。对组织细胞酸化机能兴奋之虚热，如急性热病中末期及衰弱病者之消耗热、肺结核之骨蒸潮热等，均有清热滋养之效。其他对于小便赤痛、肺热咳嗽等症，均有解热作用。《本草纲目》：阳明经药也……治风温灼热多眠，及热淋，遗尿，金疮出血。《雷公炮制药性解》：入心、肾二经。《要药分剂》：清虚火，除血热。《得配本草》：苦咸，寒，阳明、冲任之药。利阴气，下水气，治风温灼热，自汗身重，多眠鼻鼾，语言难出，及温疟血厥，热淋遗尿。得白芍，治血淋、热淋，及妇人遗尿。配贝母、冬花、百部，治肺实鼻塞。配石膏、竹茹、甘草、桂枝，治胎前虚烦呕逆。佐人参、当归、甘草，治血厥……血虚气弱者，禁用。

方如《普济方》治肺实鼻塞、不知香臭者，白薇、贝母、款冬花各一两，百部二两，共为细末，米饮，服一钱。《千金要方》治妇女遗尿，不拘胎前产后，白薇、芍药各二两，为末，酒服方寸匕，日三服。亦治血淋、热淋。《普济本事方》治妇人血厥，平素无疾，一旦忽如死人之白薇汤，白薇、当归各一两，人参半两，甘草二钱半，为粗末，每服五钱，水煎温服。

【续解】

基原：为萝藦科多年生草本植物白薇和蔓生白薇的根及根茎。

白薇味苦咸，性寒，《本草备要》谓其为阳明、冲任之药。寒能清热，苦可燥湿，味咸入肾，入血分，故长于清解血分之邪热，尤对温邪入营，高热神昏者，常与生地黄、玄参同用；尚可用治一切不明原因之虚性发热者，常与青蒿、生地黄、地骨皮同用；他如产后血虚发热，夜热早凉，低热不退，或见产后血晕者，可与当归、人参同用。他如以其安中益气之功，《金匮要略》治疗妇人乳中虚，烦乱呕逆之候，有竹皮大丸之施。本品尚有清热凉血、利尿通淋之功，可用于膀胱蕴热之血淋证。又以其清热解毒凉血之功，用以治疗血热毒盛之疮痈肿毒，及肺热咳嗽之证。治肺实鼻塞，不知香臭，《普济方》有白薇、百部、款冬花、贝母共为散，每服一钱，米饮调下为治。

血分无热及脾胃虚寒者慎用。

水萍（浮萍）

【原文】

水萍，味辛，寒。主暴热身痒，下水气，胜酒，长须发，消渴。久服轻身。一名水华。生池泽。

【词解】

①主暴热身痒：该品味辛性寒，质轻上浮，具宣肺发汗、疏散风热、解表透疹之功，故有其治。

②下水气：本品宣肺发汗，上开玄府，水之上源畅达，而有利水消肿之功；下可通调水道而利小便，故有其治。

③胜酒：《陆机诗疏》云："蘋，今之水上浮萍是也，其粗大者谓之蘋，小者曰萍，季春始生，可糁蒸以为茹，又可用苦酒淹以就酒。"《救荒野谱》云："食茎叶，入夏生水中，六七月采，生熟皆可食。"意谓可食用，可作下酒之菜，故曰"胜酒"。

④长须发：因其味辛性寒，质轻上浮，具宣发透达之性，或药用之，或沐浴之，而有通达毛窍、益生毛发之功，故有其用。

⑤消渴：其乃水生之物，秉寒凉之性，且为菜脆美，而有滋阴生津止渴之功，故谓其效。

⑥久服轻身：其可作膳食，而长须发；《本草经考注》谓其"利水、消毒、下气、活血，故有轻身之功"。

【讲解】

浮萍为发汗利尿药。对于热病初期之无汗，及斑疹、痘疮之透发不快者，有发汗透毒之功。对水肿无汗、小便不利者，有消水利尿之力。可打开汗腺，疏通肌肤之血管阻塞，而达散风、祛湿、解热作用。《本草纲目》：入肺经……主风湿麻痹，脚气，打扑伤损，目赤翳膜，口舌生疮，吐血，衄血，癜风，丹毒。

方如《圣济总录》治夹惊伤寒，紫背浮萍一钱，犀角五分，钩藤三七个，共为细末，每服五分，蜜水调下，出汗为度。《千金要方》治消渴，饮水日至一石者，浮萍、花粉等分，为末，人乳汁合梧子大，空腹服二十丸，白水送服。《太平圣惠方》治霍乱心烦，芦根一两，浮萍、人参、枇杷叶各一两，每服五钱，入薤白四寸，酒煎温服。《圣济总录》治吐血不止，浮萍（焙）半两，炙黄芪二钱半，为末，每服一钱，姜蜜水送服。《丹溪纂要》治风热瘾疹，浮萍（焙）、牛蒡子（酒煮，晒干，炒）各一两，为末，用薄荷汤送一二钱，日三次。

【续解】

基原：为浮萍科多年生水生漂浮草本植物紫萍的全草。

浮萍辛寒轻浮，入肺经，善开毛窍，故能宣肺发汗，解表透疹，可疗风疹瘙痒。或湿淫于肌肤而为水肿，小便不利之候，盖因肺为水之上源，故又有通调水道之功，俾风从外解，湿从下行，达膀胱而利水消肿。古谓浮萍"发汗之功胜于麻黄，利水之力捷于通草"，浮萍为外解表邪、内清湿热常用之品，故非实证者当慎用。

王瓜

【原文】

王瓜，味苦，寒。主消渴，内痹，瘀血，月闭，寒热，酸疼。益气，愈聋。一名土瓜。生平泽。

【词解】

①主消渴：味甘苦，性寒，其根名土瓜根，具清热生津止渴之功，故有其治。

②内痹：该品有行血化瘀之功，故可用于内痹拘急之证。如腹痛，乃腹之内络痹阻而致之痹痛。

③瘀血，月闭：月闭者，即经闭，谓月事不下也。盖因血瘀胞宫之由也。王瓜有行血化瘀之功，故有其治。

④寒热：森立之云："寒热者，邪在血分之证。"王瓜根以其苦寒之体，而有清热通达营卫之功，故有其效。

⑤酸疼：乃四肢沉重，百节痛楚之候。该品有通达营卫、行血化瘀之功，故有其治。

⑥益气：盖因该品有和营行血之功，故森立之引《日华子本草》云："土瓜根通血脉，血脉通利则气自益。"

⑦愈聋：该品有行血化瘀之功，故适用于耳窍因络脉瘀阻而致耳聋者。

【讲解】

王瓜为利尿、通经药。又名土瓜。消热利水，行血化瘀，治消渴、内痹，瘀血月闭、妇人带下，通乳汁，利小便，逐四肢骨节中水肿，能疗马骨刺伤。《本草再新》：入心、肾二经。《日用本草》：止热躁大渴，消肿毒，除黄疸，行乳汁，通经水。

《医宗金鉴》治小便如沷、肾虚之证的王瓜散，用王瓜根一两，白石脂二两，菟丝子（酒浸）二两，桂心一两，牡蛎一两，为末，每服二钱，大枣粥下饮。《肘后备急方》治大小便不通，土瓜根捣汁，入水少许，以竹管吹阴中，大便结以竹管吹入肛内。森立之引《产书》：下乳汁，土瓜根为末，酒服一钱，一日三次。《金匮要略》之土瓜根散，治带下，经水不利，少腹满，痛经，一月再见，土瓜根、芍药、桂枝、䗪虫各三两，杵为散，酒服方寸匕，日三服。

【续解】

基原：为葫芦科多年生宿根草质藤本植物王瓜的块根。

王瓜实，色赤入血分，有行血化瘀、通乳消结之功，可用于肌痹拘挛，瘀血经闭，跌打损伤，及乳胀、乳癖、乳痈、内痈之候。王瓜根味苦性寒，以其清热生津之功，而用消渴，黄疸，噎膈反胃，痈肿，及咽喉肿痛之疾。《金匮要略》有以治带下，经水不利，痛经之土瓜根散。《医宗金鉴》有治膏淋之王瓜散。今用其果实而用于胸痹者，行气通脉优于瓜蒌；其根类天花粉，可用于消渴，而生津止渴之功则逊之。

地榆

【原文】

地榆，味苦，微寒。主妇人乳痓痛、七伤、带下病，止痛，除恶肉，止汗，疗金创。生山谷。

【词解】

①主妇人乳痓痛：即妇人产前后诸血疾而致之腹痛。以该品入足厥阴、少阴，手、足阳明经，而有养肝肾、益气血、和胃肠之功，故有通脉解痉、定挛止痛之治。

②七伤：亦即以养肝肾、和肠胃之功，而有益精血、和营卫之效。于先后天之本得补，故可疗五劳七伤之疾。

③带下病：泛指带下诸病也，而孙星衍撰《神农本草经》为"带下病"条下之药。以其味苦性微寒之体，而行清热燥湿之功；又因其入肝肾，而有调冲任、益气固带脉之效。故有其治。

④止痛：因其养肝肾、益气血，而有养血通脉之功，故有解痉止痛之治。

⑤除恶肉：该品以其清热凉血、泻火解毒之功，而为诸瘘恶疮、热疮、息肉、烫伤之要药，可内服，尚可煮地榆汁渍之。

⑥止汗：该品苦寒，有清解血热之功，盖因汗亦血津之余，故有此效。

⑦疗金创：亦即金疮。亦以养肝肾、益气血之功，故可愈金创，又以其有泻火解毒之功，可疗金创致疡之候。

【讲解】

地榆为收敛止血药。有凉消诸热疮、止血之效，又能消酒除渴，对烧烫伤、产后子宫出血有良效，并可作金疮敷膏，可治肠风、吐衄出血、月经不足、血崩诸疾。《本草经疏》：入足厥阴、少阴，手、足阳明经。《名医别录》：止脓血，诸瘘，恶疮，消酒，除消渴，补绝伤，产后内塞，可作金疮膏。《药物图考》：调敷汤火伤，疳疮溃烂。《得配本草》：得犀角，治热痢。配黄芩，治疮痒。配苍术，治肠风痛痒不止。佐砂仁、甘草，治下血腹痛。止血，炒黑用上截。其梢，能行血。

临床应用：①治血痢，同双花、芍药、甘草、枳壳、川连、乌梅合用。如热在心经、利下纯鲜血者，加生犀角磨汁同服。②治毒蚀鱼口，地榆四两，双花二两，穿山甲三钱，研细，酒煎服；若脓已成者，加黄芪五钱，白芷二钱，使脓易溃口易合。本方去穿山甲，加木瓜、牛膝、僵蚕、黄柏，治下疳阴蚀，极效。③治妇人漏下，赤白不止，令人黄瘦，地榆三两，米醋一斤，煮沸去渣，食前温热服一合。④疗金疮不合，本品煮成浓汁，去渣，熬成炼膏，摊贴之。

【续解】

基原：为蔷薇科多年生草本植物地榆或长叶地榆的根。

地榆苦酸微寒，性沉而涩，入肝、胃、大肠经。其凉血、收敛、止血之治，皆得益于酸敛之功也。如用治吐血、衄血、尿血、崩漏者。常与蜜槐角、炒槐花、大黄、黄芩、地黄、赤芍、红花、防风、荆芥穗、麸炒枳壳组成地榆槐角丸，以其凉血泄热、疏风润燥之功，以治痔疮便血之候。他如治疗胃及十二指肠溃疡，伴便血及便黑者之地及汤，由地榆与白及、生地黄组成。

地榆尚以其消肿止痛之功，如生地榆、生大黄各一两，为末，入冰片五分，香油调涂，有治烫火烧伤之治验；又如地榆伍五味消毒饮，可用于治疗痈肿疮疡之候。

治烧伤肿毒宜生用，止血当炒用。

海藻

【原文】

海藻，味苦，寒。主瘿瘤气，颈下核，破散结气，痈肿，癥瘕，坚气，腹中上下鸣，下十二水肿。一名落首。生池泽。

【词解】

①主瘿瘤气，颈下核：即瘿瘤、瘰疬，乃痰气郁结，或火毒结聚之候。海藻味咸苦，性寒，苦泻火，咸软坚，寒清热消肿，故成消痰散结之功，而有其治。

②破散结气，痈肿，癥瘕，坚气：诸候多为皮间积聚暴瘕之疾，亦即以其清热泻火、消癥散瘕、软坚散结之功，而有其效。

③下十二水肿：十二为约数，即诸水肿之候。因海藻苦寒，有利水消肿之功，而有

利湿泄水气之效，故为诸水肿之用药。

【讲解】

海藻为利尿消肿、变质药。清热散结，化痰涎，消瘿瘤，故作软坚用。又疗皮间水气，利小便。《本草求真》：入肾。《本草新编》：入脾。《本草再新》：入肺、胃二经。《本草蒙筌》：治项间瘰疬，消项下瘿囊、利水道，通癃闭成淋，泻水气，除胀作肿。《得配本草》：得甘草，治瘰疬马刀。配僵蚕，治蛇盘瘰疬。淡白酒洗去盐水，再用生乌豆、紫背天葵同蒸，晒干用。

方如《范东阳方》治瘿气之海藻酒：海藻一斤（绢袋盛），清酒四斤，内一宿，每服一合；渣晒干为末，每送一钱。朱丹溪治瘿气初起，海藻一两，川连二两，为末，时时舐咽，先断一切浓味。五海散之治甲状腺肿大：胖大海、海藻、昆布、青盐、海螵蛸各一两，鸡内金五钱，共为细末，每服一钱，良效。

【续解】

基原：为马尾藻科植物海蒿子或羊栖菜的藻体。

海藻味苦咸，性寒，入肝、肾、胃经。苦能泻火，咸可软坚，寒可清热。故有清热消痰、软坚散结、消肿利水之功。如以其软坚消痰散结之功，与昆布、陈皮、青皮、当归、川芎、连翘、半夏、独活、海带、甘草、贝母同用，《外科正宗》名海藻玉壶汤，用治瘿瘤；他如入《世医得效方》之藻蚕丸，以海藻伍僵蚕为丸，白梅煮汤服，而用于瘰疬结核、瘿瘤结肿；《证治准绳》有海藻丸，为海藻与昆布、海蛤、藿香、白芷、白蔹、肉桂、当归、川芎、细辛、枯矾、松罗茶为丸，用治瘿瘤结肿；又如用治瘰疬，海藻与夏枯草、玄参、连翘同用，名内消瘰疬丸；他如《严氏济生方》橘核丸，海藻与橘核、昆布、川楝子相伍，用治睾丸肿痛。

古有"海藻反甘草"说，然《东垣十书》治瘰疬之散肿溃坚汤，《证治准绳》治瘿瘤之昆布散，皆为二者同用，认为坚积之病，非和平之药所能取捷，必令反夺以成功。诚谓相畏相反用药之发挥。

泽兰

【原文】

泽兰，味苦，微温。主乳妇衄血，中风余疾，大腹水肿，身面四肢浮肿，骨节中水，金疮，痈肿创脓。一名虎兰，一名龙枣。生大泽旁。

【词解】

①主乳妇衄血，中风余疾："乳妇"即产妇。"乳妇衄血"，即产后恶露不净之候。

"中风余疾"，即产后失血过多，血液亏虚，营卫失和，或复受风邪，而有《金匮要略》产后"病痉""郁冒"之候。泽兰有养血气、解挛急、破宿血、通久积之功，故有其治。

②大腹水肿，身面四肢浮肿，骨节中水：此乃通消水肿之候也。该品味苦，性微温，有活血祛瘀、利水消肿之功，故适用于瘀血阻滞、水瘀互结之水肿者。

③金疮，痈肿创脓："金疮"，即金创内塞成疮之候。该品有活血祛瘀消肿之功，故有其治。

【讲解】

泽兰为通经、利尿药。适用于壅血性水肿及妇人产后瘀血腹胀、月经不调，均有卓效，并能消散痈肿及外伤肿毒，破宿血，消癥瘕，通小便，利关节。《滇南本草》：行肝、脾二经。《药性论》：主产后腹痛，频产血气衰冷成劳，瘦羸，又治通身面目大肿，主妇人血沥腰痛。《雷公炮制论》：能破血，通久积。《得配本草》：入足太阴经血分。破宿血，去癥瘕，兼除痰癖蛊虫，能疗目痛痈肿。配防己，治产后水肿。配当归，治月水不利。

方如《肘后备急方》治产后水肿，血虚浮肿，泽兰、防己等分，为末，每服二钱，醋汤下。又治小儿褥疮，嚼泽兰心，封之。《集简方》治久肿初起，取鲜泽兰，捣敷之。《子母秘录》治产后儿枕痛，恶露不尽，泽兰、当归、川芎、地黄、牛膝、益母草、赤芍、蒲黄、五灵脂、甘草等分，煎服之。

【续解】

基原：为唇形科多年生草本植物毛叶地瓜儿苗的地上部分。

泽兰味苦尚甘，性温气香，苦泄热，甘和血，辛散郁，香舒脾。入足太阴脾、足厥阴肝经，故善散肝脾之郁，以活血祛瘀行水之功，而有通九窍、利关节、养血气、长肌肉、调月经、消癥瘕、散水肿之治。又因其通经散结不伤正的特点，尤为妇科常用之药。泽兰走血分，故以其活血祛瘀之功，入《济阴纲目》之泽兰汤，与当归、芍药、甘草等药同用，为血瘀经闭、痛经、月经不调、腹中包块、产后血滞腹痛之治方。尚以活血祛瘀消肿之功，可鲜药捣烂外敷，用治损伤瘀肿及痈肿初起之候；尚可伍当归、乳香、没药、土鳖虫煎服；《外科全生集》有泽兰伍金银花、黄连、赤芍等药同用，名夺命丹，为痈肿疮疡之治方。本品既能活血，又能利水，如《随身备急方》，泽兰与防己相伍而用于产后水肿，浮肿；他如肝硬化或肾病水肿者，可与白术、茯苓、防己等行水消肿药用。《本草备要》谓其"走气分，故能利水道"，而为消渴良药。"数食肥甘，传为消渴。治之以兰，除陈气也。"宗于此，吉忱公以其走气分，而用于糖尿病、肾病；以其入血分，而调月经，消癥瘕。

防己

【原文】

防己，味辛，平。主风寒，温疟，热气，诸痫，除邪，利大小便，通腠理，利九窍。一名解离。生川谷。

【词解】

①主风寒，温疟，热气，诸痫，除邪：本品味辛，功于宣散，性平微寒，可祛温热邪气；治"诸痫"，非有定痫制搐之能。仲景之防己地黄汤，乃治风入心经，病如狂状；防己茯苓汤乃治皮水，水气在皮肤中，四肢聂聂动者，状似痫证发作样也。

②利大小便：以其入膀胱、肾、脾经，而有利水消肿、益气渗湿之功，而达利大小便之治。

③通腠理，利九窍：正以其入肾与膀胱之经，而有司气化之功；入脾而有益气渗湿之效。且其味辛，有宣散之功，故有除湿通络开腠理之治，故适用风寒湿痹、痰饮之候。尚因其宣通玄府、净府之功，而疗水肿，故谓有"利九窍"之治。

【讲解】

防己为镇痛解凝药。能缓解因风寒湿引起之僵滞性疼痛，如肩凝、腰痛、痛风等症，适用于颜面神经麻痹患者，又为治支气管性喘息之药，又可利尿，治水肿、淋病。《本草通玄》：太阳药也。《本草再新》：入肝、脾、肾三经。《名医别录》：主治水肿，风肿，去膀胱热。伤寒，寒热邪气，中风，手足挛急，止泄，散痈肿，恶结，诸蜗疥癣，虫疮，通腠理，利九窍。《得配本草》：足太阳本药。行十二经络，泻下焦血分湿热，祛风水，除温疟，退痈肿，疗虫疮。得葵子，通小便淋涩。配知、柏，去下焦湿肿。配桃仁，治大便秘。佐胆草，治胁痛。使胆星，治热痰。合威灵，治肩臂痛。

方如仲景之防己茯苓汤、防己黄芪汤，前者治皮水，四肢浮肿，按之没指，不恶风，水气在皮肤中，四肢聂聂动者；后者治风水，身重、汗出、恶风、脉浮，腹痛加芍药，兼治风湿相搏、关节沉痛微肿，恶风。《千金要方》三物木防己汤，治小便涩淋：木防己、防风、冬葵子各二两，水煎，分三次服。《儒门事亲》治伤寒喘急：防己、人参等分，为末，桑白皮汤送服二钱。《古今录验方》治肺痿，咯血、多痰者，防己、葶苈等分，为末，糯米汤下一钱。《太平圣惠方》治霍乱吐利，防己、白芷等分，为末，新汲水调服二钱。其他如《金匮要略》防己地黄汤，治病如狂状，独行言语，体无寒热，脉浮者；木防己汤，治膈间支饮，其人喘满，心下痞坚，面色黧黑，脉沉紧，得之数十日，吐、下之不愈者。并能解雄黄毒。

【续解】

基原：为防己科多年生木质藤本植物粉防己（汉防己）或马兜铃科多年生缠绕草本植物广防己（木防己）的根。

防己味苦辛性大寒，苦寒泄降，利水清热，味辛能散，兼可祛风，更善泄下焦湿热，为利水祛风、通络止痛之药。《本草备要》谓其为"太阳（膀胱）经药，能行十二经，通腠理，利九窍，泻下焦血分湿热，为疗风水之要药。"如以其利水消肿之功，入《金匮要略》防己黄芪汤，以治下焦湿热，水肿、腹水、小便不利之候；入防己茯苓汤，以治皮水四肢浮肿，小便不利之症；入己椒苈黄丸，以治痰饮，肠间有水气，腹胀满而口干舌燥之疾。尤用于痹证，入《温病条辨》宣痹汤，药由防己、杏仁、滑石、连翘、栀子、薏苡仁、制半夏、蚕砂、赤小豆皮组成，以疗湿热偏胜，症见骨节烦痛，屈伸不利者；尚可入《千金要方》之防己汤，药由防己、茯苓、白术、桂心、人参、乌头、甘草、生姜组成，以疗风寒湿痹而关节疼痛尤著者。

款冬花

【原文】

款冬花，味辛，温。主咳逆上气，善喘，喉痹，诸惊痫，寒热，邪气。一名橐吾，一名颗冻，一名虎须，一名兔奚。生山谷。

【词解】

①主咳逆上气，善喘，喉痹：本品辛温而润，入肺经，而有润肺止咳化痰之功，故有其治。

②诸惊痫：森立之云："诸惊证多因于饮，故温散饮结，则惊证自平。"非径自定惊定痫之药。

③寒热，邪气：本品辛温而润，入肺经，而有宣发肺气、温阳化饮之功，故有其治。诚如森立之所云："凡驱饮之药，皆入肺部，走气分，通腠理，达肌表，故能并治外邪。"

【讲解】

款冬花为镇咳、祛痰药。可调节大脑功能，对惊痫、功能性病变，有矫治作用；并可抑制气管痉挛，而达止咳平喘之力；又可作为健胃药，为解河豚中毒之剂。《雷公炮制药性解》：入心、肺二经。《药性论》：主疗肺气心促，急热乏劳，咳连连不绝，涕唾稠黏，治肺痿肺痈吐脓。《长沙药解》：降逆破壅，宁嗽止喘，疏利咽喉，洗涤心肺而兼长润燥。《得配本草》：辛，温，入手太阴经气分。开痰止嗽，下气除烦，却喉痹，疗肺痿。配白薇、贝母、百部，治鼻塞。配川连，敷口疮……阴虚火动，肺气虚咳，二者禁用。

临床应用：①治暴咳不已，每合镇咳之杏仁、贝母用。治肺痨喘咳，合强壮之蛤蚧、鳖甲。治咳而喉中如水鸡声，合消炎之射干、定喘之麻黄用，如《圣济总录》之款冬花汤，治暴咳：款冬花、杏仁、贝母、知母、桑白皮、五味子、甘草，煎服。《太平圣惠方》之蛤蚧丸治妇人咳嗽不止，渐成痨病：蛤蚧、炙鳖甲、款冬花、紫菀、杏仁、贝母、皂角子，制丸服。《金匮要略》之射干麻黄汤治咳而上气、喉中水鸡声者。其他配合桑叶、杏仁、贝母、紫菀、白前、枇杷叶，应用于肺结核之劳热咳嗽、久痰、黏稠不易咳出之患者。

【续解】

基原：为菊科多年生草本植物款冬的花蕾。

款冬花辛甘温润，入肺经气分，兼入血分。以其温而不热，辛而不燥，甘而不滞，而为润肺化痰止咳之良药。故凡一切咳嗽属肺经病者，不论外感内伤、寒热虚实，皆可用之。本品功效与紫菀相似，均有温润肺气、止咳化痰之功，因紫菀重在祛痰，款冬花主以止咳，故在治咳方中，二药往往同用，吉忱公有二药合百部之用，名紫菀百花汤，其效倍增。

牡丹（牡丹皮）

【原文】

牡丹，味辛，寒。主寒热，中风，瘛疭，痉，惊痫，邪气，除癥坚，瘀血留舍肠胃，安五脏，疗痈创。一名鹿韭，一名鼠姑。生山谷。

【词解】

①主寒热，中风，瘛疭，痉，惊痫，邪气：该品性寒，能清营分、血分实热，故可治温病热入营血之寒热邪气；本品味辛性寒，善清阴分伏热，热扰神明，而见瘛疭、痉、惊痫诸候。

②除癥坚，瘀血留舍肠胃：本品味辛，入心、肝、肾经，有活血散瘀之功，故适用血滞经闭、痛经癥瘕、瘀血留舍肠胃、跌打损伤之候。

③安五脏：心主血脉，该品因其能祛除肠胃间留血，说明其可通达筋络血脉，令气血无所不通，故有安和五脏之功。

④疗痈创：本品以其味辛性寒之体，而有清热凉血、散痈消肿之功，故可疗火毒炽盛、痈肿疮毒之疾。

【讲解】

牡丹皮为清热、活血、调经药。能使子宫内膜充血，促进月经之排泄。能疏通血液壅滞，而达到活血消炎、治痈疽疮肿之效。对内脏之炎肿，有消炎及杀菌作用。能抑制杆菌及球菌感染疾患。《本草纲目》：治手足少阴、厥阴四经血分伏火……和血、生血、凉血，治血中伏火，除烦热。《药性论》：治冷气，散诸痛，治女子经脉不通，血沥腰疼。《得配本草》：辛苦，微寒，入手足少阴、厥阴经血分。泻心包伏火，清膻中正气，除血中内热，退无汗骨蒸，下胞胎，治惊痫，除癥瘕，疗痈肿，行瘀血。配防风，治癞疝偏坠。入辛凉药，领清气以达外窍。入滋肾药，使精神互藏其宅……胃虚者，酒拌蒸。实热者，生用……牡丹皮，清神中之火以凉心。地骨皮，清志中之火以安肾。丹皮治无汗之骨蒸。地骨皮治有汗之骨蒸。丹皮、川柏，皆除水中之火。然一清燥火，一降邪火，判不相合。

临床用途有三：①活血调经。治月经不调，经行先期，火旺者（指子宫炎症），合地黄、黄柏、地骨皮用，如傅青主之清经汤，牡丹皮、地骨皮、黄柏、熟地黄、白芍、青蒿、茯苓，煎服。治经行后期，胞寒无子者，合吴茱萸、桂枝用，如《金匮要略》之温经汤，吴茱萸、桂枝、当归、川芎、白芍、人参、阿胶、炙甘草、麦冬、牡丹皮、半夏、生姜，煎服。皆取其调经之力。②清热凉血。治温邪化热，热入血分，合青蒿、鳖甲用，如《温病条辨》之青蒿鳖甲汤，青蒿、知母、鳖甲、生地黄、牡丹皮、天花粉。合犀角、地黄、赤芍用，如《千金要方》之犀角地黄汤，治吐血、衄血、崩漏、溺血，犀角、地黄、牡丹皮、芍药，煎服。均采其解热消毒作用。③活血消炎。治肠痈、疮肿，合桃仁、冬瓜仁用，如《金匮要略》之大黄牡丹皮汤，大黄、牡丹皮、桃仁、冬瓜仁、芒硝。均具有消炎清毒之效，唯孕妇忌用。

【续解】

基原：为毛茛科多年生落叶小灌木植物牡丹的根皮。

牡丹皮辛苦微寒，其气清芳，入心、肝、肾经。苦寒能清血热，故善清透阴分伏火，凡热病热入营分，而致发斑发疹，血热妄行而致吐血、衄血之候，皆可应用，如入《千金要方》有犀角地黄汤之用；他如热病后期，热伏阴分，夜热早凉之候，有入《温病条辨》青蒿鳖甲汤之治。若妇人因肝郁虚热，或经前发热者，有入《内科摘要》加味逍遥散之用。本品色丹入血分，且味辛可行瘀血，且入肝肾，有调冲任之功，故以其养肝肾、调冲任、活血消瘀之功，入《金匮要略》桂枝茯苓丸，而用于血瘀经闭、痛经及瘀血积聚、腹中包块诸疾。尚以其行血散瘀之功，入《金匮要略》大黄牡丹汤，而用于肠痈腹痛、大便秘结之候。

本品与生地黄，均为治阴虚发热之证，牡丹皮清芬透达，俾热退而利阴生；多用于阴分伏火之候；生地黄甘寒，重在滋阴养血，多用于阴虚阳亢，血虚化燥之候。牡丹皮与地骨皮均可治骨蒸潮热之证。然牡丹皮退无汗之骨蒸，而地骨皮用于治有汗之骨蒸。

假苏（荆芥）

【原文】

假苏，味辛，温。主寒热，鼠瘘，瘰疬生创，破结聚气，下瘀血，除湿痹。一名鼠蓂。生川泽。

【词解】

①主寒热，鼠瘘，瘰疬生创：寒热鼠瘘，乃水邪之毒，上出于脉为寒为热也。瘰疬生疮，乃寒邪客于脉中，血气留滞，结核生疮。荆芥味辛散气香，长于发表散风寒，且性微温然不烈，药性和缓，表寒表热皆可用之，故可用于外感风寒，故谓"主寒热"。正因其有宣散寒邪瘀毒之功，故可疗鼠瘘、瘰疬、疮疡诸证者。

②破结聚气：大凡疮疡、麻疹不透、风疹瘙痒诸疾，邪毒结聚，不得宣泄，郁于肌表而成。以其入肺经，性轻扬透散，祛风止痒、宣肺透疹解毒之功，而达破结达郁之效，故有其治。

③下瘀血：该品辛温，入足厥阴血分，有散瘀破结、通利血脉之功，故有其治。散邪生用，止血用炭，故炒炭长于理血止血，适用于吐衄下血之候。

④除湿痹：以其辛温之性，入肺经，具轻扬透散之性，而有温分肉、实腠理之功，可祛除肌肤中之湿邪，故有其治。

【讲解】

假苏，即荆芥之别名，为疏风解表药。轻宣发表，祛风理血，又为镇痉药，用于冒寒性痉挛及痛风发作，产后可作为祛风止血剂，其疏表发汗可用于流感及疹痘之透发。其他如寒热、乳痈、疮疡均可用之。可旺盛皮肤血行、消结散络、促进皮肤组织早期愈合，并可调节卵巢分泌，以止漏下赤白。《雷公炮制药性解》：入肺、肝二经。《本草纲目》：散风热，清头目，利咽喉，消疮肿。治项强，目中黑花，及生疮，阴癞，吐血，衄血，下血，血痢，崩中，痔漏。《得配本草》：辛苦，温，入足厥阴经气分，兼入血分。散瘀破结，通利血脉，祛风邪，清头目，利咽喉，清疮毒，治中风口噤，身直项强，口面㖞斜，目中黑花，及吐衄崩中，肠风血痢，产风血晕，最能祛血中之风，为风病、血病、疮病、产后要药。得童便，治产后中风。配灵脂炭，止恶露不止。配缩砂末，糯米饮下，治小便尿血。佐桃仁，治产后血晕。调陈皮汤，治口鼻出血如涌泉。血晕用穗，止血用炭，散风生用，敷毒醋调。止崩漏，童便炒黑。毒虚有汗者，禁用。

临床应用有四：①用于发汗解热。治风寒感冒，无汗者，合羌、防用，如荆防败毒散。若风热之证（热性病），合金银花、连翘用，如银翘散。②用于眼部疾患及咽喉风热之证，合桑叶、菊花、僵蚕、牛蒡用，有消炎退肿作用。用于疹痘初期，同金银花、连翘、葛根、牛蒡子用，有透毒解毒之功。如《喉科指掌方》之总方六味汤治咽喉肿痛：荆芥、防风、薄荷、桔梗、甘草、僵蚕，煎服。③用于肠及子宫出血、白带等，每炒炭用，如《普济本事方》之槐花散治肠风下血：槐花、侧柏叶、荆芥、枳壳，作散服。傅青主之完带汤治白带。④用于祛风解痉，如华佗愈风散，取其一味炒炭，温酒服，可治产后日夜四肢痉挛强直。

【续解】

基原：为唇形科一年生草本植物荆芥的地上部分。

荆芥辛苦而温，芳香气清，质又轻扬，其性升浮而有发汗解肌之功，故有祛散风邪之治。黄宫绣谓"凡风在皮里膜外，而见肌肤灼热，头目昏眩，咽喉不利，身背疼痛者，用此治无不效"。又因其入肝经气分，兼行血分，故可除血中之风邪。盖因肝为藏血之地，故该品又可通利血脉，善解血中风热，以其行血消瘀、透疹止痒、散结消肿之功，而适用疮疡初起，疹透不畅之候。

本品与防风、羌活、独活、前胡、柴胡、川芎、茯苓、桔梗、枳壳、薄荷、甘草相伍，《摄生众妙方》名荆防败毒散，以其发表解汗、散风祛湿之功，而用于外感风寒湿邪之证。又如《太平惠民和剂局方》荆芥散，药由荆芥、姜南星、草乌头、石膏组成，以制伤寒头痛、鼻塞流涕、声重咽干之候。他如治疗风热感冒，以荆芥与连翘、金银花、苦桔梗、薄荷、竹叶、淡豆豉、牛蒡子相伍，《温病条辨》名银翘散。

若用于麻疹不透，风疹瘙痒之候，《外科正宗》有消风散之施，药用荆芥、防风、蝉蜕、苦参诸药，以其祛风止痒、宣散疹毒之功为治；《严氏济生方》尚有当归饮子，乃荆芥、防风、白蒺藜、黄芪、甘草，合四物汤组成，以其养血活血、祛风止痒之功，以治血虚有热，风邪外袭，而致疮疥、疹痒之候。

本品炒炭长于理血止血，可用于各种出血证。如荆芥穗炭与炒槐花、柏叶炭、炒枳壳相伍，《普济本事方》名槐花散，以其清肠凉血、疏风行气之功，以治肠风脏毒下血之候；本品尚用于妊娠胎动之候，如《傅青主女科》有保产无忧散，药由芥穗炭伍当归、川芎、炒艾叶、炒枳壳、炙黄芪、酒炒菟丝子、羌活、姜炒厚朴、川贝母、酒炒白芍、甘草、生姜组成，以其益气养血，理气安胎而建功。

连穗用，处方名"荆芥穗"。因穗位于颠，故善升发，可用于伤寒头痛。因其气味辛窜，能泄人真气，不可单服久服。荆芥虽有疏散之功，但炒炭后，其性苦涩，又有止血之功，可用于吐衄肠风，崩中血痢之候。

翘根

【原文】

翘根，味甘，寒，平。主下热气，益阴精，令人面悦好，明目。久服轻身，耐老。生平泽。

【词解】

①下热气：《黄帝内经》云："诸痛痒疮，皆属于心。""诸热瞀瘛，皆属于火。"该品性寒，入心经，而有清热解毒、疏散热邪之功，故有其治。

②益阴精，令人面悦好，明目。久服轻身，耐老：盖因其根甘入脾，有健脾益气之功；入肺、心、胆经，有益气血、调枢机之功。俾三焦气化有司，小便通利，肌肤、目窍、髓海阴津得充，故有其效。

【讲解】

翘根当名连轺根皮。为缓和强壮药。消炎，下气，补气，益精，令人面色华好、耳目聪明，可强身延寿。《本草纲目》：（治）伤寒瘀热发黄。《得配本草》：根，名连轺。苦寒。下热气，专治伤寒瘀热发黄者，导湿热从小便而出。

方如《伤寒论》：治伤寒瘀热在里，身必黄，麻黄连轺赤小豆汤，麻黄（去节）二两，连轺（连轺根）二两，杏仁（去皮、尖）四十个，赤小豆一升，大枣十二枚，白梓白皮一升，生姜二两，甘草（炙）二两。以水一斗，先煮麻黄，再沸，去上沫，纳诸药，煮取三升，去滓，分温三服，半日服尽。今人少用。可蒸饼作食，不可同酒饮，腹胀病人不能食。

【续解】

基原：为木犀科落叶灌木连翘的根皮。

连轺味苦性寒，入心经，具清热解毒、疏散热邪、利胆退黄、通利小便之功。如入《伤寒论》之麻黄连轺赤小豆汤，以其外解表邪、内清里热之功，用以治疗"伤寒瘀热在里，身必发黄"之候。师其证，用其法，吉忱公临证化裁，凡具此方证者，广为应用。如治疗西医学之急性黄疸性肝炎、急性肾炎、过敏性疾病之荨麻疹、玫瑰糠疹，均收到满意效果。

桑根白皮（桑白皮）

【原文】

桑根白皮，味甘，寒。主伤中，五劳，六极，羸瘦，崩中，脉绝，补虚益气。叶，主除寒热，出汗。桑耳，黑者，治女子漏下，赤白汁，血病，癥瘕积聚，阴痛，阴阳寒热，无子。五桙，名檽。益气，不饥，轻身，强志。生山谷。

①主伤中，五劳，六极，羸瘦，崩中，脉绝，补虚益气：伤中，即中焦脾胃之功受损也。味甘，入脾，故有健脾益气补虚之功。五劳，即"五劳所伤"之谓。系指久视、久卧、久坐、久立、久行五种过劳所致的损伤。《黄帝内经》谓"久视伤血，久卧伤气，久坐伤肉，久立伤骨，久行伤筋，此五久劳所病也"。《诸病源候论》谓心、肝、脾、肺、肾，五脏之劳，名五劳。又以志劳、思劳、心劳、忧劳、瘦劳名之。《云笈七签》以气极、血极、筋极、骨极、精极、髓极谓之六极。何谓之"极"？诚如《灵枢·决气》所云："精脱者，耳聋；气脱者，目不明；津脱者，腠理开，汗大泄；液脱者，骨属屈伸不利，色夭，脑髓消，胫酸，耳数鸣；血脱者，色白，夭然不泽，其脉空虚。此其候也。"即筋、脉、皮、肉、骨、气、血、津、液夭亡之极候也。或羸瘦，或女人崩漏下血，或脉绝，均脾失健运，气血生化不足之候也。故以其入脾经，补虚益气而建功。而近世谓其有泻肺平喘、利水消肿之功，亦其健脾益气，司气之功而有其治。

②叶，主除寒热，出汗：以其苦甘，性寒、质轻，轻清疏散，长于疏散风热，发汗解表，故有其治。

③桑耳，黑者，治女子漏下，赤白汁，血病，癥瘕积聚，阴痛，阴阳寒热，无子：桑耳，一名桑臣。味甘辛，色黑，寄生之耳也。入脾、肺、肝、肾经，有益脾肺、强肝肾、调冲任之功，故有其效。

④五栭，名檽：五栭，即柠、槐、榆、柳、桑耳。古云诸耳性寒无毒，具利五脏，宣肠胃气壅。《药性论》云："古槐桑树上者良，能治风，破血，益力。其余树上多动风气，发痼疾，令人肋下急，损经络背膊，闷。"

【讲解】

桑白皮为利尿、镇咳药。能平咳、定喘、祛痰，并为利水消肿之辅佐剂，具有消炎制泌作用，可促使呼吸道及腹膜炎性渗出物吸收加快，并能降低血糖。《雷公炮制药性解》：入脾、肺二经。《名医别录》：去肺中水气，止唾血，热渴，水肿，腹满，胪胀，利水道。《本草纲目》：泻肺，利大小肠，降气，散血。《滇南本草》：肺热咳嗽。《得配本草》：甘辛，寒，入手太阴经气分。泻肺火，降肺气，利小便，祛痰嗽，散瘀血，杀寸虫。又，皮主走表，治皮里膜外之水肿，除皮肤风热之燥痒。得糯米，治嗽血。配茯苓，利小便。疏散清热，生用。入补肺药，蜜水拌炒。肺虚小便利者禁用。

其用途约有三端：①利水消肿，治四肢浮肿、喘满气急（心脏性水肿），合茯苓、泽泻、大腹皮、干姜用，如杨氏之茯苓汤：茯苓、桑白皮、橘红、大腹皮、香附、泽泻、干姜，煎服，取其强心、利尿、退肿之效。②清肺止咳，治肺热咳嗽，合地骨皮用，如钱乙之泻白散，治肺热咳嗽气急：桑白皮、地骨皮、甘草、粳米，取其消炎缓咳作用。③补肺平咳，治肺痨咳嗽喘息，合人参、阿胶用，如《太平惠民和剂局方》之人参清肺汤治肺虚日久，咳嗽气喘：人参、阿胶、桑白皮、地骨皮、杏仁、乌梅去仁、贝母、罂粟壳、甘草各等分，煎服。

【续解】

基原：为桑科落叶乔木植物桑树的根皮、叶，及菌耳。

桑白皮甘寒性降，入肺经，功于泻肺火以平喘，行水饮而消肿。如以其清泻肺热而止咳平喘之功，入《小儿药证直诀》泻白散，用治肺热咳喘证；若肺虚有热咳喘、气短、潮热、盗汗者，与人参、黄芪、紫菀、五味子、熟地黄等补肺药相伍，《永类钤方》名补肺汤。他如以其行水消肿之功，《华氏中藏经》有五皮散，药有生姜皮、桑白皮、大腹皮、陈皮、茯苓皮，用治皮水之疾。

竹叶

【原文】

竹叶，味苦，平。主咳逆上气，溢筋急，恶疡，杀小虫。根，作汤，益气，止渴，补虚，下气。汁，主风痉。实，通神明，轻身，益气。

【词解】

①主咳逆上气：本品味苦，性微寒，具清热除烦之功，而除胸中痰热所致之咳逆上气之候。

②溢筋急：《素问·痿论》云："心热者，色赤而络脉溢。"杨上善云："络脉胀见为溢。"故溢筋，盖因火之妄行，血热之使然。溢筋急乃络脉挛急之候。竹叶有清心泄热之功，故可疗"络脉溢"之候。

③恶疡：因其味苦性微寒，入心与小肠经。《黄帝内经》云："诸痛痒疮，皆属于心。"故有清热除疡之功，而有其治。

④根，作汤，益气，止渴，补虚，下气：其根，同诸笋，亦具苦寒之性，有清心热，而解烦渴之功，故有其效。

⑤汁，主风痉：其茎叶取汁为沥，有清热生津、缓急定挛之功，故可疗风痉。

⑥实，通神明，轻身，益气：竹开花，名竹花，又名草华。结实，名竹米。因其味甘，性平，入心经，故有清热益心之功，而有其效。森立之引《养性要集》云："竹笋，一名草华。"故此实之治，可作竹笋之治。

【讲解】

竹叶为清热除烦药。具有消炎、解热、利尿作用，常用于一般热性病壮热、烦渴、尿赤、口唇干焦之患。《雷公炮制药性解》：入心、肺、胃三经。《名医别录》：主胸中痰热，咳逆上气。《药性论》：主吐血热毒风，止消渴。《得配本草》：（竹叶）甘淡，微凉，入手太阴、少阴、足阳明经。清咳气上冲，除风邪烦热。止呕血，利小水。得芍药，清肝胆之火。得橘皮，治上气发热。佐小麦、石膏，治时行发黄。

其用有二：①治一般热病，合石膏，用于伤寒、温病之伤津烦热之症，如《伤寒论》竹叶石膏汤；合蔻仁、薏苡仁，用于湿温之午后潮热，如《温病条辨》之三仁汤，蔻仁、薏苡仁、杏仁、竹叶、滑石、半夏、通花、川朴，煎服，用于湿温初起及暑温夹湿之湿重于热证，均取其解热为主的功能。②治目赤、口疮、溺赤，合生地黄、木通用，如钱乙之导赤散，竹叶、木通、生地黄、甘草，取其消炎利尿作用。

【续解】

基原：为禾本科多年生草本植物淡竹的叶。

竹叶体轻气薄，味甘淡微寒，入心、肺、小肠经，功于除上焦风热烦渴，故以清心除烦之功与生地黄、连翘、麦冬、犀角同用，入《温病条辨》清营汤，以治壮热烦渴谵语之候；以清热生津之功，与石膏、麦冬、人参、半夏、粳米、甘草相伍，《伤寒论》名竹叶石膏汤，以治伤寒、温病，及暑病余热未清之候；又以透疹解表，清泄肺胃之功，而入《先醒斋医学广笔记》之竹叶柳蒡汤，药由竹叶与西河柳、芥穗、葛根、蝉蜕、牛蒡子、知母、玄参、麦冬、甘草组成，以治痧疹透发不出之证。尚以利尿通淋之功，与木通、生地黄、甘草等药同用，《小儿药证直诀》名导赤散，而治心热移于小肠，而见小便赤涩刺痛之候。综上所述，竹叶清上导下，可升可降，为清热除烦利尿常用之品。

吴茱萸

【原文】

吴茱萸，味辛，温。主温中，下气，止痛，咳逆，寒热，除湿，血痹，逐风邪，开腠理。根，温，杀三虫。一名藙。生山谷。

【词解】

①主温中，下气，止痛，咳逆，寒热：该品辛散，性温散寒，入肝、肾、脾、胃诸经。既可散肝经寒邪，又可解肝气之郁滞，为治肝寒气滞诸痛之要药。且又具温中散寒，降逆止呕、止咳之功，可疗中焦虚寒之脘腹冷痛，呕吐、咳逆之候。

②除湿，血痹，逐风邪，开腠理：盖以其辛温之质，故有辛散温经之功，故有其效。若寒湿脚气肿痛，可伴寒热往来之候；本品醋调敷足心（涌泉），可治口疮、咳喘、高血压眩晕之候。

③根，温，杀三虫：用其根白皮，可杀蛲虫，治喉痹咳逆、泄注、食不消、女子经产余血，及白癣诸疾。据《千金要方》中有吴茱萸东行根皮，及东行吴茱萸根白皮，有

杀三虫之记。

【讲解】

吴茱萸为温热兴奋药。有芳香健胃、镇痛作用，收缩子宫而治腹痛，排除消化道内不良气体。实验证实其有杀灭肠内寄生虫作用。对中枢神经有兴奋作用，可振奋神经，加强血液循环，以除诸痹痛，并具强心回苏之功。《汤液本草》：入足太阴经、少阴经、厥阴经。《药性论》：主心腹疾、积冷，心下结气，疰心痛，治霍乱转筋，胃中冷气，吐泻腹痛不可胜忍者，疗遍身顽痹，冷食不消，利大肠壅气。《得配本草》：（吴茱萸）入足厥阴经血分，兼足太阴、少阴经气分。疏肝燥脾，温中下气，开郁化滞，除阴湿，逐风寒，治一切厥气上逆，厥阴头痛，呕逆吞酸，痞满咽塞，喉舌生疮，肠风泻痢，脚气水肿，疝气阴毒，心腹诸痛……及产后余血……得茯苓，治痰饮。得盐水，暖膀胱，治脾泄。得干姜，治干呕及吞酸。配橘皮、附子，治肾气上哕。配川连，禁痢疾水泄。醋调贴足心，治喉舌生疮。

临床应用有三：①温中健脾。若虚寒泄泻，合肉豆蔻用，如《证治准绳》方之四神丸，吴茱萸、肉豆蔻、五味子、补骨脂；若虚寒呕吐，合生姜用，如《伤寒论》之吴茱萸汤，吴茱萸、生姜、大枣、人参，是取其兴奋胃肠机能，以收止泻、止呕之力。②调经散寒。治虚寒无子，经行后期，同当归、川芎用，如《金匮要略》方之温经汤，取其兴奋中枢，增进卵巢之内分泌，以达调整月经之效。③温中止痛。治肝胃气痛（神经性胃痛），合川连用，如《丹溪心法》之左金丸。若心痛（胃炎性痛），合香附用，如《医学入门》方之栀萸丸，吴茱萸、山栀子、香附、生姜。疝气疼痛，合荔核用，如《丹溪心法》之定痛散，吴茱萸、荔枝核、山楂、枳壳、山栀。脚气肿痛，合木瓜用，如《千金要方》之吴萸汤治脚气入腹，腹胀满闷，吴茱萸、木瓜等。

【续解】

基原：为芸香科落叶灌木或小乔木植物吴茱萸、石虎或疏毛吴茱萸接近成熟的果实。

吴茱萸辛散苦降，性大热而燥烈，入足太阴脾血分，及足少阴厥阴肾肝气分。以其疏肝下气，降厥阴寒气上逆，故入《伤寒论》吴茱萸汤，用治厥阴头痛，以散厥阴之寒邪；尚以温中散寒、降逆止呕之功，用以治中焦虚寒之脘腹冷痛，呕吐泛酸之候。入《朱氏集验方》鸡鸣散，药由槟榔、陈皮、木瓜、吴茱萸、桔梗、生姜、紫苏组成，可用于寒湿脚气上逆，腹痛，闷乱不识人之候。入《医方集解》导气汤，药由吴茱萸、川楝子、茴香、木香组成，可用治寒疝作痛。入《金匮要略》温经汤，以治肝肾不足，冲任虚寒，瘀血阻滞之痛经。又以其温脾益肾、助阳止泻之功，入《证治准绳》四神丸，用治脾肾阳虚之五更泄泻。尚可以本品为末，醋调敷足心（涌泉穴处），以治口疮，及高血压眩晕证。

陈者良，泡去苦烈汁用。止呕黄连水炒，治疝盐水炒，治血醋炒。本品辛热燥烈，故易损气动火，昏目发疮，而血虚有火者忌用。

栀子

【原文】

栀子，味苦，寒。主五内邪气，胃中热气，面赤，酒泡皶鼻，白赖，赤癞，创疡。一名木舟。生川谷。

【词解】

①主五内邪气，胃中热气：该品苦寒清降，清泻三焦火邪，有清热除烦之功，且入胃及三焦经，具清除内生五邪之气之治，故有其效。

②面赤，酒泡皶鼻，白赖，赤癞，创疡：盖因其透达三焦，有清热凉血、泻火解毒之功。《黄帝内经》云："诸痛痒疮，皆属于心。"尚因其入心经，故有疗疮疡癞疾之用。又因其入肺、胃、三焦经，面赤，酒泡皶鼻，乃肺、胃、三焦之火邪郁结所致，故以其清热泻火、凉血解毒之功而愈之。

【讲解】

栀子为凉血清热药。有镇静解热作用，可用于胆道炎、黄疸、胃及食管上部充血性之炎症等，具有消炎解热之力。内服用于吐血、衄血、急性尿道炎血尿、淋痛等，均有止血之效；外用可消炎肿，如跌打损伤之瘀血痛肿等。《雷公炮制药性解》：入心、肺、大小肠、胃、膀胱六经。《名医别录》：主治目热赤痛，胸心、大小肠大热，心中烦闷，胃中热气。《食疗本草》：主暗哑，紫癜风，黄疸积热心躁。《本草纲目》：治吐血，衄血，血痢，下血，血淋，损伤瘀血，及伤寒劳复，热厥头痛，疝气，汤火伤。《得配本草》：（山栀）苦，寒，入手太阴经血分。主屈曲下行，泻三焦之郁火，导痞块中之伏邪，最清胃脘之血热，心烦懊憹，颠倒不眠，脐下血滞，小便不利，皆此治之。得滑石，治血淋尿闭。得良姜，治寒热腹痛。得柏皮，治身热发黄。配连翘，治心经留热。佐柴胡、白芍，治肝胆郁火。使生地、丹皮，治吐衄不止。

其临床应用有四：①用于解热，治急性热病之烦热，如仲景之栀子豉汤；合荆芥、薄荷，用于风热感冒；合牡丹皮、赤芍，用于血热红肿之充血性炎症，均有卓效。②用于消炎，对疗疮红肿、口舌耳目赤痛，合川连、黄柏、连翘等解毒之品用，如黄连解毒汤。③用于消炎治疸，合茵陈用，如茵陈栀子黄连三物汤（出《伤寒图歌活人指掌》卷四）。④用于止血，治吐血、衄血诸血证，合侧柏叶、白茅根用，如"十灰散"（出《劳证十药神书》）。生山栀为末，鸡子清或醋调，可治跌打挫伤。生用清热解毒，炒用清热止血，大便溏者勿用。

【续解】

基原：为茜草科常绿灌木植物栀子的成熟果实。

栀子苦寒清降，能清泻心肺三焦之邪热，从小便而解。且既能清热除烦，而用于热病热郁胸脘，心烦不安之候，如《伤寒论》栀子豉汤之用；又有清热利湿退黄之施，而用于湿热黄疸之证，如茵陈蒿汤、栀子柏皮汤之施；他如热淋尿血、小便赤涩热痛之证，入《太平惠民和剂局方》八正散，以成清热泻火、利水通淋之治。尚有胃中湿热蕴结，气滞脘灼之胃脘痛，有化肝煎、凉膈散之用。鉴于栀子有清热解毒之功，对于三焦火毒热盛之证，而见大热烦渴，口燥咽干，错语不眠，或热病吐衄，或热盛发斑，或身热下利，或湿热黄疸，或外科疮疡疹痒，而见小便黄赤，舌红苔黄，脉数有力者，均为可用之品，如《外台秘要》黄连解毒汤之用。

清热泻火多生用，止血多炒焦或炒炭用。本品苦寒，易戕伐胃气，易伤阳致泻，故脾虚便溏者不宜用。

芜荑

【原文】

芜荑，味辛。主五内邪气，散皮肤骨节中淫淫温行毒，去三虫，化食，逐寸白，散腹中喝喝喘息。一名无姑，一名蕨蘠。生川谷。

【词解】

①主五内邪气：味辛性平微温，入脾、胃经，故有温中和脾胃之功，而祛除心脏冷气及癥瘕积聚之气痛。故《海药本草》引《广州记》谓其"治冷痢，心气。"《食疗本草》用以"散腹中气痛"。皆以其温中和脾胃之功，而达祛除五脏邪气之治。

②散皮肤骨节中淫淫温行毒：意谓皮肤骨节中风热之邪毒，淫淫如虫行之状。以其辛散凉开之性，而除皮肤骨节中风热邪毒。

③去三虫，化食，逐寸白，散腹中喝喝喘息：以蛔虫为例，辛可伏蛔，苦能下蛔。故芜荑以其辛苦之味，而具杀虫之功。故历代医家杀三虫必用之。因其入脾胃经，非但有杀虫之功，尚有破结实、消胀满之功，故有消食化积，降逆息喘之治。

【讲解】

芜荑为驱虫杀菌药。对于小儿肠寄生虫所致之腹痛及大便干燥硬结等症，有驱虫、镇痛、通便之功，并治五痔，消食祛疳积。《要药分剂》：入脾、胃二经。《玉楸药解》：入厥阴肝经。《雷公炮制药性解》：入肺、脾二经。《名医别录》：逐寸白。《药性论》：能主积冷气，心腹癥痛，除肌肤节中风淫淫如虫行。

方如《普济本事方》制杀诸虫，以芜荑仁、槟榔等分，为末，糊为丸梧子大，空腹每服二十丸，白水送。《全幼心鉴》之肥儿丸治小儿惊瘟风后，失音不能言，用芜荑、陈曲、川连、麦芽各一钱，炒研为末，猪胆糊为丸，黍米大，每服十丸，木通汤下。杜壬方治小儿虫痛，芜荑、干漆（烧存性）等分，为末，米饮一字或至一钱。《千金要方》治脾胃有虫，食即作痛，面黄无色，芜荑二两，和面炒黄，研匀，空心米饮服二钱。

【续解】

基原：为榆科落叶小乔木或灌木植物大果榆果实的加工品。

芜荑味辛性平，入脾胃经，功于杀虫消积。多用于小儿疳积、虫积腹痛等候。如《太平圣惠方》之芜荑散，药由芜荑、狼牙皂、槟榔、石榴根皮组成，以其杀虫除积之功为治。他如《补要袖珍小儿方论》之布袋丸，药有芜荑、使君子、夜明砂、白术、白茯苓、人参、甘草、芦荟，实乃由四君子汤合驱虫药组成。以其驱蛔消积、补脾健胃之功，用治因虫积日久而发小儿疳积之病。

枳实

【原文】

枳实，味苦，寒。主大风在皮肤中，如麻豆苦痒，除寒热结，止利，长肌肉，利五脏，益气，轻身。生川谷。

【词解】

①主大风在皮肤中，如麻豆苦痒："如麻豆苦痒"：麻者，大麻子，意谓麻疹豆之大小也。枳实味苦，性寒，故有泻降热邪之功，可疗风疹、麻疹热毒之邪。又因其入脾、胃、大肠经，且肺与大肠经相表里，以其清热开结之功，俾肌肤中之风火热毒，从大便而解。

②除寒热结：以其入脾、胃、大肠经，具破气除痞、化痰消积之功，可疗痰热结胸，或湿热泻利之候，故有其效。

③止利：盖因其具健脾开胃、利大小肠、调五脏、通六腑之功，故可疗霍乱、泻利、积食之疾，故谓其有"止利"之用。

④长肌肉，利五脏，益气，轻身：盖因枳实苦寒而香，故有芳香利气快膈之功，而且安五脏、达六腑。脾之功能，实寓胃之受纳，肠之受盛、传化之功，因其入脾、胃、大肠经，有促进化源之效，而利于后天气血生化有序，故有其效。

【讲解】

枳实为消胀健胃药。有振奋肠胃，鼓舞肠胃之消化功能；对子宫下垂及内脏弛缓无力脱肛等疾患，有振作和收缩之功；并具宽中、下气、消食、散瘀血、镇痛作用。《本草经疏》：入足阳明、太阴经。《名医别录》：除胸胁痰癖，逐停水，破结实，消胀满，心下急，痞痛，逆气，胁风痛，安胃气，止溏泄，明目。《药性论》：解伤寒结胸，入陷胸汤用；主上气喘咳，肾内伤冷，阴痿而有气，加而用之。《得配本草》：（枳实）辛苦，微寒，入足太阴、阳明经气分。破结气，消坚积，泄下焦湿热，除中脘火邪，止上气喘咳，治结胸痞满，痰癖癥结，水肿胁胀，胸腹闭痛，呕逆泻痢。配芍药，治腹痛。配黄芪，治肠风下血。佐大黄，推邪秽。佐蒌仁，消痞结。

临床应用：用于积滞（消化不良）之胃部满闷，食欲不振，呕恶，腹痛，下痢等，合陈皮、生姜用，如《金匮要略》之橘皮枳实生姜汤，治胸痹、气塞、短气等。合大黄用，如东垣方之枳实导滞丸（出《内外伤辨惑论》卷下。枳实、白术、茯苓、神曲、川连、黄芩、泽泻、大黄，制丸服）。治脾胃不适，胸闷腹痛，泄泻积滞。又可用于气滞胁痛（肋间神经痛），合郁金、香附、柴胡、白芍之类用，均有利气镇痛之效。叶铭心发现本品有使妇女子宫平滑肌收缩作用，故可治子宫下垂。时逸人云有通利胆管作用，可治黄疸。

枳实、枳壳，一物两种，夏至前后采取幼果，名枳实，故小；秋季采摘成熟果实，名枳壳，故大。枳实力胜，枳壳力缓，均为芳香健胃祛风之品，效用相同。

【续解】

基原：为芸香科常绿小乔木植物酸橙及其栽培变种或甜橙的幼果。

枳实苦酸微寒，专主降气，长于破滞气，行痰湿，消积滞，除痞塞，故《本草备要》谓可"治胸痹结胸，食积五膈，痰癖癥结，呕逆咳嗽，水肿胁胀（肝郁），泻痢淋闭，痔肿肠风"之候。《金匮要略》有枳术汤，药由枳实、白术组成，以其行气消痞之功，以治气滞痞满之候；而《脾胃论》引张元素之枳术丸，白术倍于枳实，重在健脾益气，兼以消食导滞；《兰室秘藏》有行气消痞，健脾和胃之枳实消痞丸，药由四君子汤、枳术汤，加干姜、麦芽曲、厚朴、黄连组成，用治脾虚气滞，寒热互结之痞满证。又如《伤寒论》之大承气汤，以治热结便秘，腹痞胀痛之候。他如入《内外伤辨惑论》枳实导滞丸，药由枳实、白术、泽泻、神曲、茯苓、黄芩、黄连、大黄组成，以其消食导积、清热祛湿之功，而用于湿热食积所致之脘腹胀痛，下痢泄泻，或大便秘结，小便短赤之候。

《伤寒论》有四逆散，以其疏肝和胃、透达郁阳之功，而用于肝胃气滞，阳郁致厥之证；又以其通阳散结之功，入《金匮要略》之枳实薤白桂枝汤，以治气结在胸之胸痹；他如《金匮要略》之橘枳生姜汤，以其行气除痞之功，而用治气滞水停于胸膈之胸痹。

厚朴

【原文】

厚朴,味苦,温。主中风,伤寒,头痛,寒热,惊悸气,血痹,死肌,去三虫。

【词解】

①主中风,伤寒,头痛,寒热:味辛,性温,其气尤烈,大凡外邪内饮相搏诸证为必用之药,故有其治。以其消痰下气、祛留热之功,而除痰饮,祛结水,破宿血,泻膀胱,泄五脏,调关节之治。

②惊悸气:以其辛温之体,具温中益气、消痰下气、除心惊烦满之用。盖因惊悸为心胸饮结之证,故有其治。

③血痹,死肌:盖因其有温中益气之功,而有破宿血、利肌腠之功,故有其治。

④去三虫:盖因其有温中益气、厚肠胃之功,疗积年冷气,宿食不消之候,故以其苦温行气之功,而杀腹藏之虫。

【讲解】

厚朴为燥湿健胃药。缓解气血之痹而活死肌,并能麻痹运动神经末梢以镇静横纹肌之痉挛疼痛,又具解热、祛寒、理气、驱虫等作用。《本草经疏》:入足太阴,手足阳明经。《名医别录》:温中,益气,消痰,下气,治霍乱及腹痛胀满,胃中冷逆,胸中呕逆不止,泄痢,淋露,除惊,去留热,止烦满,厚肠胃。《得配本草》:辛苦,温,入足太阴、阳明经气分。除肠胃之浊邪,涤膜原之秽积。破郁血,去结水,消宿食,散沉寒。得炒姜,治肠风下血。配黄连,治带下。配杏仁,治气逆急喘。佐白茯苓,治尿浑。佐解表药,却卫气之有余。佐分理药,清大肠之多阻……暴泻如水、肠胃虚忌辛散,胃虚呕恶,脾阴不足,孕妇,四者禁用。

临床应用有四:①治脾虚食滞,痞满不食,合陈皮、半夏用,如洁古方之厚朴汤(见《素问病机气宜保命集》卷中:厚朴、白术、半夏曲、枳实、陈皮、甘草),取其健胃祛风之力。②治痢疾,里急后重,便下赤白,合芍药、黄芩、黄连用,如《素问病机气宜保命集》之芍药汤,具有特殊消毒作用。③治冷气滞痛(胃肠之痉挛痛),合木香、干姜用,如《沈氏尊生书》(见《内外伤辨惑论》卷上)之厚朴温中汤,有祛风镇痉之效。④治咳嗽气逆,合桂枝用,如《伤寒论》之桂枝厚朴杏子汤;合麻黄用,如厚朴麻黄汤(《金匮要略》),皆取其缓痉平喘之效。花能宽中舒气,治妇女之肝胃气痛(神经性胃痛)。

【续解】

基原：为木兰科落叶乔木植物厚朴或凹叶厚朴的干皮、根皮及枝皮。

厚朴味苦辛性温，入脾、胃、大肠经。苦能下气，辛能散结，温能燥湿，善除胃中滞气，而燥脾家湿郁，故能下有形之实满，又能散无形之湿满。故厚朴以其下气宽中、消积导滞之功，入《伤寒论》之大承气汤，以治阳明腑实证之大便不通，或热结旁流之下利，或里热实证之热厥、痉病、发狂证；入小承气汤，主以下热结之治，而疗阳明腑实证；尚有《金匮要略》之厚朴三物汤，药由大黄、厚朴、枳实组成，与小承气汤相同，然主以厚朴，故为治腹满胀痛而兼大便秘结者。他如与生姜、半夏、人参、甘草同用，《伤寒论》名厚朴生姜甘草半夏人参汤，以治脾胃虚寒而致胸腹气滞胀满症者。《金匮要略》之厚朴麻黄汤，药由厚朴、麻黄、半夏、干姜、五味子、细辛、杏仁、石膏、小麦组成，实为厚朴合《伤寒论》之小青龙汤加石膏汤加减而成，以其降逆平喘之功，而治寒饮夹热，上迫肺系，而致胸满作喘之候，可用于慢性支气管、哮喘者。

因其辛温之性，行气之力较强，故内热津枯，脾胃气虚之人，及孕妇者当慎用。

秦皮

【原文】

秦皮，味苦，微寒。主风寒湿痹，洗洗寒气，除热，目中青翳，白膜。久服头不白，轻身。生川谷。

【词解】

①主风寒湿痹：本品味苦性微寒，其性收涩，故有清热燥湿之功。森立之谓其"专解血中之湿热"，故尤适用于风寒湿痹之郁久化热之热痹、痛痹者。

②洗洗寒气：乃血热憎寒之候。以其苦寒之体，行清热燥湿之治，故有其效。

③除热：苦寒之性，故有除热之功，尤重在清解血热。

④目中青翳，白膜：以其清解血热之功，可疗目赤肿痛、风泪不止，及目生云翳、胬肉诸疾。

⑤久服头不白，轻身：发为血之余，秦皮能清解血中一切湿热，败血既祛，新血自生，故谓其效致头发不白，皮肤光泽，身体矫健，故有其效。

【讲解】

秦皮为苦味健胃收敛药。有消炎解热、收敛止泻作用，可治肠炎下痢。又可煎汁洗眼，故又为治目要药。《本草纲目》：厥阴肝、少阳胆经药。《药性论》：主明目，去肝中久热，两目赤肿疼痛，风泪不止，治小儿身热，作汤浴。《汤液本草》：主热利下重，下焦虚。《本草求真》：味苦气寒，色青性涩，功专入肝以除热，入肾以涩气。是以因风而见湿痹、惊痫、目障之症者，则当用此苦燥、苦降之味以除；因脱而见崩带、肠下痢之症。《得配本草》：苦，寒，涩，入足厥阴、少阴经。治下痢崩带，疗风寒湿痹。祛肝热，点白膜。配滑石、川连，洗赤眼生翳。配川连、竹叶，治眼暴赤。

方如：仲景之白头翁汤，白头翁、黄柏、黄连、秦皮等分，取其苦涩之用也。《外台秘要》治赤眼暴肿，疼痛，秦皮、川连各一两，苦竹叶半升，水煎八分，食后服。《千金要方》治血痢连年，秦皮、鼠尾草、蔷薇根等分，水煎成流膏，再为小丸梧子大，每服五六丸，日二服。并可解蝮蛇咬伤，为解毒药。

【续解】

基原：为木樨科落叶乔木植物苦枥白蜡树或白蜡树的茎皮。

秦皮苦寒，苦以燥湿，寒以清热，入大肠经，故以其清热燥湿之功，用以治疗湿热下痢之急性者，如入《伤寒论》白头翁汤，以治热毒痢疾。尚入肝胆经，以清泻肝火、明目退翳之功，用治肝经郁火，上扰目窍，而见目赤肿痛，目生翳膜之候，如《太平惠民和剂局方》秦皮散，药由秦皮、滑石、黄连组成，以治大人、小儿风毒，赤眼肿痛，痒涩眵多，昏暗羞目之候。他如《外台秘要》有秦皮汤，药由秦皮、黄连、苦竹叶组成；尚有秦皮单味煎水洗眼之用。本品色青，性涩，补肝胆益肾，而平肝木，故可疗目疾，尚可疗肝胆湿热下注，而见妇人赤白带下，男人阴囊湿疹之候，多与白鲜皮、苍术、黄柏同用。

因苦寒有戕伐中阳之弊，故脾胃虚弱者，不宜服用。

皮青有白点，渍水碧色，书纸不脱色者真。

山茱萸

【原文】

山茱萸，味酸，平。主心下邪气，寒热，温中，逐寒湿痹，去三虫，久服轻身。一名蜀枣。生山谷。

【词解】

①主心下邪气，寒热：该品味酸，性平微温。入肝、肾经，故具温中补虚、养肝肾、调冲任、滋阴清热之功，而安和五脏，消腹中结气及冲气上逆之候。

②温中：因其入肾经，有益元荣肾之功。火旺土健，既能补阴，又能补阳，故有温中益气、补肾气、兴阳道、填精髓之功。

③逐寒湿痹：因性微温，故外有散寒燥湿之功，又内有养肝肾、强筋骨、益精血、利关节之用，故为疗痹证之要药。

④去三虫：盖因其有助肝肾之用，虽说酸能安蛔，然山茱萸具安和五脏、畅达六腑之功，而三虫无寄生地，故云其效。

⑤久服轻身：因其入肝肾经，有益精血、强筋骨、明目聪耳、强力健身之功，故有其效。

【讲解】

山茱萸为滋补益精药。有强壮增进机能作用，对内分泌不足之虚弱患者，可促使内分泌旺盛，使内脏各器官之功能协调。滋阴补虚，除寒热，以温中强精髓以益气。《汤液本草》：入足厥阴经、少阴经。《雷公炮制药性解》：壮元阳，固精髓。《药性论》：治脑骨痛，止月水不定，补肾气，兴阳道，添精髓，疗耳鸣，除面上疮，主能发汗，止老人尿不节。《得配本草》：酸，温，入足厥阴、少阴经血分。收少阳之火，滋厥阴之液。补肾温肝，固精秘气。暖腰膝，缩小便。敛内风，涩阴汗。除面皰，止遗泄。去核酒蒸，带核则滑精。命门火盛，阴虚血热，肝强脾弱，小便不利，四者禁用。

临床应用有二：①滋补益精，治衰老虚弱、精液不足，合兴奋之麝香、强壮之补骨脂，如明代吴旻《扶寿精方》之草还丹：山茱萸、补骨脂、当归、麝香，研末，蜜丸，共奏兴奋强壮之功。②涩精敛汗，治阴虚遗精、盗汗，合地黄、山药用，如六味地黄丸，不仅有助于滋养强壮，且有制泌敛汗之效。张锡纯医案载：一人年四十八岁，大汗淋漓不止，令衣褥皆湿，已数日不愈，病势垂危。余用萸肉二两，煎汤饮之，遂止。翌晨，诊之脉沉迟而弱，右部脉沉细尤甚，虽无大汗，但遍体犹湿，自觉胸中气不上升，如巨石相压。乃悟其汗出后，大气下陷，冲气无所统摄而外泄之故，遂用生芪一两，萸肉、知母各三钱，一剂，而豁然痊愈也，又予数剂以善其后。据此案理解本品有止汗作用，是其滋阴补虚之功也。

【续解】

基原：为山茱萸科落叶小乔木植物山茱萸的成熟果肉。

山茱萸味酸涩性微温，入肝肾经。酸涩主收，温能助阳，故有养肝肾、强阴助阳、安和五脏、固秘精血、缩尿止汗之功。故可用于肝肾亏虚，头晕目眩，腰膝酸软，阳痿，遗精等症。如入《金匮要略》之肾气丸，《小儿药证直诀》六味地黄丸，《景岳全书》之左归饮、左归丸、右归饮、右归丸等。他如《扶寿精方》之草还丹，山茱萸与补骨脂、当归、麝香为丸，以疗肾阳不足，阳痿滑精，小便频数诸候。

因其有养肝肾之功，故有调冲任、固涩止血之效。如入《医学衷中参西录》固冲汤，以其补气健脾、固冲止血之功，而用于月经过多或漏下不止之疾，药由山茱萸与白术、生黄芪、白芍、龙骨、牡蛎、海螵蛸、五味子、茜草、棕榈炭组成。

因其具酸涩收敛之性，除有固精缩尿之功，尚有敛汗固脱之治，如与生龙骨、生牡蛎、生白芍、党参、炙甘草相伍，《医学衷中参西录》名来复汤，为大病汗出欲脱或久病虚脱之治方。

本品既能滋阴，又能补阳，为肝肾不足之要药。因其补益之力逊于固涩，故与甘寒滋润药同用则能补阴血；同甘温辛热药相伍则能补阳气。因其温阳收涩之性，故肾阳偏亢，素有湿热者忌用。

猪苓

【原文】

猪苓，味甘，平。主痎疟，解毒蛊，疰不详，利水道。久服轻身，耐老。一名豭猪屎。生山谷。

【词解】

①主痎疟：痎疟乃疟疾之总称。森立之云："猪苓与茯苓同其质，而利水之功稍峻。""痎疟多饮者，故用之以利水也。"此解可谓其治疟之理。

②解毒蛊，疰不详："不详"，即鬼字之义。"疰不详"，当作鬼疰解。蛊毒、鬼疰，乃瘟邪疫疬之候也，在《黄帝内经》称"黑尸鬼""青尸鬼""黄尸鬼""白尸鬼""赤尸鬼"及金疬、木疬、水疬、火疬、土疬之疾也。森立之谓"此物与雷丸藋菌同质，即草木精华之所结成，故以'解毒蛊，疰不详'之效有之"。

③利水道：《黄帝内经》云："淡味渗泄为阳。"猪苓，味甘淡，性平，故有利水渗湿、通利小便之功。

④久服轻身，耐老：盖因其乃草木精华所结而成，入肺、脾二经，具补益脾肺之功，故有其效。因其利水之功多，久服损肾气，昏人目，故欲久服者，当宜详审。

【讲解】

猪苓为渗水利尿药。可解蛊毒，并有抗毒治痈作用，对糖尿病之口渴，兼有解热之力，兼疗大腹水肿、淋疾涩痛、伤寒大热、脚气、带下、妊娠子淋、胎肿、小便不利。《汤液本草》：入足太阳经、少阴经。《本草经解》：入手太阴肺经、足太阴脾经。《珍珠囊》：渗泄，止渴，又治淋肿。《本草纲目》：开腠理，治淋肿脚气，白浊带下，妊娠子淋胎肿，小便不利。

临床应用有四：①治水泻，小便减少，合健胃之白术用，如五苓散、猪苓散，取其利尿止泻之效。②治臌胀，小便不通，合砂仁、大腹皮用，如分消汤（出自《万病回春》卷三），取其利尿消胀之功。③治诸淋，小便涩痛，合海金沙、石韦用，如海金沙散（出自《普济方》卷二一四），取通淋利尿之用。④治白浊不止，合黄柏、黄连用，如治浊固本丸（东垣方，见《医学正传》卷六引），取其消炎利尿之意。

【续解】

基原：为多孔菌科真菌猪苓的菌核。

猪苓味甘淡性平偏凉，入肾、膀胱经，能利水，专主渗泄。功与茯苓同，故同入《伤寒论》五苓散，《明医指掌》四苓散，以成渗湿利水之治。而消肿利水之功强于茯苓。猪苓与茯苓的主要区别，猪苓多用于水湿为病而偏热者，故《伤寒论》有以猪苓冠名之猪苓汤，以治阴虚有热之淋证。他如水湿泄泻，取五苓散合平胃散，《丹溪心法》冠名胃苓汤，以其祛湿和胃、行气利水之功，用治夏秋之间，脾胃伤冷，而致水谷不分，泄泻不止之候。

唯因猪苓淡渗之品，能耗阴液，故无湿证不宜用之。

龙眼（龙眼肉）

【原文】

龙眼，味甘，平。主五脏邪气，安志，厌食。久服强魂，聪明，轻身，不老，通神明。一名益智。生山谷。

【词解】

①主五脏邪气：龙眼肉味甘，性平。盖因味甘归脾土，以灌注五脏，无所不至，故有安中养脾、养胃气、助十二经脉、通九窍之功，而疗心腹邪气。

②安志，厌食：以其入心脾经，而以补益心脾、安和五脏之力，而成养血安神之功，而达安志之效；又以安中养脾、养胃气之功，而有消食化积之治。故可疗厌食之症。

③久服强魂，聪明：以其益心脾之功，而有养血安神之治，故有其效。

④轻身，不老，通神明：因其有补益心脾、安和五脏、补气血、助十二经脉之功，故有其效。

【讲解】

龙眼肉为滋养强壮药。为治神经衰弱、贫血要药，入胃后与胃酸化合成为消化蛋白与淀粉之酵素，一部分仍不吸收，至小肠由肠壁吸收而达血中，能增加血中之热量，与酵素作用相同，能益脾长智，养心保血，治心思劳伤，健忘怔忡及肠风下血之证。《本草经疏》：入足太阴、手少阴经。《开宝本草》：归脾而能益智。《滇南本草》：养血安神，长智敛汗，开胃益脾。《得配本草》：益脾胃，葆心血，润五脏，治怔忡。

方如《严氏济生方》之归脾汤，取其补心安神、益气强志之力，常配生地黄、麦冬、丹参、柏子仁、远志、莲实、五味子、茯神、人参用，有补心脾、疗羸虚之功。有阴虚内火之人禁用。其核可治疝气及无名肿毒、金疮等。

【续解】

基原：为无患子科常绿乔木植物龙眼的假种皮。

龙眼肉味甘性平体润，入心脾经。既能补脾气，又能养心血而安神，故《本草求真》有"益脾长智，养心保血，为心脾要药"之誉。故因心脾两虚而具心悸怔忡，健忘失眠，盗汗自汗，体倦食少，面色萎黄证，或脾不统血而见便血，皮下紫癜，妇女崩漏，月经超前，量多色淡，或淋漓不止之候者，《严氏济生方》有归脾汤之施，药由龙眼肉与人参、白术、黄芪、茯苓、远志、酸枣仁、木香、炙甘草诸药之伍。

清代王孟英《随息居饮食谱》有龙眼肉用白糖煮熟服用，名玉灵膏，又名代参膏，以治老年体弱，产后，大病后，气血不足者。

本品甘平体润，无黏腻壅滞之弊，为滋补佳品，然湿阻中焦而有痰饮者忌用。

合欢（合欢皮）

【原文】

合欢，味甘，平。主安五脏，利心志，令人欢乐无忧。久服轻身，明目，得所欲。生山谷。

【词解】

①主安五脏，利心志，令人欢乐无忧：合欢皮味甘性平，入心、肝经，有安神解郁之功，故有其效。

②久服轻身，明目，得所欲：心主血脉，主神志，在志为喜，故久服有轻身、忘忧、得所欲之效；肝主藏血，开窍于目，肝得血而能视，故以其益肝阴之功，而有明目之效。

其花名合欢花，与皮功效同。

【讲解】

合欢皮有兴奋神经、强心利尿及驱虫作用，并缓和心身而达镇痛之力，外用可治跌打骨折，痈疽肿痛，为调心脾、续筋骨、安五脏、快人神之剂。《本草再新》：入心、肝二经。《本草衍义补遗》：合欢，补阴有捷功，长肌肉，续筋骨。《本草汇言》：合欢皮，甘温平补，有开达五神，消除五志之妙应也……味甘气平，主和缓心气，心气和缓，则神明自畅而欢乐无忧。如俗语云，萱草忘忧，合欢蠲忿，正二药之谓欤。

方如治肺痈、吐浊，合阿胶煎汤服之。治吐血、肺痿，合白蜡熬膏。能续筋骨、长肉生肌：《是斋百一选方》治跌打骨折，合欢皮四两，炒芥子一两，共为末，每服二钱，以渣敷患处。《普济方》治发落不生，合欢皮（烧灰）二合，墙衣五合，铁精一合，水萍（研末）二合，研匀，生油调涂，一夜一次。一般配合于虚弱患者之阳虚阴痿证用之。

【续解】

基原：为豆科落叶乔木植物合欢的树皮。

合欢皮，味甘气平，入脾补阴，入心缓气，入肝达郁，可令五脏安和，神气自畅，故因其服之，脏腑安养，令人欢欣怡悦，故以欢名。如与柏子仁、白芍、龙齿、琥珀同用，以其安神达郁之功，而用于虚烦不安，忧郁忿怒，健忘失眠之症。又以活血祛瘀之功，常与当归、川芎、赤芍、桃仁等药相伍，以治跌打损伤，瘀血肿痛之疾。尚以消肿止痛之功，与五味消毒饮相伍，以疗痈肿疮毒。尚有生肌续骨之治，如与白芥子为末，黄酒调服，或外敷患处，用于筋骨折伤。

合欢花为合欢皮同棵树木的花或花蕾，功效与合欢皮相似，然花长于安神达郁。在山东济南地区习用之合欢花，非国内市场上豆科植物之合欢花，乃为南蛇藤的果实。

鹿茸

【原文】

鹿茸，味甘，温。主漏下，恶血，寒热，惊痫，益气，强志，生齿，不老。角，主恶创，痈肿，逐邪恶气，留血在阴中。

【词解】

①主漏下，恶血：鹿茸味甘咸，性温，入肝、肾经，而有养肝肾、益精血、调冲任之功，故适用于冲任虚寒，带脉不固之崩漏不止，带下不止，妇人产后恶露不尽之候。

②寒热，惊痫，益气，强志，生齿，不老：此处寒热，乃虚劳洒洒如疟状。鹿茸入肝、肾经，有益元荣督之功，故可疗惊痫挛急之候；且荣脑荣髓，故有益气、强志之效；肾主骨，齿者骨之余，故而有生齿之效；养肝肾，益精血，故有抗衰老之功。

③角，主恶创，痈肿，逐邪恶气，留血在阴中：鹿角性味归经同鹿茸，然益精血之功逊于茸。因其仍有温补精血、托毒外出和生肌之功，故有其治。

【讲解】

鹿茸为补肾益精药。可增强人体生理机能，消除心肌疲劳，可使外部擦伤迅速痊愈，对于化脓性感染之创伤，促使病理组织早期愈合，同时能增食欲、振奋情绪，理气强骨，促进凝血，有止血之效。《本草经疏》：入手厥阴、少阴、足少阴、厥阴经。《药性论》：主补男子腰肾虚冷，脚膝无力，梦交，精溢自出，女人崩中漏血……又主赤白带下，入散用。《本草纲目》：生精补髓，养血益阳，强健筋骨。治一切虚损，耳聋，目暗，眩晕，虚痢。《得配本草》：（鹿茸）甘，温，纯阳，入足少阴经血分。通督脉之气舒，达奇经之阳道。生精补髓，养血益阳……配参、芪，提痘浆。配狗脊、白薇、艾，治冷带不止。

临床应用有三：①用于诸虚百损、元气不足，每合人参、黄芪、当归、地黄用，如参茸固本丸（出《饲鹤亭集方》），取其增强全身机能之力。②用于肾虚，精清、精冷无子，合阳起石、菟丝子用，如阳起石丸（见《普济方》卷二二四），因本品含男性内分泌激素，故能亢进精液之分泌，增进性机能。③用于肾虚骨弱、行迟之症，合六味地黄丸用，如加味地黄丸（见《古今医统》卷九十），因本品所含钙质能奏强健骨骼之功，长于补血止血，并能促进毛发生长，使骨质有新生之力。

【续解】

基原：为鹿科动物梅花鹿或马鹿的雄鹿头上未骨化密生茸毛的幼角。

鹿茸味甘性温，且角乃督脉化生，督脉为肾之外垣，故有益肾荣督之功。该品大补肝肾，有生精补髓、养血助阳、强筋健骨之治。茸乃血肉之精所结，故有温养冲脉之效。

如以其补肾阳，益精血之功，《饲鹤亭集方》有由人参、鹿茸、天冬、麦冬、生地黄、熟地黄组成之参茸固本丸。吉忱公以鹿茸伍人参、巴戟天、黄芪、熟地黄、山茱萸、当归身、芍药、枸杞子、菟丝子、山药、桂心、小茴香、怀牛膝、陈皮、甘草诸药合用，亦名"参茸固本丸"，以治诸虚百损，元气不足，腰膝酸软，形体瘦弱，眩晕耳鸣，阳痿早泄之候。又因其补肾益髓，益气养血以培其本，本品与六味地黄丸相伍，《证治准绳》名补肾地黄丸，以治小儿发育不良，囟门过期不合之解颅，及齿迟、行迟诸疾。他如以其养肝肾、调冲任之功，与阿胶、当归、蒲黄、乌贼骨相伍，《千金要方》名鹿茸散，而用于冲任虚寒，冲任不固，带脉不束之崩漏不止，带下过多之候。

临床尚以其温补精血、托毒外出和养血生肌之功，与当归、黄芪、肉桂相伍用，用治因气血亏虚，而阴疽久溃，脓稀不敛之疾。

鹿茸性温偏于补阳，故阴虚火旺，血分有热者忌用。

羚羊角

【原文】

羚羊角，味咸，寒。主明目，益气，起阴，去恶血注下，辟蛊毒恶鬼不祥，安心气，常不魇寐。生川谷。

【词解】

①明目，益气，起阴：味咸入肾，有明目、益气、强阴之功。且角乃头骨化生，肾主骨生髓，故有荣督益任之效，而达起阴、利丈夫之用。

②去恶血注下：妇人产后恶露不尽，致血气上冲于心，而发烦闷之候。以其性寒，入肝、心经，故有清热解毒、清心除烦之功而愈之。

③辟蛊毒恶鬼不祥：不祥，乃温热邪毒也，与蛊毒、恶鬼，皆瘟疫邪毒之疾。以性寒，清解之力尤强，故以其清热泻火解毒之功，而可疗疫疠邪毒之疾。

④安心气，常不魇寐：以其入心、肝经，故有其宁心安神、平肝息风之功，而有其效。

【讲解】

羚羊角为镇痉、清热、通经药。《本草经疏》：入手太阴、少阴、足厥阴经。《名医别录》：主治伤寒，时气寒热，热在肌肤，温风注毒伏在骨间，除邪气，惊梦，狂越，僻谬，及食噎不通。《本草纲目》：平肝舒筋，定风安魂，散血下气，辟恶解毒，治子痫痉疾。有降血压、预防中风及清解湿热之力，故为泻火、平肝、息风之药，为脑出血、脑膜炎、伤寒病之出现脑病症状时必用之药，对于震颤麻痹，各种热病之神昏谵语、邪热侵脑，有镇静退热之效。

应用如《太平惠民和剂局方》之紫雪丹，治烦热发狂，神昏谵语。《普济本事方》治子痫之羚羊角散，羚羊角一钱，杏仁、薏苡仁、防风、独活、川芎、当归、茯神、枣仁各五分，木香、甘草各二分半，姜引水煎。钱乙方治中风手颤，弹曳语涩之羚羊角丸，以羚羊角一两，犀角三分，羌活、防风各一两，薏苡仁（炒）、秦艽各二两，为末，蜜丸，每服二十丸，渐加至三十丸，煎竹叶汤下（见明代方贤著《奇效良方》）。明代李时珍言其平肝舒筋，息风安魂，散血下气，辟恶解毒，用治子痫诸疾。凡肝经无热者忌用。故治肝肾虚热、目昏生翳之疾有效（宜配枸杞子、甘菊、草决明、黄精、生地黄、五味子、黄柏、密蒙花、木贼、女贞子等用）。

其用有三。治热病，如紫雪丹之清热醒神；用于癫痫，如合天麻、全蝎之钩藤饮；治肝火上攻，目视不清，如羚羊角散。

羚羊角，为牛科动物赛加羚羊的角。羚羊为国际保护动物。我国已明令禁用，可用羊角代替。

【续解】

基原：为牛科动物赛加羚羊的角。

羚羊角咸寒入肝，兼入心肺。性寒善清肝热，尚有平息肝风之功。如入《通俗伤寒论》之羚角钩藤汤，药由羚羊角、钩藤、桑叶、生地黄、川贝、菊花组成，以其凉肝息风、增液舒筋之治，而用于肝热生风，而有高热、烦躁、抽搐惊厥之候；又以其清泻肝火之功，入《太平惠民和剂局方》之羚羊角散，药由羚羊角、黄芩、升麻、车前子、栀子、龙胆草、炙甘草组成，以治肝火炽盛之目赤头痛之疾；他如入《外台秘要》之紫雪丹，以其清热开窍，息风止痉之功，用治热邪内陷心包热盛风动证，或热毒发斑证。对此方之治，徐大椿有"邪火毒火，穿经入脏，无药可治，此能消解，其效如神"之誉。

犀角

【原文】

犀角，味苦，寒。主百毒，蛊注，邪鬼，瘴气，杀钩吻、鸩羽、蛇毒，除邪，不迷惑魇寐。久服轻身。生山谷。

【词解】

①主百毒，蛊注，邪鬼，瘴气，杀钩吻、鸩羽、蛇毒：百毒诸疾，皆瘟疫邪毒、药毒、蛇毒、鸟兽之毒害，均可致热毒壅盛、神昏谵语之候。本品味苦，性寒，入心、肝经。具清心火、平肝热之功，则成清热解毒之治。故有其效。

②除邪：以其苦寒之体，清热解毒泻火之功，可解大热，散邪毒，而疗时疾，温疫，头痛，寒热诸疾。

③不迷惑魇寐：迷惑魇寐，乃心神不宁之候。犀角以其入心、肝经，有解心热、疏肝郁之功，而有治心烦，止惊，安五脏，补虚劳，镇肝定悸之效，故有其治。

④久服轻身：因该品味咸，又属骨，尚具益肾之功，又有宁神达郁之治，又因其解百毒，邪不犯身，故有其效。

【讲解】

犀角为退热解毒药。《雷公炮制药性解》：入心、肝二经。《名医别录》：主治伤寒，温疫，头痛，寒热，诸毒气。《本草纲目》：磨汁，治吐血，衄血，下血，及伤寒蓄血，发狂谵语，发黄发斑，痘疮稠密，内热黑陷，或不结痂。泻肝凉心，消胃解毒。《得配本草》：（犀牛角）苦酸咸，寒，入手少阴、足阳明经。散心经之火，泻肝木之邪，清胃中之热，伤寒时疫，烦呕发斑，蓄血谵语，发狂发黄，及吐血衄血，惊痫心烦，痘疹血热，鬼魅痈疽，概无不治。得升麻，散阳明结热。配连翘，治热邪入络。佐地黄，解营中伏火。合地榆，治血虚不止。犀角有清热凉血解毒作用，对于热性病之呈脑病症状者有镇静之力；并可强心排毒，痘疹内陷、毒气攻入里之患，可消除病原，解毒回苏；用治风痰、癫痫，心窍痰迷者，具有开心逐痰之力。本品能解蛇毒及钩吻之毒，有拮抗作用，又可解鸩毒，为其能中和毒素之故也。综括其疗效，有镇静安眠、强心解毒、清热作用，并可制止化脓性病原菌之发育繁殖。

临床应用有四：①清热解毒，急性传染病高热神昏、毒气侵脑者，具有退热镇神之力。②凉血清血解毒，对痈疽发背、肿毒疮疡及斑疹痘毒内陷，因其所含钙质能强心、减低血管之渗透性、减少红细胞游走于血管之外，而达消炎解肿、化脓作水之效。③清热止血，治吐血、衄血、下血，磨汁服之，因含钙质有凝固血液之力而止血。④镇心安神，治心烦惊悸，如至宝丹、神犀丹、犀角地黄汤、清宫汤等。阴寒无热之证忌用之。

【续解】

基原：为犀科动物印度犀、爪哇犀或苏门犀的角，而非洲犀牛的角称为"广角"。

犀角苦酸咸寒，入心、肝、胃经，清火热之邪，尤能清心安神，清解血分热毒，凡一切热病，皆可用之。若邪入心营，而高热神昏，谵语惊狂者，有入《温病条辨》清宫汤，药由犀角、玄参、麦冬、连翘心、竹叶心、莲子心组成；或入《太平惠民和剂局方》紫雪丹之用；若邪犯血分，发斑发疹者，有入《温病条辨》化斑汤之用，药由犀角伍生石膏、知母、甘草、粳米、玄参组成；若血热妄行而见吐衄下血诸候，有入《千金要方》犀角地黄汤之用。

犀角乃苦寒之品，故非热入营血者，不宜轻用。角乌而光润者良。鹿取茸，犀取尖，其精气尽在是也，故角尖尤胜。

天鼠屎（夜明砂）

【原文】

天鼠屎，味辛，寒。主面痈肿，皮肤洗洗时痛，腹中血气，破寒热积聚，除惊悸。一名鼠沄，一名石肝。生山谷。

【词解】

①主面痈肿，皮肤洗洗时痛，腹中血气：皮肤洗洗时痛，及腹中血气，乃血热之候。该品味辛，性寒，入肝经血分，而有清热解毒、破血通经之功，故有其治。

②破寒热积聚，除惊悸：此亦清热解毒、活血通脉之治。森立之云："天鼠屎与五灵脂为一类，其功亦相类似"，"然则今药用，宜代五灵脂而可。"

【讲解】

天鼠屎即夜明砂之别名，为活血退热药。《本草纲目》：厥阴肝经血分……治目盲，障翳，明目，除疟。能活血消积，明目退翳，对小儿惊疳、大人淋带、瘰疬痈肿之属于厥阴肝经病，俱有疗效。一般作为治目要药。

方如《太平圣惠方》治青盲，视物不清，夜明砂（糯米炒黄）一两，柏叶（炙）一两，为末，蜜丸，或牛胆汁和丸梧子大，每夜卧时服20丸，五更米食服20丸，至瘥乃止。《经验秘方》治胎前疟疾，夜明砂末三钱，空心温酒服。《仁斋直指方论》治溃肿排脓，夜明砂一两，桂半两，乳香一分，为末，拌砂糖半两，调水敷外部。《普济方》治小儿疳积之猪肝散，夜明砂二钱，木鳖子一个（焙），粳米三两，谷精草二钱，使君子仁二钱，百草霜半钱，共为细末，公猪肝一叶，竹刀割，撒药末，共蒸熟食之。

【续解】

基原：蝙蝠科蝙蝠的粪便。亦称夜明砂。

夜明砂味辛，微苦，性寒，归肝经，具清热、明目退翳、散瘀消积除疳之功，而用治目赤肿痛，雀目，内外翳障，小儿疳积，泻利，积聚，瘰疬，痈肿及疟疾等候。《本草求真》云："能入肝经血分活血，为治目盲障翳之圣药。凡人目生障翳，多缘肝有血积，以致上攻于目。"《本草纲目》云："夜明砂""皆厥阴肝经血分药也，能活血消积，故所治目翳盲障，疟疾疳惊，淋带，瘰疬，痈肿，皆厥阴之病也。"夜明砂与密蒙花均能明目，然夜明砂偏于清肝经实热而明目，而密蒙花重于清肝经虚热而明目；夜明砂消散目中瘀血而明目；密蒙花消目中赤脉而祛翳。夜明砂与玄参均有治瘰疬之功，然夜明砂偏于平肝清热而消瘰，玄参偏于滋阴降火而散结。该药入《太平圣惠方》之明目柏叶丸（夜明砂、炙柏叶）以治青盲。目前含有夜明砂的中成药，同仁堂之黄连羊肝丸，以治肝火偏盛之目赤肿痛，视物昏暗，羞目流泪之候。他如验方治肝经有热，而见夜盲羞目者，可夜明砂与石决明、木贼草、密蒙花用煎治之；凡小儿疳积腹胀者，可与干虾膜、芦荟、青黛、胡黄连相伍应用。

露蜂房（蜂房）

【原文】

露蜂房，味苦，平。主惊痫，瘛疭，寒热，邪气，癫疾，鬼精，蛊毒，肠痔。火熬之，良。一名蜂肠。生山谷。

【词解】

①主惊痫，瘛疭，寒热，邪气，癫疾：该品味苦，故有泻火解毒之功。可疗寒热邪气所致之痈疽、瘰疬、癣疮，及风湿痛。而其治惊痫、瘛疭诸疾，在于其清血热、通经络之效。

②鬼精，蛊毒：又称鬼疰蛊毒，均为瘟疫浊毒为害，以该品有清热泻火攻毒之功，故有其治。

③肠痔：该疾乃肠道蕴热，络脉闭塞，瘀毒结聚之候，露蜂房以清血热、通经络、化瘀毒之功而愈病。

【讲解】

蜂房为镇痉杀虫药。《本草纲目》：阳明药也。《本草再新》：入肝、肺二经。《日华子本草》：治牙齿疼，痢疾，乳痈；蜂叮，恶疮，即煎洗。《本草述》：治积痰久嗽，风惊颤掉，神昏错乱。对于小儿惊痫抽搐、颈项强直及肠寄生虫等均可内服，外用可疗诸疮肿毒、阴瘘、皮肤痒疹、湿癣等症。

方例：如《子母秘录》治脐风湿肿，久不瘥，蜂房，烧末敷之。《梅师方》治风气瘙痒及瘾疹，蜂房（炙）、蝉蜕等分，为末，酒服一钱，日三服；外以蜂房入芒硝，煎汁洗之。《十便良方》治风热牙痛，蜂房烧存性，研末，酒调含漱。《食医心鉴》治喉痹肿痛，炙蜂房、白僵蚕等分，为末，乳香汤下，每服半钱；又可吹喉内。张文仲方治崩中漏下五色，使人无子，蜂房末三指撮，酒服。胜金方治咳嗽，以生蜂房、胡麻烧存性，研末，米饮下。《千金要方》治阴瘘阴弱，阳物不兴，蜂房研炙，开水冲服二钱或敷阴上。《生生编》治寸白蛔虫，本品烧存性，酒服一匙。《太平圣惠方》治头上疮癣，本品研末，腊猪脂调涂。他如仲景《金匮要略》之鳖甲煎丸，取其疏浚脏腑寒邪癥瘕之效。

【续解】

基原：为胡蜂科昆虫果马蜂、日本长脚胡蜂，或异腹胡蜂的巢。

蜂房味甘性平，入肝、肾、胃经。具解毒疗疮、消肿止痛、祛风除痹、益肾镇咳之功。故为治痈疽、瘰疬、牙痛、癣疮之用药。如《太平圣惠方》有露蜂房散，药用蜂房、鹿角等份，烧存性，不计时热酒调服，每次6g，以治乳房疼痛不止或发寒热。《圣济总录》载有蜂房汤，药有蜂房、猪牙皂荚、蜀椒、细辛各等分，上为散，以治风蛀牙齿疼痛；该籍尚载泡漱方，亦名蜂房汤，药由蜂房、蜀椒、豆豉煎汁含漱，以疗牙齿虫蚀肿痛。又如验方治胃癌方，药由炙蜂房、炙蜣螂、煅赭石、炙全蝎、五倍子为末，开水送服。

蜂房以其祛风除痹之功，而用于治风湿痹病，如以独活寄生汤伍蜂房、土鳖虫、全蝎、乌蛇为治；治风疹瘙痒，可以消风散伍蜂房、浮萍、地肤子为治。他如《幼幼新书》亦有一露蜂房散，药由蜂房、石菖蒲、桂心、远志、人参、牛黄、朱砂、杏仁组成，以治五痫，手足抽搐，口吐涎沫之候。

蜂房有兴阳益肾之功，用治遗尿失禁之疾，临证多伍桑螵散，其效尤佳。本品尚有镇咳祛痰之功，多用于痰嗽久咳之候，而伍止嗽散，或紫菀百花汤，其效倍增。《金匮要略》内有治疟母、癥瘕积聚之鳖甲煎丸，内有炙蜂房之用，亦取其活血通络之功。

鳖甲

【原文】

鳖甲，味咸，平。主心腹癥瘕坚积，寒热，去痞，息肉，阴蚀，痔，恶肉。生池泽。

【词解】

①主心腹癥瘕坚积，寒热，去痞：该品味咸，有软坚散结之功，故可疗心腹癥瘕、坚积之候。《本草汇言》谓其入肝、肾经，有育阴之功，且性平微寒，具滋阴清热之效。故适用于热病伤阴而发寒热之候。《雷公炮制药性解》谓其入肺、脾二经，而以其健脾益气之功，而主祛痞消宿食。

②息肉，阴蚀，痔，恶肉：以该品有滋阴清热、益气养阴之功，而有软坚散结之治，故有其效。

【讲解】

鳖甲为强壮变质药。《雷公炮制药性解》：入肺、脾二经。《本草汇言》：入足厥阴、少阴经。《药性论》：主宿食，癥块，痃癖气，冷瘕，劳瘦，下气，除骨热，骨节间劳热，结实壅塞。治妇人漏下五色羸瘦者。《医学入门》：主劳疟，老疟，女子经闭，小儿痫疾。多用于补阴气，潜肝阳，消癥瘕，除寒热，对于女子血病及劳疟均有卓效。《名医别录》：主治温疟，血瘕，腰痛，小儿胁下坚。肉，味甘，治伤中，益气，补不足。《得配本草》：（鳖甲）咸平，入足厥阴经血分。治劳疟，除胁坚，祛腰痛，疗斑痘。凡暑邪中于阴分，出并于阳而热，入并于阴而寒者，得此治之，自无不愈。得青蒿，治骨蒸。配牡蛎，消积块。佐桃仁、三棱，治奔豚气痛……消积，醋炙。治骨蒸劳热，童便炙。治热邪，酒炙。宜煎服，不宜入丸。

方如《金匮要略》鳖甲煎丸之治疟母结为癥瘕痞满之证，及治阳毒之升麻鳖甲汤。他有治骨蒸劳热之青蒿鳖甲煎汤（《温病条辨》）、秦艽鳖甲散（《卫生宝鉴》）及清骨散（《证治准绳》）。《甄权方》有治血瘕癥癖之鳖甲汤（鳖甲、琥珀、大黄等分，作散）。《肘后备急方》治卒得腰痛，不可俯仰，鳖甲炙研末，乳服一钱，酒冲服亦可。《圣济总录》治吐血不止，鳖甲、蛤粉各一两（炒黄色），熟地黄一两半，共为末，每服二钱，食后茶水下。《梅师方》治妇人难产，鳖甲烧存性，研末，酒服三钱，立出。又为解热滋阴要药，用于肺结核之稽留热。

【续解】

基原：为鳖科动物鳖的背甲。

鳖甲味咸性寒，入肝、脾经。既能滋阴退热，又能软坚散结。如用于阴虚发热之证，鳖甲与秦艽、地骨皮、柴胡、知母、当归相伍，《卫生宝鉴》名秦艽鳖甲散，以其养阴清热除蒸之功，而用于风痨病，证见骨蒸盗汗，午后潮热之候；尚有《温病条辨》之青蒿鳖甲汤，为鳖甲与青蒿、生地黄、知母、牡丹皮相伍，以其养阴透热之功，而用于温病后期，阴液耗伤，邪伏阴分，证见夜热早凉，热退无汗之候；他如《证治准绳》之清骨散，以其清虚热、退骨蒸之功，以治阴虚内热，虚劳骨蒸之证，多见午后或夜间潮热，肢蒸心烦，嗌干盗汗之候，药由鳖甲、银柴胡、秦艽、地骨皮、青蒿、知母、胡黄连、甘草组成。《圣济总录》有柴胡鳖甲汤，药由柴胡、鳖甲、赤茯苓、黄芩、知母、桑白皮、炙甘草组成，以其透表、滋阴、泄热之功，而用于伤寒过经，热邪不解，寒热时作之候。《妇人大全良方》有鳖甲煎，药由雄鳖、杏仁、柴胡、贝母、知母组成，以其滋阴清热之功，而用于骨蒸劳损之候。若温邪深入下焦，证见舌干齿黑，手足蠕动，有发痉厥之势者，《温病条辨》有二甲复脉汤之施，药由生鳖甲、生牡蛎、生白芍、生地黄、麦冬、阿胶、炙甘草组成，以其滋阴潜阳，平肝息风而建功。

鳖甲尚有软坚散结之功，而用治疟母、癥瘕积滞。如《金匮要略》有行气活血，祛湿化痰，软坚散结之鳖甲煎丸，原为疟疾日久不愈，胁下成癖之疟母证而设方，今多用于癥瘕积聚，或女子闭经诸疾，尚适用于肝硬化、肝脾肿大、肝癌而见上述证候者。他如《顾氏医镜》有鳖甲丸，药由炙鳖甲、煅瓦楞、青皮、炒麦芽、制香附、醋三棱、醋莪术、桃仁、䗪虫组成。本方重于软坚散结，理气导滞，活血化瘀为治。

《金匮要略》有升麻鳖甲汤，乃为阳毒证而设方，药由升麻、鳖甲、当归、蜀椒、雄黄、甘草组成，以其解毒凉血，化瘀通阳之功为治。今多用治麻疹、猩红热、红斑性狼疮、血小板减少性紫癜及白血病等疾病而具血分毒热阳郁证者。而阴毒证者，则有升麻鳖甲去雄黄蜀椒汤之设，而重在解毒泄热，凉血化瘀。

鳖甲以其为入肝脾血分之良药，故被历代医家所重，故有众多的鳖甲用方。举凡鳖甲散在《圣济总录》《太平圣惠方》《普济方》《杂病源流犀烛》《理伤续断方》《活人书》中，就有名同药殊之立方。

柞蝉（蝉蜕）

【原文】

柞蝉，味咸，寒。主小儿惊痫，夜啼，癫病，寒热。生杨柳上。

【词解】

主小儿惊痫，夜啼，癫病，寒热：本品入肝经，故有养血柔肝、息风定搐之功，可疗小儿诸神志异常之候。蝉蜕性寒轻清，故能疏散风热，可疗热病发寒热之候。

【讲解】

蝉蜕为解热镇痉药。《本草汇言》：入手太阴、足厥阴经。《名医别录》：主治惊悸，妇人乳难，胞衣不出，又堕胎。多用于各种热病、头痛，小儿因热所发之惊痫痉挛抽搐，妇人产褥热，伤风感冒及破伤风之挛急，及喉头炎症咳嗽、风疹、皮肤发痒、目赤生翳障及中耳炎症等。李时珍用治产难、产后下胞衣，取其能退蜕之义。《太平圣惠方》治小儿发痫，有蚱蝉汤及蚱蝉丸等，今人只知用蜕，而不知用蝉也。《甄权本草》云治小儿惊哭不止，杀疳虫祛壮热，治肠中幽幽作声。《苏恭本草》云可治小儿痫绝不能言，又俗人以其治盲哑及中风失语之症。

蝉蜕能治风热，宣肺气，发疹痘，治惊痫，为热病及小儿痉痫要药。方如《活幼口诀》治小儿夜惊作啼，用蝉蜕二七枚（去头足），入朱砂一分，研末，蜜调吮之。《卫生易简方》治小儿天吊，发时头目仰视，痰塞内热，蝉蜕一钱，研末，冷水调下。《全幼心鉴》治小儿噤风初生，口噤不乳，用蝉蜕、全蝎（去钩）各二七枚，为末，入轻粉少许，用乳汁调灌。《医学正传》治破伤风病发热，用蝉蜕炒研，酒服一钱，神效。《普济方》治破伤风之追风散，用蝉蜕为末，葱涎调，涂破处，即时取祛恶水，立效。《集验方》治皮肤风痒，蝉蜕、薄荷等分，为末，酒服一钱，日三服。《钱氏方》治痘后目翳，蝉蜕为末一钱，羊肝煎汤服之，日二次。《青囊杂纂》治疔疮毒不破，毒入心腹，用蝉蜕、僵蚕等分，为末，醋调敷疮，能连根拔除。《太平惠民和剂局方》治目赤红肿，肝经风热，翳膜遮睛，内外障翳，并皆治之之蝉花散，用蝉蜕、谷精、蒺藜、甘菊、防风、决明子、蒙花、甘草、羌活、玄参、蔓荆子、川芎、木贼、荆芥，共为细末，每服二钱，茶食后服。

【续解】

基原：为蝉科昆虫黑蚱的虫体，或羽化后的蜕壳。

蝉乃土木余气所化，饮风露而不食，故能治肝经之风热。其声清响，故可用于中风失语；昼鸣夜息，且为治小儿惊痫夜啼之用药。蝉蜕其气清虚而味甘寒，故有清除风热之功，其体轻浮，故长于凉散风热，开宣肺窍，故有透解痘疹之治。其蜕为壳，故可疗皮肤疮疡瘾疹。其气凉散入肝经，又有清肝明目退翳之功；尚有止痉定搐之治，如蒙师牟永昌公治瘛疭有牛黄定瘛散之用。

蛴螬

【原文】

蛴螬，味咸，微温。主恶血，血瘀，痹气，破折，血在肋下坚满痛，月闭，目中淫肤，青翳，白膜。一名蟦蛴。生平泽。

【词解】

①主恶血，血瘀，痹气，破折，血在肋下坚满痛，月闭：该品味咸，微温，有活血化瘀，温经通脉之治，故适用于吐血在胸，骨折血结，血瘀胞宫之月经闭止诸疾。以反行者，而又名"背行虫"，故有荣督通络之功，故可疗血瘀阻络之血痹、形体痹。

②目中淫肤：即邪热在脏气冲于目，热气切入血脉，蕴结不散，结而生息肉于白睛、眼睑之间，谓之息肉淫肤。故淫肤者，即息肉、胬肉也，故又名胬肉攀睛。《本草汇言》谓其入厥阴肝经，且肝开窍于目，故以其疏肝解郁、活血化瘀之功，而有其治。

③青翳，白膜：亦以其活血通络、养肝明目之功，而有其治。

【讲解】

蛴螬为化生虫类金龟子之幼虫，为破血通经药。《本草汇言》：入足厥阴肝经。《药性论》：汁滴目中，去翳障，主血，止痛。《名医别录》：主治吐血在胸腹不去，及破骨蹉折，血结，金疮内塞，产后中塞，下乳汁。同猪蹄做美食，能下乳汁（陶弘景方）。张仲景治杂病之大黄䗪虫丸方中用之，取其能祛胁下病坠满也；《普济本事方》治筋急之养血地黄丸中用之，取其治血痹瘀积也。《药性论》中治目中云翳，取其血汁点之。张太尹治破伤风神效，用蛴螬口中吐水，抹疮口上觉身麻汗出，无有不活者，故李时珍云能行血散结。

【续解】

基原：为丽金龟科昆虫丽金龟及鳃金龟、金龟子的幼虫。

蛴螬，《名医别录》言其"主治吐血在胸腹不去，及破骨蹉折，血结，金疮内塞，产后中塞，下乳汁"，故而具破血活血，行瘀散结，通乳之功，主治折损瘀痛，痛风，破伤风，喉痹，目翳，痈疽，痔漏等候。如入《圣济总录》之蛴螬散，以蛴螬七枚（研烂），炙甘草五钱，乳香、没药各一钱，共研烂，酒煎服之，以治白虎风（痛风）疼痛，昼静夜发者；《婴童百问》以蛴螬汁点喉中，以治喉痹；《普济本事方》有养血地黄丸，药由蛴螬、熟地黄、蔓荆子、山茱萸、地肤子、狗脊、白术、干漆、天雄、车前子、萆薢、泽泻、牛膝、羊胫骨（宋本作山药）诸药组成，以治血痹、筋极、震颤之候。

乌贼鱼骨（海螵蛸）

【原文】

乌贼鱼骨，味咸，微温。主女子漏下，赤白经汁，血闭，阴蚀肿痛，寒热，癥瘕，无子。生池泽。

【词解】

①主女子漏下，赤白经汁，血闭，阴蚀肿痛，寒热，癥瘕：该品味咸，性平，入肝、肾经，故有养肝肾、调冲任之功；且入心、脾经，有养血益气之功，故有固崩止漏、调经固带之效。气血生化之源不足，肾精肝血不充，冲任失调，而有血闭、癥瘕之疾。故以其养肝肾、益心脾之功而收效。本品味涩，故有收湿敛疮之效，故适用湿热带下、湿疮、湿疹、溃疡不敛及发寒热之候。

②无子：因其有养肝肾、益心脾之功，而有调冲任、益气养血之效，故可疗无子之候。

【讲解】

乌贼鱼骨一名海螵蛸，为制酸性止血药。《本草再新》：入肝、脾、肾三经。《药性论》：止妇人漏血，主耳聋。《本草纲目》：主女子血枯病，伤肝，唾血下血，治疟消瘿。研末，敷小儿疳疮、痘疮臭烂，丈夫阴疮，汤火伤，跌伤出血。《得配本草》：（海螵蛸）得鹿茸、阿胶，治崩中带下。配辰砂、黄蜡，治赤翳攀睛。配生地黄，治血淋不休。配干姜煎服，治血瘕。配炒蒲黄，敷舌血如泉。配鸡子黄，涂重舌鹅舌。研铜绿，治血风赤眼。调白蜜，点浮翳。拌槐花吹鼻，止衄血。加麝香，吹聤耳。炙黄用。故功能通血脉，祛寒湿，温经止带，用作止血药及女子血枯经闭药，又可配合眼药及牙粉原料，对肺结核之咯血、痔疮出血、创伤，可作为凝固血液之用，比石决明为强。

方例：如《太平圣惠方》之治伤寒热毒攻眼、生赤白翳者，用本品一两，去皮，为末，入龙脑少许，点之；又治诸目翳，本品与五灵脂等分，为细末，熟猪肝切片，蒸食之。钱乙方治鼻疮疳，本品、白及各一钱，轻粉少许，研末搽之。《经验方》治小便血淋，本品、生地黄、赤茯苓等分，为末，每服一钱，车前叶烧汤送服。《仁斋直指方论》治大肠出血，不拘大人、小儿，脏毒、肠风及内痔下血，本品炙黄去皮，研末，每服一钱，木贼汤下，三日后，服猪脏黄连丸。《太平圣惠方》治卒然吐血，本品研细末，米饮二钱。《仁斋直指方论》治跌破出血，乌贼骨为细末，敷之。

【续解】

基原：为乌鲗科动物无针乌贼或金乌贼的内壳。

海螵蛸味咸涩，性微温，入肝、肾经。质涩性燥，有收敛燥湿、止血、止带之功。如以收敛止血之功，入《医学衷中参西录》固冲汤，药由乌贼骨与茜草炭、棕榈炭、煅龙骨、煅牡蛎、山茱萸、白术、黄芪、白芍、五倍子组成，以养肝肾、调冲任之功，以治冲任失调而致崩漏不止之候；他如《妇人大全良方》之白芷散，药由白芷伍乌贼骨、煅胎发为散服，以固精止带之治而用于遗精早泄，妇女赤白带下。本品尚以其敛酸止痛之功，有验方乌及散，药由乌贼骨与白及组成，而用于胃脘痛吐酸、吐血之候。

外用有燥湿止痒、生肌止血之功，有验方祛湿排脓散之用，药由乌贼骨、煅石膏、煅龙骨、枯矾、白芷、红升、冰片为散外用，以治疮面多脓、湿疹、下肢溃疡等疾。

本品尚有退翳明目之功，如《永乐大典》引《眼科诀髓》方退翳海螵蛸膏。制法为将乌贼骨去粗皮为细末，鸡蛋煮熟用白与乌贼末成膏，炉内煅红，热后与冰片、麝香少许为末外用，以治赤膜遮睛之疾。

本品温燥，能伤阴助热，故阴虚多热者不宜用。

白僵蚕（僵蚕）

【原文】

白僵蚕，味咸。主小儿惊痫，夜啼，去三虫，灭黑皯，令人面色好，男子阴疡病。生平泽。

【词解】

①主小儿惊痫，夜啼：上疾皆肝阴不足，肝风内动，心血不足心气虚，痰迷心窍所致。该品《雷公炮制药性解》谓其入肝、肾、心、脾四经，具平肝息风、止痉定搐、益心制惊、健脾化痰之功，故有其效。

②去三虫：因其有安和五脏之功，故六腑畅达，虫无寄宿之地，非有驱虫之治。

③灭黑皯，令人面色好：因其有养肝肾、益心脾之功，且又有开通一切血瘀处，故有其效。

④男子阴疡病：《本草经考证》云："白僵蚕治此症者，暂散血中暴郁之热气之意也。"此亦疏风通络散结之谓也。

【讲解】

白僵蚕为祛风、化痰、镇痉药。《雷公炮制药性解》：入心、肝、脾、肺四经。《名医别录》：女子崩中赤白，产后余痛。《药性论》：治口噤，发汗，主妇人崩中下血不止。《本草图经》：治中风，急喉痹。《本草纲目》：散风痰结核，瘰疬，头风，风虫齿痛，皮肤风疮，丹毒作痒，痰疟癥结，妇人乳汁不通，崩中下血，小儿疳蚀鳞体，一切金疮，疔肿风痔。功能治惊痫，疗喉痹，用作中风失言，癫痫咽痛失音，祛风逐痰及诸疮痕，为末封疔肿拔根，有镇痘舒神作用。《得配本草》：（白僵蚕）得生矾、枯矾、姜汁，治喉风。得姜汁，治一切风痰。得葱、茶，治头风。得冰、硼，治喉痹。配乌梅，治肠风下血。合蛇蜕，治小儿肤如鳞甲。

应用如：治小儿急惊客忤，白僵蚕、丹砂、牛黄、胆南星、全蝎、麝香、钩藤、犀角、金箔、天竺黄、全蜕等，研末服。《千金要方》治一切风痰，白僵蚕七个同研细，姜汁灌之。《寇氏方》治小儿惊风，僵蚕、蝎梢等分，天雄黄、附子各一钱，为末，每服半钱，姜汤下。（按：《本草纲目》载此为《瑞竹堂经验方》，待考。）《仁存方》开噤散之治喉痹，白僵蚕（炒）、白矾（半生半熟）等分，为末，每用姜汁送服一钱。《是斋百一选方》治急喉风痹之如圣散，白僵蚕、天南星（刮皮）等分，生研为末，每用一字，姜汁调服，得吐痰涎即愈。《普济方》治腹内龟病（诗云：人间龟病不堪言，肚里生成硬似砖。自死僵蚕白马尿，不过时刻软如棉），神效。《斗门方》治面上黑雀斑，白僵蚕、黑牵牛、细辛等分，研细末，如绿豆，每日用洗之，令人好颜色。《外台秘要》治项上瘰疬，白僵蚕为末，每日水下五分，日三服，十日瘥。名方如天麻防风丸治急惊风痫（天麻、防风、僵蚕、蝎尾、朱砂、雄黄、牛黄、人参、甘草）；疏风清热饮治小儿高热惊恐不安之症（天麻、薄荷、川连、玄参、连翘、豆卷、桑叶、菊花、僵蚕）。

【续解】

基原：为蚕蛾昆虫家蚕蛾的幼虫在未吐丝之前，感染白蚕菌而发病致死的干燥体。

僵蚕味咸辛，性平，入肝、肾、肺经。僵而不腐，得清化之气，故能治风化痰，散结行经。如有验方千金散，地龙与全蝎、天麻、胆南星、黄连、朱砂、牛黄、冰片相伍，以其化痰止痉之功，用于惊痫抽搐之候；又如入《世医得效方》醒脾散（人参、白术、白豆蔻、甘草、干姜、藿香），以治小儿脾虚久泻，慢惊抽搐之疾；如与全蝎、钩藤、蜈蚣同用，入《直指小儿方》之撮风散，以治破伤风痉挛抽搐，角弓反张之候。入《杨氏家传方》之牵正散，以其祛风化痰止痉之功，用治风中经络，或邪犯经筋，而治口眼㖞斜之症。又以其祛风泄热之功，与桑叶、木贼、荆芥相伍，入《证治准绳》之白僵蚕散，以治肝经风热上攻之头痛、目赤肿痛，迎风流泪之症。尚以其消肿散结之功，《外台秘要》以一味僵蚕散，研末冲服，以治瘰疬痰核，尚可用于乳痈初起，醋调为糊敷肿块上。家父吉忱公有阳和汤伍僵蚕、赤灵芝疗有形之痰瘀结聚之候。

䗪虫（土鳖虫）

【原文】

䗪虫，味咸，寒。主心腹寒热洗洗，血积，癥瘕，破坚，下血闭，生子大良。一名地鳖。生川泽。

【词解】

①主心腹寒热洗洗：多指妇女瘀血经闭或产后瘀滞，干血成痨而发寒热，该品以其破血逐瘀之功，而有其治。

②血积，癥瘕，破坚，下血闭：本品入肝经血分，有逐瘀通经，消癥除结之功，而疗血瘀经闭、癥瘕积聚诸候。

③生子大良：生子，指雌虫。意谓入药以雌性为良。

【讲解】

䗪虫即土鳖虫，又名土元。为破血、消瘀、通经药。《雷公炮制药性解》：入心、肝、脾三经。《药性论》：治月水不通，破留血积聚。《本草纲目》：行产后血积，折伤瘀血，治重舌，木舌，口疮，小儿腹痛夜啼。《本草通玄》：破一切血积，跌打重伤……接骨神效。

方如仲景之大黄䗪虫丸，治产妇腹痛，腹中有干血者。《太平圣惠方》治木舌肿强，塞口不能言，䗪虫五枚，食盐半两，为末，水二杯，煎沸，含漱之。《得配本草》：配乳香、没药、自然铜、龙骨等分，加麝香少许，每服三分，酒下，治折伤接骨。《袖珍方》治折伤骨断，土鳖六钱（隔纸炒），自然铜二两（醋煅），为细末，每以温酒服二钱，病在上，食后服；病在下，食前服。杨拱《摘玄方》治骨折，活土鳖焙干为末，每以温酒冲服二三钱。董炳《集验方》治外伤骨折，土鳖一个（阴干）、乳香、没药、龙骨、自然铜各等分，麝香少许，共为末，每服三分，酒下。

【续解】

基原：为鳖蠊科昆虫地鳖或冀地鳖雌虫全体。

䗪虫味咸，性寒，有小毒，入肝经，能入血以软坚，功专破瘀血，消肿块，通经闭。可治妇女血滞经闭，月经不调，腹中肿块及产后瘀血腹痛，为妇科常用之要药。如入《金匮要略》之下瘀血汤，药由大黄、桃仁、䗪虫组成，以破血下瘀之功，主治产妇因干血内结而致脐下腹痛者；入大黄䗪虫丸，药由大黄、䗪虫、虻虫、蛴螬、水蛭、干地黄、芍药、桃仁、黄芩、杏仁、干漆、甘草组成，以其祛瘀生新之功，而主治五劳虚极，瘀血内留之干血痨；入鳖甲煎丸，以其行气活血，软坚散结之功，可疗癥瘕积聚，或女子月经闭止之候。

《本草求真》记云：䗪虫"以刀断之，有汁如浆，对接即连，复能行走，故书载跌扑损伤，续筋接骨，义由此耳"。如伍自然铜、骨碎补、乳香等药，《杂病源流犀烛》名接骨紫金散。尚有《医学纲目》《万氏家抄方》《外科补要》《伤科汇纂》《疡医大全》《仁术便览》亦有同名之方。《疡科选粹》之接骨紫金散，均为续筋接骨之伍。

梅实（乌梅）

【原文】

梅实，味酸，平。主下气，除热，烦满，安心，肢体痛，偏枯不仁，死肌，去青黑痣，恶疾。能益气，不饥。生川谷。

①主下气，除热，烦满，安心：本品味酸，性平，故有清热生津除烦之治，又有软坚散结之功，而有疗大便不通、气奔欲死之候，故谓有下气之治。

②肢体痛，偏枯不仁，死肌：《本草经疏》谓该品入肝经，因肝主筋，故筋脉失养，而见肢体痛；《得配本草》谓其入脾经，因脾主肌肉，脾虚则气血生化之源不足，故可致肢体、肌肉失濡，而见偏枯不仁，死肌之候。该品补脾益肝之功，故有其治。

③去青黑痣，恶疾：乌梅味酸，有软坚散结、祛腐生肌之功，外敷可祛青黑痣，消疮毒及胬肉外实之候。

④能益气，不饥：该品熟甘，故有益气充饥之功。犹有酸味，而有酸甘化阴之效，又有长养之机，故谓其效。

【讲解】

乌梅为收敛性生津药。《雷公炮制药性解》：入肺、肾二经。《本草经疏》：入肝。《药品化义》：入肺、胃、大肠三经。《名医别录》：止下痢，好唾口干……利筋脉，去痹。《本草纲目》：敛肺涩肠，止久嗽，泻痢，反胃噎膈，蛔厥吐利，消肿，涌痰，杀虫，解鱼毒、马汗毒、硫黄毒。《得配本草》：（乌梅）得川连，治赤痢肠痛。配建茶、干姜，治休息痢。佐麦冬，治产后痢渴。入补脾药，止久泄虚脱。汤浸去梅，捣丸如枣大，纳入谷道，导大便不通。去核煅炭，敷疮蚀恶肉立效。其核中仁，能消妇人子脏风气积滞。故今用能消痰涎壅塞，喉如有物，膈间作痛，吐之不出，咽之不下之梅核气。糖藏可作果饵，即糖酸梅也，多食损齿。有下气除热，解烦满，养肝利气，开胃散郁作用，俗用名乌梅，并有驱虫之力。如《金匮要略》治蛔厥，有乌梅丸之施。余之银柴胡饮中，有乌梅之施，以治消化道炎症及息肉之疾。

【续解】

基原：为蔷薇科落叶乔木梅的近成熟的果实。

乌梅味酸涩性平，入肺、脾、大肠经。功于敛肺涩肠，健脾益气，和胃生津。以其酸涩之性，尚有止咳、止泻、止血、止渴之功。如《朱氏集验方》有一服散，药由乌梅与阿胶、罂粟壳、杏仁、紫苏叶、甘草、半夏、生姜组成，而用治肺虚久咳之候。

他如以其固肠止涩之功，乌梅与党参、茯苓、苍术、肉豆蔻、诃子、罂粟壳、木香为丸，《证治准绳》名固肠丸，以治久痢滑泻之疾。又如家父吉忱公有银柴胡饮，药由银柴胡、乌梅、五味子、制白芍、炒白术、陈皮、防风、甘草组成，以治肝脾不合之泄泻。

《杂病源流犀烛》有治阴虚内热之消渴病，药由乌梅与天花粉、葛根、人参、麦冬、黄芪、甘草组成，以其滋阴补肾，益气生津之治而收功。家父吉忱公以该方加生地黄、山茱萸、五味子、女贞子、石斛、山药，名曰益元消渴方，疗效颇佳。

蛔厥腹痛呕吐者，《金匮要略》有乌梅丸之用，盖因蛔得酸则伏，乌梅味酸，故有和胃安蛔之功。药由乌梅任主药，与细辛、干姜、黄连、黄柏、当归、附子、蜀椒、桂枝、人参、蜜丸而成。他如《万病回春》之理中安蛔汤（人参、白术、干姜、川椒、乌梅、茯苓），《通俗伤寒论》之连梅安蛔汤（胡黄连、川椒、白雷丸、乌梅、黄柏、槟榔），皆师乌梅丸意化裁而成。前者以温中安蛔为治，后者以清热安蛔收功。

薤（薤白）

【原文】

薤，味辛，温。主金创，创败，轻身，不饥，耐老。生平泽。

【词解】

①主金创，创败：本品味辛苦，性温。故以其辛散苦降、温通开结之功，善散阴寒凝结之毒，故可疗寒疡、金创创败之瘀毒。

②轻身，不饥：薤，古代列为五菜之一，故食之不饥。且归胃经，有通阳散结、行气导滞之功，故可治胃肠气滞之候。于是食之，而胃和心安，故谓有轻身之效。

【讲解】

薤即韭类蔬菜之一，为镇痛及健胃药。能通利滑肠，通肠泄渴，开胸痹，散结气。作美食，益病人。诸疮中风寒水气，肿痛捣涂之。《本草经解》：入足厥阴肝经、手太阴肺经、手少阴心经。《汤液本草》：入手阳明经。《名医别录》：除寒热，去水气，温中散结。《本草纲目》：治少阴病厥逆泄痢，及胸痹刺痛，下气散血，安胎……温补，助阳道。方如《金匮要略》治胸痹心痛短气之瓜蒌薤白白酒汤，枳实薤白桂枝汤，瓜蒌薤白半夏汤等。

【续解】

基原：为百合科多年生草本植物小根蒜和薤的地下鳞茎。

薤白味辛苦性温，入肺、胃、大肠经。辛散苦降，温通滑利，调中助阳，故能宣通胸中之阳，以散阴寒之结，为治胸痹之要药。如与瓜蒌、白酒为伍，《金匮要略》名瓜蒌薤白白酒汤；该方再加半夏，名瓜蒌薤白半夏汤；若薤白与枳实、瓜蒌、桂枝、厚朴相伍，《金匮要略》名枳实薤白桂枝汤。薤白尚泄下焦大肠气滞，可疗泻利下重之疾。如《本草备要》谓"四逆散加此以泄滞"，今名四逆散加薤白方，用治肠胃气滞，泻利后重者。然气虚泻利无气滞者不宜服之。

下品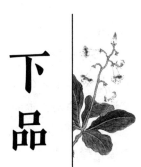

铅丹

【原文】

铅丹，味辛，微寒。主上逆胃反，惊痫，癫疾，除热，下气，炼化还成九光，久服通神明。生平泽。

【词解】

①主上逆胃反：《日华子本草》谓其镇心安神，疗反胃，止吐血及嗽。本品有毒，多作丸、散剂，不可久服。

②惊痫，癫疾：本品内服，有镇惊坠痰之功，故有其治。

③除热，下气：本品味辛，微寒，入膏剂，敷金疮痈肿，而有清热解毒、拔毒生肌、杀虫止痒之功。

【讲解】

铅丹即黄丹，系用黑铅和硝黄盐岩炼制而成之黄色丹药也。《本草再新》：入心、肾二经。《要药分剂》：入肝、脾两经。《药性论》：治惊悸狂走，呕逆，消渴。《日华子本草》：镇心安神，疗反胃，止吐血及嗽，敷金疮，长肉，及汤火疮。染须发，可煎膏。今为解热解毒药。内服坠痰、镇心，外敷拔毒生肌，一般作为外科制膏药之用。《名医别录》：止小便利、除毒热脐挛，金疮溢血。

方例：《谢氏小儿方》烧针丸治小儿吐逆不止，黄丹研末，枣肉和丸，如芡实大，每以一丸，针签于灯火上烧之透尽，研末，乳汁调下（一方加朱砂、枯矾等分）。《摘玄方》治泄泻下痢赤白，用枣肉捣烂，入黄丹、白矾各皂子大，粳米饭一团，和丸弹子大，铁条串在灯上烧过，为末，米饮服之。《三因极一病证方论》治妊娠下痢疼痛，可用乌鸡蛋一个打一孔，去白留黄，入铅丹五钱，搅匀，泥裹煨干研末，每服二钱，米饮下。一服愈，是男；二服愈，是女。《孙氏集验方》治远年近日臁疮，黄丹（炒过）、黄柏（酒浸七日，焙干）各一两，轻粉五钱，研细，以苦茶洗疮，轻粉填满，外用黄丹护之，再外以黄柏末摊膏贴之。名方如张仲景之柴胡加龙骨牡蛎汤中之用铅丹，取其收敛神气以镇惊之用也。《集验方》治吐逆不止之碧霞丹，用北黄丹四两、米醋半升，煎干冷定为末，粟米饭丸，丸梧子大，每服七丸，醋汤下。

【续解】

基原：为纯铅经加工炼制为铅的氧化物。

铅丹味辛性微寒，有毒，入心、脾、肝经。质沉重，外用有拔毒生肌、杀虫止痒之功，可治痈疮肿毒，溃疡不敛之疾，为制外贴膏药之原料，故为外科常用之药。内服有坠痰镇惊之功效，可疗惊痫癫狂等病。如治疮疡溃烂，皮肤湿疮，主要与植物油化合为制膏贴膏的基础剂。拔毒膏历代医著皆有介绍，如《圣济总录》由铅丹、蛤粉、麻油组成；《普济方》有黄丹、地龙泥、轻粉、麻油之伍。内服有坠痰镇惊之功，如入柴胡加龙骨牡蛎汤，源自《伤寒论》，乃为少阳证误下烦惊谵语而设方，验之临床，家父吉忱公以其疏肝达郁、宁神除烦、降冲镇逆、化痰散结之功，化裁应用以治颠、狂、痫、郁诸神志异常及瘿瘤、脏躁、不寐等疾，疗效颇佳。

该品性寒有毒，能伤脾胃，故脾胃虚寒证者忌服。

代赭（代赭石）

【原文】

代赭，味苦，寒。主鬼注，贼风，蛊毒，杀精物恶鬼，腹中毒，邪气，女子赤沃漏下。一名须丸。生山谷。

【词解】

①主鬼注，贼风，蛊毒，杀精物恶鬼：诸疾皆瘟邪疫毒为害。该品味苦性寒，质沉降，以其苦寒以镇热，故有其治。

②腹中毒，邪气，女子赤沃漏下：大凡五脏血脉中热，或反胃，或泻利痔疾，以其入足阳明胃经，健脾益胃肠而收功。或吐衄尿血、崩漏诸疾，以该品入肝经血之分，有凉血止血之功而取效。

【讲解】

代赭石又名须丸、血师、土朱、铁朱。为镇静收敛药。《汤液本草》：入手少阴经，足厥阴经。《长沙药解》：入足阳明胃经。《本草纲目》：肝与包络二经血分药。《日华子本草》：止吐血、鼻衄，肠风痔瘘，月经不止，小儿惊痫，痔疾，反胃，止泻痢脱精，尿血遗溺，金疮长肉，安胎健脾，又治夜多小便。故能治带下百病，产难胞中，热痹血瘀，大人、小儿惊气入腹及萎不起。甄权言可辟鬼魅。名方如张仲景《金匮要略》之滑石代赭石汤、《伤寒论》之旋覆代赭汤等，皆取降逆气、镇心神之意。

方例：如《寿域方》治小肠疝气，赭石火煅醋淬为末，每服二钱，白汤下。《斗门方》治肠风下血、吐血、衄血，血师（即赭石）一两火煅醋淬，捣细，每服一钱。《普济方》治妇人崩漏不止，赭石煅研末，白汤服二钱。《伤寒蕴要全书》方治伤寒无汗，代赭石、干姜等分，为末，热醋调涂两手心，合掌握定，夹于大腿内侧，温覆出汗，乃愈。《仁斋直指方论》治诸丹热毒，土朱（即赭石）、青黛各二钱，滑石、荆芥各一钱，为末，每服一钱半，蜜水调服，或外敷之。

基原：为三方晶系氧化物类矿物赤铁矿的矿石。

代赭石苦寒体重，寒能泄热，重则镇降，养血气，平肝热，入肝、心血分，而有平肝清火、重镇降逆、凉血止血之功效。故以镇肝息风、滋阴潜阳之功，入《医学衷中参西录》建瓴汤，或镇肝息风汤，以治肝肾阴亏，肝阳上亢之证。又以镇逆降气之功，入《伤寒论》之旋覆代赭汤，而用于因气逆而致之呕吐、噫气、痞满、吐黏涎等症；用治肝火上冲之呕吐呃逆之候，张锡纯有镇逆汤之施，药用代赭石、龙胆草、青黛、生白芍、姜半夏、吴茱萸、党参、生姜诸药。他如以其凉血止血之功，张锡纯有寒降汤，以治血热迫血妄行而致之吐血、衄血之疾，药有生赭石、生白芍、竹茹、清半夏、瓜蒌仁、牛蒡子、甘草之用。

现代研究显示，本品含微量砷，故孕妇慎用，亦不可长期服用。

附子

【原文】

附子，味辛，温。主风寒，咳逆，邪气，温中，金创，破癥坚，积聚，血瘕，寒湿痿躄，拘挛，膝痛，不能行步。生山谷。

【词解】

①主风寒，咳逆，邪气：该品辛散温通，有较强的温经散寒作用，凡风寒邪气所致风寒湿痹周身骨节疼痛皆可治之。他如阳虚感寒而致咳嗽气逆之候，以其辛热温煦、回阳救逆之功可疗之。

②温中：大凡因虚寒性阳痿宫冷，脘腹冷痛，水肿诸候，均可以附子温中散寒，助阳温脾肾之功而收效。

③金创：取其温血开腠、解痉止痛之功，而解金创痉之候。

④破癥坚，积聚，血瘕：以其温补元阳、益火消阴邪之功，故森立之谓多用于为"坚积因冷血、寒饮者"。

⑤寒湿痿躄，拘挛，膝痛，不能行步：本品辛散温通，有较强的散寒止痛作用，故有其治。

【讲解】

附子，为镇痛镇痉药，有麻醉性。《名医别录》：味甘，大热，有大毒。《本草经疏》：入手厥阴、命门、手少阳，兼入足少阴、太阴经，亦可入足太阳。有回阳救逆，散寒通痹之功，为治阴盛格阳，大汗亡阳，吐利厥逆，心腹冷痛，风寒湿痹，痿躄，拘挛证之要药。李杲：除脏腑沉寒，三阴厥逆，湿淫腹痛，胃寒蛔动，治经闭，补虚散壅。王好古：治督脉为病，脊强而厥。汪昂：补肾命火，逐风寒湿。《得配本草》：引补气药，追复失散之元阳。引补血药，滋养不足之真阴。引发散药，祛逐在表之风寒。引温暖药，祛除在里之冷湿。得蜀椒、食盐，下达命门。配干姜，治中寒昏困。配黑山栀，治寒疝诸痛。配生姜，治肾厥头痛。配肉果粥丸，治脏寒脾泄。配白术，治寒湿。配半夏、生姜，治胃中冷痰。配泽泻、灯心，治小便虚闭……配煅石膏，等分为末，入麝香少许，茶酒任下，治头痛。合荆芥，治产后瘈疭。合肉桂，补命门相火。

应用如《伤寒论》四逆汤：少阴病，脉沉者，急温之，宜四逆汤。甘草二两（炙），干姜一两半，附子一枚（生用，去皮，破八片），上三味，以水三升，煮取一升二合，去渣，分温再服。《伤寒论》：伤寒八九日，风湿相搏。身体疼烦，不能自转侧，不呕不渴，脉浮虚而涩者，桂枝附子汤主之。若其人大便硬，小便自利者，去桂加白术汤主之。桂枝附子汤方：桂枝四两（去皮），附子三枚（炮，去皮，破），生姜三两（切），大枣十二枚（擘），甘草二两（炙），上五味，以水六升，煮取二升，去渣。分温三服。去桂加白术汤方：附子三枚（炮，去皮，破），白术四两，生姜三两（切），大枣十二枚（擘），甘草二两（炙），上五味，以水六升，煮取二升，去渣，分温三服。《严氏济生方》回阳散：治阴毒伤寒，面青，四肢厥逆，腹痛身冷，一切冷气，大附子三枚（炮制、去皮，脐）为末，每服三钱，姜汁半盏，冷酒半盏，调服。良久脐下如火暖为度。

【续解】

基原：为毛茛科多年生草本植物乌头的子根加工品。

附子辛热燥烈，其性浮而不沉，其用走而不守，通行十二经，无所不至。能引补气药，以复散失之元阳；引补血药，以滋不足之真阴；引发散药开腠理，以逐在表之风寒；引温暖药达下焦，以祛在里之寒湿。如入《伤寒论》四逆汤，以强心回阳之功，而用心力衰竭，阳气虚微，四肢厥逆，脉微欲绝，大汗淋漓之候；入《伤寒六书》回阳救急汤（熟附子、干姜、人参、白术、肉桂、陈皮、茯苓、制半夏、五味子、炙甘草），用于寒邪入里，四肢厥冷，腹痛吐泻之疾；入《赤水玄珠》芪附汤（附子、黄芪），以治阳衰表不固之候；入《正体类要》参附汤（人参、黄芪），以治血脱亡阳之疾。若肾阳衰微，身面浮肿，腰以下肿甚，兼见腰痛酸重，尿少之水肿病者，可入《伤寒论》温阳利水之真武汤；或补肾助阳之金匮肾气丸，或《严氏济生方》补肾温阳利水之济生肾气丸。尚以其祛寒止痛之治，而用于风寒湿痹，如与白术、茯苓同用，入《金匮要略》甘草附子汤；与干姜、人参、白术同用，名《阎氏小儿方论》附子理中丸，用于阴寒内盛，脘腹冷痛之候。《吴氏经验方》有斗门散（附子、胡椒），用治水泻吐逆转筋之疾。《太平圣惠方》治牙痛有乌头丸，以生附子、生川乌为末，面糊和丸，以棉裹之痛处咬之。师其意，余师牟永昌公，有牙痛附片浸软，于痛牙处咬之之治。

因其性辛烈有毒，非阴盛阳衰之证，不宜服用。若药用超量，当先煎沸，后入方中与他药同煎。

乌头

【原文】

乌头，味辛，温。主中风，恶风洗洗，出汗，除寒湿痹，咳逆上气，破积聚，寒热。其汁煎之，名射罔，杀禽兽。一名奚毒，一名即子，一名乌喙。生山谷。

【词解】

①主中风，恶风洗洗，出汗：所云"出汗"，乃谓发汗之义。该品辛温，有祛风除湿、散寒止痛之功，故有其治。

②除寒湿痹：亦以其辛散温通之功，而疗风寒湿痹之候。

③咳逆上气：以其温阳除饮之功，可疗胸中痰满，咳逆上气之候。

④破积聚，寒热：本品辛温雄烈，有较强的散寒破积的作用，故适用于心腹冷积，腹痛，疝瘕气块，脐间痛诸疾。寒热，系指该品可除寒热邪气，破积聚而愈疾。

⑤其汁煎之，名射罔，杀禽兽：意谓煎汁以傅箭。射禽兽，然中人亦死。故其汁以其麻醉止痛作用，现代亦用作手术麻醉药。

【讲解】

川乌头，草乌头，明代以前统称乌头，至《本草纲目》始分。为镇痛镇痉药。《医学启源》：气热，味大辛。《本草撮要》：入手厥阴、少阴经。《珍珠囊》：去寒湿风痹，血痹。李杲：除寒湿，行经，散风邪，破诸积冷毒。可搜风，胜湿，开顽痰，治恶寒及身体四肢骨节沉重或不仁之候。《得配本草》：（川乌头）配桑白皮，煎干捣丸，治阴水肿满。配生栀子研，治湿热寒郁，心腹冷痛，疝气……野生于他处者，为草乌头。或生用，或炮用，或以乌大豆同煮，去其毒，或以豆腐同煮透亦可。

《金匮要略》：病历节不可屈伸，疼痛，乌头汤主之。乌头汤方：治脚气疼痛，不可屈伸。麻黄、芍药、黄芪各三两，甘草二两（炙），川乌五枚（㕮咀，以蜜二升，煎取一升，即取乌头），上五味，㕮咀四味，以水三升，煮取一升，去渣，内蜜煎中，更煎之，服七合。不知，尽服之。《普济本事方》川乌粥法，治风寒湿痹，麻木不仁：川乌（生，去皮尖为末）用香熟白米粥半碗，药末四钱，同末用慢火熬熟，稀薄，不要稠，下姜汁一茶盅许，蜜三大匙，搅匀，空腹啜之，温为佳。如是中湿，更入薏苡仁末二钱，糯米作一中碗服。

【续解】

基原：为毛茛科多年生草本植物乌头的块根。

乌头味辛苦，性温，有大毒，本品辛能疏风，苦能燥湿，温可胜寒。故以其祛风胜湿、温经散寒之功，而适用因风寒湿邪而致之头痛、身痛、历节痛，不可屈伸者，如入《金匮要略》乌头汤，与麻黄、白芍、黄芪、甘草、白蜜同用；又如入《太平惠民和剂局方》小活络丹，与乳香、没药、地龙同用，而疗中风手足不仁，筋脉拘急之候。他如入《金匮要略》大乌头煎，以其散寒止痛之功，而疗诸寒疼痛，跌打损伤之疾。《妇科玉尺》有补骨四物汤，药由四物汤（当归、川芎、芍药、地黄）加川乌、茜草、菖蒲组成，以治产后腰痛之疾。他如《医学入门》有乌蝎散，药由四君子汤伍川乌、全蝎、南星组成，用于小儿惊风兼吐泻不止者。近世尚以其麻醉止痛之功，用生川乌与蟾酥、生南星、生半夏合用，作麻醉剂而施用于外科手术。

乌头功同附子而稍别，专搜风湿痛痹，而少温经之力；附子大壮元阳，虽偏下焦，而周身内外无所不至；而形长而不生子者名天雄，峻温不减于附子，而无倾刻回阳之功，然其辛而走窜，只属风寒湿痛之药。

然诸品性燥烈而有毒，非阴盛阳衰之证不宜服用。

半夏

【原文】

半夏，味辛，平。主伤寒，寒热，心下坚，下气，喉咽肿痛，头眩，胸胀，咳逆，肠鸣，止汗。一名地文，一名水玉。生川谷。

【词解】

①主伤寒，寒热，心下坚：本品辛温而燥，为燥湿化痰、温化寒痰之要药，故可消心腹胸膈痰热满结，心下急痛坚痞；或宿饮在心下，而寒邪鸠于此处，凝固不散之候。

②下气：本品入脾、胃、肺经，有燥湿化痰之功，故有消痰涎，开胃健脾，止呕吐，下肺气之效，故有其治，多适用于心下痞，结胸，梅核气等疾。

③喉咽肿痛：本品有消痰散结、消肿止痛之功，故可用喉咽肿大，瘿瘤痰核，痈疽肿痛及毒蛇咬伤等疾。

④头眩，胸胀：脾胃虚弱，健运失职，而致水饮停留，心下清阳不升，浊阴不降，致清窍失濡，浊阴上冒而致头眩。因心下有痰饮。痰饮者，为有形之阴邪也，乃水饮内阻之证，故见胸胁胀满之候。半夏辛温而燥，有温化寒饮之功，故有其效。

⑤咳逆，肠鸣：多因水饮停于胁下，而发咳嗽作痛，称为悬饮。若水饮停留肠胃，名曰痰饮，故见肠鸣之候，属痰饮者，当以温药和之。故以半夏辛温燥热之性，而温阳化饮，燥湿化痰而收功。

⑥止汗：今人唯知半夏祛痰，不言其有止汗之功。盖因该品入脾经，功于健脾益气，故有固津敛汗之治，此乃分清别浊之功，即能分水故也。

【讲解】

半夏为镇呕、镇咳、祛痰药。《名医别录》：生微寒，熟温，有毒。主消心腹胸中膈痰热满结，咳嗽上气，心下急痛，坚痞，时气呕逆；消痈肿，胎堕，治萎黄，悦泽面目。生令人吐，熟令人下。《雷公炮制药性解》：入肺、脾、胃三经。《药性论》：消痰涎，开胃健脾，止呕吐，去胸中痰满，下肺气，主咳结。《本草纲目》：除腹胀，目不得瞑，白浊，梦遗，带下。《得配本草》：辛，温，有毒。入足太阴、阳明、少阳经气分。利窍和胃，而通阴阳，为除湿化痰，开郁止呕之圣药。发声音，救暴卒，治不眠，疗带浊，除瘿瘤，消痞结，治惊悸，止疟疾。配秫米，和营卫。配猪苓、牡蛎，治梦遗。配白蔹，治金刃入骨。入苦寒药，能散火。入气分药，和中气。入阴分药，散郁热。佐滋阴药，能开燥。佐竹茹，治惊悸。佐姜仁，治邪热结胸。佐芩、连，治火痰、老痰。佐姜、附，治寒痰、湿痰。

《灵枢经》半夏秫米汤，治目不瞑，不卧，以流水千里外者八升，扬之万遍，取其清五升煮之，炊以苇薪火，沸，置秫米一升，治半夏五合，徐炊令竭，为一升半，去其渣，饮之一小杯，日三，稍益，以知为度。《金匮要略》：呕家本渴，渴者为欲解，今反不渴，心下有支饮故也，小半夏汤主之。半夏一升，生姜半斤，上二味，以水七升，煮取一升半，分温再服。卒呕吐，心下痞，膈间有水，眩悸者，小半夏加茯苓汤主之：半夏一升，生姜半斤，茯苓三两（煎服法同小半夏汤）。《伤寒论》半夏散及汤，治少阴病，咽中痛：半夏（洗），桂枝（去皮），甘草（炙），上三味等分，个别捣筛已，合治之，白饮合服方寸匕，日三服。若不能服散者，以水一升，煎七沸，纳散两方寸匕，更煮三沸，下火令小冷，少少咽之。《太平惠民和剂局方》二陈汤，治湿痰咳嗽：半夏（汤洗七次），橘红各五两，白茯苓三两，甘草一两半。㕮咀，每服四钱，用水一盏，生姜七片，乌梅一个，同煎六分，去渣热服，不拘时候。

【续解】

基原：为天南星科多年生草本植物半夏的块茎。

半夏辛温，体滑性燥，能走能散，能燥能润。具和胃健脾、燥湿痰、润肾燥、宣通阴阳之功。故与生姜相伍，《金匮要略》名小半夏汤，以其降逆止呕之功，用治胃寒或痰饮呕吐之疾；与人参、白蜜相伍，《金匮要略》名大半夏汤，用治胃虚呕吐；若用痰热胸痞、呕吐者，与黄连、黄芩、干姜、人参、甘草、大枣同用，《伤寒论》名半夏泻心汤。类方尚有生姜泻心汤、甘草泻心汤、黄连汤。若用于痰湿咳嗽，痰多清稀，或痰逆头痛，《太平惠民和剂局方》有二陈汤，以成燥湿祛痰之治，乃以其功，而用于风痰吐逆，头痛眩晕，胸膈烦闷，饮食不下诸候，可与南星、天麻等药为丸，《太平惠民和剂局方》名玉壶丸。相类方剂尚有《严氏济生方》之导痰汤（二陈汤加南星、枳实）、《证治准绳》之涤痰汤（南星、半夏、枳实、茯苓、橘红、人参、石菖蒲）、《三因极一病证方论》之温胆汤（陈皮、茯苓、半夏、枳实、竹茹、炙甘草、生姜、大枣）、《世医得效方》之十味温胆汤（二陈汤加枳实、人参、五味子、远志、酸枣仁、熟地黄），他如《医方考》之清气化痰丸（二陈汤加瓜蒌仁、黄芩、胆南星、枳实、杏仁、生姜），以其清化热痰、理气止咳之功用治痰热咳嗽，《伤寒论》之小陷胸汤，用治痰热互结之小结胸病。他如《医学心悟》之半夏白术天麻汤，以治风痰上扰证，又如《金匮要略》用治梅核气之半夏厚朴汤（半夏、茯苓、厚朴、苏叶、生姜），以其行气解郁、化痰开结之功而获效。

因配伍需要，有清半夏、姜半夏、法半夏、半夏曲、生半夏之分。

虎掌（天南星）

【原文】

虎掌，味苦，温。主心痛，寒热，结气，积聚，伏梁，伤筋，痿，拘缓，利水道。生山谷。

【词解】

①主心痛，寒热，结气，积聚，伏梁：诸候皆因饮结所致之也。以其苦辛温燥之性，而有温散气结、燥湿化痰消饮之功，是有其效。

②伤筋，痿，拘缓：此诸候皆血中有湿热瘀蓄不通所为。拘缓，即伤筋、痿痹缓急之义。以其辛温之性，入腐水败血之处，能破能导，令筋脉复生也。

③利水道：大凡辛温之性，有温阳化浊之功，令冷饮、阴下湿诸候得消，而无壅闭不通之弊，故谓其效。

【讲解】

虎掌，古称虎膏、鬼蒟蒻、天南星。为镇痉、镇痛、祛痰药。生食有毒，煮熟则有毒成分消失，可充救荒之用。《药性论》：味甘。《吴普本草》：岐伯、桐君：辛，有毒。《本草纲目》：乃手、足太阴脾肺之药。《本草通玄》：肺、肝、脾之药也。《药性论》：治风眩目转，主疝瘕肠痛，主伤寒时疾，强阴。《开宝本草》：主中风，除痰，麻痹，下气，破坚积，消痈肿，利胸膈，散血堕胎。《日华子本草》：畏附子、干姜、生姜。《本草备要》：阴虚燥痰禁用。《会约医镜》：孕妇忌之。《得配本草》：（南星）辛苦，温，有毒，入手足太阳经。主风痰之流滞，祛四肢之麻痹，散血功积，下气堕胎，敷疥癣疮毒，并蛇咬损伤。得防风，治麻木。配川柏，使下行。配苍术、生姜，治痰湿臂痛。配荆芥、姜汁，治风痰头痛。配石菖蒲，涂口㖞舌糜。佐天麻，疗吐泻惊风。君琥珀、朱砂，除痰迷心窍。

《太平惠民和剂局方》三生饮，治卒中昏不知人，口眼㖞斜，半身不遂，咽喉作声，痰气上壅，无问外感风寒，内伤喜怒，或六脉沉伏，或指下浮盛，并宜服之。兼治痰厥气逆，及气虚眩晕。南星（生用）一两，木香一分，川乌（生，去皮）、附子（生，去皮）各半两，上细切，每服半两，水二大盏，姜十五片，煎至八分，去渣，温服，不拘时候。《杨氏家传方》天南星膏，治暴中风口眼㖞斜。天尚星为细末，生姜自然汁调摊纸上贴之，左㖞贴右，右㖞贴左，才正便洗去。《医宗金鉴》玉真散，治破伤风。天南星、防风各一两，上二味，捣罗为末，先用童子小便洗疮口，后以此药末酒调贴之。《妇人大全良方》导痰汤，主治痰涎壅盛，胸膈痞塞，或咳嗽恶心，饮食少思，及肝风夹痰，呕不能食，头痛眩晕，甚或痰厥者。半夏二钱，南星、枳实（麸炒）、茯苓、橘红各一钱，甘草五分，生姜十片。水煎服。《严氏济生方》涤痰汤，主治中风痰迷心窍，舌强不能言：半夏（姜制）、胆星各二钱二分，橘红、枳实、茯苓各二钱，人参、菖蒲各一钱，竹茹七分，甘草五分，加姜枣，水煎服。天南星用牛胆汁拌制而成的加工品，名胆南星，药苦，微辛，凉，功于清热化痰，息风定惊。多用于中风、癫痫、惊风、目眩之候。《本经逢原》云："南星、半夏皆治痰药也。然南星专走经络，古中风、麻痹以之为导；半夏专走肠胃，故呕吐、泄泻以之为向导。"

【续解】

基原：为南星科多年生草本植物天南星、异叶天南星，或东北天南星的块根。

天南星味苦而辛，散坚结于脾家，入肺经气分，辛散肺郁，气温而燥，逐风痰。故以其燥湿祛痰之功，而入《严氏济生方》之导痰汤，而用于顽痰湿痰而致之咳嗽、胸膈胀满之候；他如入《证治准绳》之涤痰汤，用治中风痰迷心窍，舌强不能言之疾；又如入《千金要方》青州白丸子，以治痰涎壅盛、风痰阻络，而见手足顽痹，半身不遂，口眼㖞斜之症。又以其祛风解痉之功，而有玉真散之治。《普济本事方》之玉真散由天南星、防风组成。而《外科正宗》之玉真散，是由天南星、防风、白芷、天麻、羌活、白附子组成，以治破伤风之肢搐、口噤、项强之候。家父吉枕公认为，《外科正宗》玉真散祛风之力虽强，然解痉之功则逊，故合入止痉散中之全蝎、蜈蚣，则疏风解痉之效倍增，立"加味玉真散"作汤剂服，临证用于破伤风，收效于预期。

南星尚有解毒医疡之功，如生南星以醋研浓汁，涂患处，用治瘰疬结核；又如治蛇咬伤，用鲜南星捣烂敷患处，或生南星与雄黄研末，白酒调敷患处，亦为便验效方。

胆南星味更苦，性转凉，故适用于热痰蒙蔽清窍，而致神昏惊厥之候。

大黄

【原文】

大黄，味苦，寒。主下瘀血，血闭，寒热，破癥瘕积聚，留饮，宿食，荡涤肠胃，推陈致新，通利水谷，调中化食，安和五脏。生山谷。

【词解】

①主下瘀血，血闭，寒热：该品有较好的活血祛瘀作用，故可疗女子闭经，产后瘀阻腹痛，恶露不尽者。尚因其味苦，性寒，以其调血脉，可疗四肢冷热不调，温疟热疾。

②破癥瘕积聚，留饮，宿食：以其泻下攻积、和血祛瘀之功，而有其治。

③荡涤肠胃，推陈致新，通利水谷：因其味苦，性寒，入胃、大肠经，故有泻下通便、下燥结、除瘀热、利水消肿之功，用于大便秘结，胃肠积滞之候，故有其效。

④调中化食，安和五脏：该品入脾、胃、大肠、肝、心诸经，有健脾和胃之功，而有其效。调中者，即推陈致新之谓。胃以通为顺，以降为和，故胃中好通忌塞，邪气因饮食为之邪薮，一经荡涤，则邪忽祛，而正气续至，所谓推陈致新之理。脾胃健，后天气血生化之源充足，故有安和五脏之效。

【讲解】

大黄，古称将军、火参、黄良。有荡涤肠胃、下燥结、除瘀热、利水消肿、通经之功。《名医别录》：大寒，无毒。平胃下气，除痰实，肠间结热，心腹胀满，女子寒血闭胀，小腹痛，诸老血留结。《汤液本草》：入手足阳明经。《本草纲目》：足太阴，手足阳明，手足厥阴五经血分之药……（主治）下痢赤白，里急腹痛。小便淋沥，实热燥结，潮热谵语，黄疸，诸火疮。《本草汇言》：凡病在气分，及胃寒血虚，并妊娠产后，及久病年高之人，并勿轻用大黄。《得配本草》：入足太阴、手足阳明、厥阴经血分。性沉而不浮，用走而不守。荡涤肠胃之邪结，祛除经络之瘀血，滚顽痰，散热毒。痘初起，血中热毒盛者宜之。得杏仁，疗损伤瘀血。得生地汁，治吐血刺痛。得牡蛎、僵蚕，治时疫疙瘩恶症。配桃仁，疗女子血闭。合芒硝，治伤寒发黄。同川连，治伤寒痞满。欲速行下行，生用。欲缓行，煎熟用。欲上行，酒浸炒用。破瘀血，韭汁炒。

《伤寒论》治伤寒阳明腑证，阳邪入里，肠中有燥屎，腹满痛，谵语等候，予以大承气汤：大黄四两（酒洗），厚朴半斤（炙、去皮），枳实五枚（炙），芒硝三合，上四味，以水一斗，先煎二物，取五升，去渣，内大黄，更煮取二升，去渣，内芒硝，更上微火一两沸，分温再服。他如《伤寒论》大黄黄连泻心汤（大黄、黄连）：治心下痞，按之濡，其脉关上浮者。茵陈蒿汤（茵陈、栀子、大黄）治伤寒七八日，身黄如橘子色，小便不利，腹微满者。《金匮要略》已椒苈黄丸（防己、椒目、葶苈、大黄）治腹满，口舌干燥，肠间有水气。大黄䗪虫丸（大黄、黄芩、甘草、桃仁、杏仁、芍药、地黄、干漆、虻虫、水蛭、蛴螬、䗪虫），主治五劳虚极羸瘦，腹满不能食，食伤、忧伤、饮伤、房室伤、饥伤、劳伤、经络营卫气伤，内有干血，肌肤甲错，两目黯黑等候。尚有大黄牡丹皮汤（大黄、牡丹皮、桃仁、冬瓜子、芒硝）治肠痈脓未成者。《千金要方》有治产后恶血冲心，或胎衣不下，腹中血块等：锦纹大黄一两，杵罗为末，用头醋半升，同熬成膏，丸如梧子大，用温醋化五丸服之，良久下。亦马堕内损。

【续解】

基原：为蓼科多年生草本植物掌叶大黄、唐古特大黄，或药用大黄的根及根茎。

大黄大苦大寒，其性沉而不浮，其用走而不守，其力猛善走，能直达下焦，清泻血分实热。若酒浸，又能引至至高之处。以其泻下攻积、清热泻火之功，可用于大便秘结，胃肠实热之证，如承气类方剂；若寒积便秘，入《千金要方》温脾汤，与附子、干姜、人参、甘草同用；若肠胃湿热下痢，或大便不爽者，可入《素问病机气宜保命集》芍药汤，与黄芩、黄连、木香、芍药、当归、槟榔、甘草同用，此乃通因通用之法也。又以其清热解毒之功，而用于火热亢盛所致之吐血、衄血，如与黄连、黄芩同用之泻心汤；与地榆为末，香油调敷，可用于烫火烧伤，单味为末醋调外敷，可疗痈疡肿毒。又如大黄与桃仁、䗪虫等药同用，《金匮要略》名下瘀血汤，可用于血瘀经闭；若治跌打损伤，瘀血脓痛，与桃仁、红花、穿山甲同用，《医学发明》名复元活血汤。本品苦寒降泄，与清利湿热药合用，有《伤寒论》之茵陈蒿汤之用，以治湿热黄疸；有《太平惠民和剂局方》八正散之施，以治湿热淋证。

川产绵纹者良。有生用，黄酒合蜜蒸熟用，酒炒或炒炭之用。烫火伤者，捣大黄醋调敷，止痛无瘢。因其峻烈之药，易伤正气，如非实证，不可妄用。

葶苈（葶苈子）

【原文】

葶苈，味辛，寒。主癥瘕，积聚，结气，饮食，寒热，破坚，逐邪，通利水道。一名大室，一名大适。生平泽及田野。

【词解】

主癥瘕，积聚，结气，饮食，寒热，破坚，逐邪，通利水道：本品苦降辛散，性寒清热，故有其治。如泻肺中水饮及痰火，而适用于痰涎壅盛，咳喘不能平卧之候。以其通调水道、利水消肿之功，而用于水肿、悬饮、胸腹积水、小便不利之候。

【讲解】

葶苈子，有甜葶苈、苦葶苈两种。为泻下利尿药。《名医别录》：大寒，无毒。《雷公炮制药性解》：入肺、心、脾、膀胱四经。《本草经疏》认为其为手太阴经正药，亦入手阳明、足太阳经。有通利水道，逐皮间邪水之功。主治水病，肺痈，结胸上气，咳逆，胸中痰饮之候。《开宝本草》：疗肺壅上气咳嗽，定喘促，除胸中痰饮。《得配本草》：得大枣，治肺痈，不伤胃。配防己，治阳水暴肿。

《金匮要略》葶苈大枣泻肺汤（葶苈子、大枣），治肺痈喘不得卧；《外台秘要》治阳水暴肿，面赤烦渴，喘急，小便涩，甜葶苈一两半（炒，研末），汉防己（末）二两，以绿头鸭血及头，合捣万杵，丸如梧子大。甚者，空腹白汤下十丸，轻者五丸，日三四服，五日止，小便利为验。

【续解】

基原：为十字花科草本植物独行菜，或播娘蒿的成熟种子。

葶苈子味辛苦性寒，为肺家气分药，行膀胱水，泻肺中水气膹急者，故《本草备要》谓"非此不能除"。而有破积聚癥结，伏留热气，消肿除痰，止咳定喘之治。如入《金匮要略》葶苈大枣泻肺汤，以其泻肺行水、下气平喘之功，用于痰涎壅盛，咳喘胸满之候。他如入《金匮要略》已椒苈黄丸，以其荡热涤饮、前后分消之治，而用于肠间有水气，饮邪内结之疾。尚入《伤寒论》大陷胸丸，药由大黄、芒硝、杏仁、葶苈子组成，以其逐水破结、峻药缓攻之治，而用于结胸证之胸胁积水之疾，该方对现代医学之渗出性胸膜炎等疾亦有显效。历代医家认为葶苈子泻肺利水之力较为峻烈，只宜于实证者，然凡子皆入肾，故亦有补益肺肾、安和五脏之功，故以葶苈子伍《医学启源》生脉散、《正体类要》之参附汤、《内外伤辨惑论》当归补血汤，治疗肺心病，心力衰竭，而见水肿喘满者，亦有较好的疗效。

葶苈子有苦、甜两种，甜者性缓，虽泻而不伤正气；苦者性急，既泻肺，而复伤胃，故必用大枣补土以制水，但水祛即止，不可过用。

桔梗

【原文】

桔梗，味辛，微温。主胸胁痛如刀刺，腹满，肠鸣幽幽，惊恐悸气。生山谷。

【词解】

①主胸胁痛如刀刺：本品辛散苦泄，具宣开肺气、化痰利气之功，故适用肺气不宣而致咳痰不畅，胸胁刺痛，痰气交阻，升降失司之咳嗽，咽肿，肺痈，梅核气等候。

②腹满，肠鸣幽幽：肺与大肠相表里，本品性散上行，为诸药之舟楫，载之上升，俾肺之宣发肃降有司，肠之受盛化物有序，则达利五脏、和肠胃之功，故有其治。

③惊恐悸气：此证系水饮寒结迫于心窍之为，鉴于该品具辛散温通之功，而具祛逐饮结之效，故惊悸自定。

【讲解】

桔梗为祛痰药，古称白药、梗节、荠花。对气管及支气管卡他性咳嗽或肺脓疡，有祛痰排脓之效；又适用于咽喉炎症，常与甘草配伍应用。《药性论》：苦、平，无毒。《尔雅》云："梗，直边。"桔梗之名或取义于直。《汤液本草》：入足少阴经，入手太阴脉经药。《名医别录》：利五脏肠胃，补血气，除寒热，风痹，温中，消谷，治喉咽痛。《本草衍义》：治肺痈。《本草崇原》：治少阳之胁痛，上焦之胸痹，中焦之肠鸣，下焦之腹满。又惊则气上，恐则气下，悸则动中，是桔梗为气之分药，上中下皆可治也。《本草求真》：桔梗系开提肺气之药，可为诸药舟楫，载之上浮，能引苦泄峻下之剂，至于至高之分成功，俾清气既得上升，则浊气自克下降，降气之说理根于是。《本经逢原》：阴虚久嗽不宜用，以其通阳泄气也。朱震亨：下虚及怒气上升者不宜。《得配本草》：（桔梗）入手太阴经气分。行表达窍，开提气血，能载诸药上浮，以消郁结，治痰壅喘促。鼻塞，肺痈，干咳，目赤，喉痹咽痛，齿痛，口疮，胸膈刺痛，腹痛肠鸣。配栀子、大黄，治目赤肿痛。配大力子、大黄，治疫毒。配阿胶，治肺痿。配诃子，治失音。配茴香烧研，敷牙疳臭烂。配枳壳，利胸膈。君甘草，治少阴咽痛，及肺痈咳嗽，吐脓如粳米粥者。入凉膈散，则不峻下。入补血药，则理咽喉。入治痢药，开肺气之郁于大肠。入治嗽药，散火邪之郁于肺中。

《伤寒论》：少阴病二三日，咽痛者，与桔梗汤，桔梗一两，甘草二两，以上二味，以水三升，煮取一升，去滓，温分再服。《金匮要略》：咳而胸满，振寒、脉数，咽干，不渴，时出浊唾，腥臭久久，吐脓如米粥者为肺痈，桔梗汤主之。《千金要方》：治喉痹及毒气，桔梗二两，水三升，煮取一升，顿服之。

【续解】

基原：为桔梗科多年生草本植物桔梗的根。

桔梗苦辛而性平，为肺经气分药，兼入手少阴心经，桔梗味辛以开，故为诸药之舟楫，载药之上浮，且味苦以降，能引苦泄峻下之剂，至于至高之分成功，故该药既升且降。开提肺气，表散寒邪，清利头目咽喉；宣胸快膈，祛痰止咳。以具宣肺祛痰之功，用治肺热咳，痰稠难咳之候，与杏仁、紫苏等药相伍，《温病条辨》名杏苏散；与桑叶、菊花、杏仁等药相伍，《温病条辨》名桑菊饮；与甘草相伍，可用治肺气不宣之咽喉肿痛及肺痈，《伤寒论》名桔梗汤，临床可酌加锦灯笼、鱼腥草、穿心莲、生薏仁、冬瓜仁，吉忱公名七味桔梗汤，可疗肺痈咳吐脓痰之疾。

桔梗汤通治咽喉口舌诸病，取其苦辛散寒，甘平除热之谓。宋仁宗加荆芥、防风、连翘，名如圣汤。桔梗汤又名甘桔汤，王好古有加味桔梗汤之施，失音加诃子，声不出加半夏，上气加陈皮，涎嗽加知母、贝母，咳渴加五味子，酒毒加葛根，少气加人参，呕加半夏、生姜，吐脓血加紫菀，肺痿加阿胶，胸膈不利加枳壳，痞满加枳实，目赤加栀子、大黄，面肿加茯苓，肤痛加黄芪，发斑加荆芥、防风，疫毒加牛蒡、大黄，不得眠加栀子。由此可知，王好古用药之奥蕴，以桔梗汤为基础方，取甘草清热解毒，佐以桔梗辛开散结之治也。

草蒿（青蒿）

【原文】

草蒿，味苦，寒。主疥瘙痂痒，恶创，杀虱，留热在骨节间，明目。一名青蒿，一名方溃。生川泽。

【词解】

①主疥瘙痂痒，恶创，杀虱：本品味苦，性寒，芳香而辛散，且入厥阴经。而有清热解毒、泻火除湿、祛风止痒之功，故有其治。

②留热在骨节间：该品苦寒，入肝、肾经，有清虚热、除骨蒸之功，故适用于阴虚发热，劳热骨蒸之候。

③明目：谓其子之功也。以其入肝、胆、肾经，故有调枢机、养肝肾、益精血之功，而有明目之效。

【讲解】

青蒿，古称草蒿，方溃，香蒿。为优良之解热药。陶弘景：草蒿，处处有之，即今青蒿。《本草求真》：味甘微辛，气寒无毒。《本草纲目》：少阳、厥阴血分……治疟疾寒热。《唐本草》：生按敷金疮，大止血，生肉，止疼痛。《本草拾遗》：主妇人血气，腹内满，及冷热久痢。秋冬用子，春夏用苗，并捣绞汁服。亦暴干为末，小便冲服。《得配本草》：（青蒿）入手少阴、足少阳、厥阴经血分。其气芬香，与胃独宜。治妇人血气腹满，退阴火伏留……得豆豉，治赤白痢。配桂心，治寒热疟。配赤柽柳，祛时行邪热。佐鳖甲，治温疟。佐人参，治虚汗。入滋补药，治骨蒸虚劳。

应用如《温病条辨》青蒿鳖甲汤，治温病夜热早凉，热退无汗，热自阴来者。青蒿二钱，鳖甲五钱，细生地二钱，牡丹皮三钱，知母二钱，水五杯，煮取二杯，日再服。《通俗伤寒论》蒿芩清胆汤，治少阳三焦湿遏热郁，气机不畅，胸痞作呕，寒热如疟者。青蒿钱半至二钱，淡竹茹三钱，仙半夏钱半，赤茯苓三钱，青子芩钱半至二钱，生枳壳钱半，陈广皮钱半，碧玉散（包）三钱，水煎服。《圣济总录》青蒿丸，治虚劳，盗汗，烦热，口干。青蒿半斤，取汁熬膏，入人参末、麦冬末各一两，熬至可丸，丸如梧子大，每食后末饮下二十丸。《太平圣惠方》治赤白痢下：青蒿、艾叶等分，同豆豉捣作饼，日干，每用一饼，以水一盏半煎服。

【续解】

基原：为菊科一年生草本植物黄花蒿的全草。

青蒿味苦性寒，其气芳香，得春初少阳之气，虽苦寒，然不伤脾胃，故善清肝胆和血分之热，俾阴分伏热透达于外，故为清热凉血退蒸之良药。如入《温病条辨》青蒿鳖甲汤，以治温病后期，余热未清，或热病后低热不退之候。又如治疗暑温初起之候，《时病论》有清凉涤暑法之用，今名清凉涤暑汤，药由青蒿、滑石、生甘草、连翘、白茯苓、通草、西瓜翠衣组成。又以其退虚热除骨蒸之功，用治阴虚发热，劳热骨蒸之疾，如《证治准绳》之清骨散，药由青蒿、银柴胡、胡黄连、秦艽、鳖甲、地骨皮、知母、甘草组成，以其清虚热，退骨蒸而覆杯收效。又以其芳香透达，清热截疟之功，如入《通俗伤寒论》蒿芩清胆汤，药由青蒿、竹茹、半夏、赤茯苓、黄芩、枳壳、陈皮、碧玉散（滑石、青黛、甘草）组成，以其清胆利湿、和胃化痰之功，以治少阳湿热痰浊之疟疾。

本品不宜久煎，或鲜品绞汁用。

旋覆花

【原文】

旋覆花，味咸，温。主结气，肋下满，惊悸，除水，去五脏间寒热，补中，下气。一名金沸草，一名盛椹。生川谷。

【词解】

①主结气，肋下满，惊悸，除水：本品味苦、辛、咸，性温，以其苦降辛开之性，而有降气化痰之功，而消胸中痰结，心胁痰水，膀胱留饮；惊悸亦水饮所致，以温阳化饮之功，故有其治。

②去五脏间寒热：五脏间寒热，乃内热也。盖因五脏六腑寒热羸瘦，腹中积聚，即三焦水血之闭结，内生五邪而生寒热。故以其化痰散结之功而收效。

③补中，下气：以其苦降辛开、化痰下气之功，而达和胃降逆之治，故有其效。

【讲解】

旋覆花，为健胃祛痰药。《本草纲目》：乃手太阴肺、手阳明大肠药也。所治诸病，其功只在行水，下气，通血脉。《雷公炮制药性解》：入肺、肝、大肠、膀胱四经。《名医别录》：消胸上痰结，唾如胶漆，心胁痰水，膀胱留饮，风气湿痹，皮间死肉，目中眵䁾，利大肠，通血脉，益色泽。《日华子本草》：明目，治头风，通血脉。《濒湖集简方》：治月蚀耳疮：旋覆花烧研，羊脂和涂之。《得配本草》：入手太阴、阳明经气分。降心脾伏饮，去五脏寒热，除胁下气满，破膈痰如漆，止呕逆，平惊悸……配赭石、半夏，治噫气痞硬。

《伤寒论》旋覆代赭汤，治伤寒发汗，若吐若下，解后，心下痞硬，噫气不除者：旋覆花三两，人参二两，生姜五两，代赭石一两，甘草（炙）三两，半夏（洗）半升，大枣（擘）十二枚，上七味，以水一斗，煮取六升，去渣，再煎取三升，温服一升，日三服。《金匮要略》旋覆花汤，治肝着，亦治妇人半产漏下：旋覆花三两，葱十四茎，新降（茜草）少许，以水三升，煮取一升，顿服之。

旋覆花的地上部分（即全草），名金沸草，性味功效与花相似，性善酸散，主要用于外感咳嗽多痰之证。旋覆花根，《名医别录》记载主风湿。《救急方》：续断筋；旋覆花根洗净，捣，量疮大小，取多少敷之，日一易之，以瘥为度。

【续解】

基原：为菊科多年生草本植物旋覆花或欧亚旋覆花的头状花序。

旋覆花苦辛咸微温，苦降辛开，咸能软坚，温能宣通，故而有下气化痰，平喘止咳，化饮除痞，止噫止呕之功。如入《圣济总录》之旋覆花汤，与桔梗、桑白皮、柴胡、鳖甲、槟榔、大黄、甘草相伍，以其开结除痰之功，用治痰饮蓄结，胸膈痞实，大便秘涩，喘逆气促之候；又以其降气止噫之功，入《伤寒论》旋覆代赭汤（旋覆花、代赭石、人参、半夏、甘草、生姜、大枣），以治脾胃气虚，或痰湿上逆之症；尚有通血脉，疏肝气，调冲任之功，入《金匮要略》之旋覆花汤（旋覆花、新降、葱白），用治肝着胁痛，及妇人半产漏下之疾。

本品多毛序，入汤剂不易澄净，每致咽喉作痒，故须布包入煎。

射干

【原文】

射干，味苦，平。主咳逆上气，喉痹，咽痛，不得消息，散结气，腹中邪逆，食饮大热。一名乌扇，一名乌蒲。生川谷。

【词解】

①主咳逆上气：该品味苦，性平微寒，故有苦寒泄降，清热解毒之功，入肺经而清热泻火，降气消痰，故有止咳平喘之治，而疗"咳逆上气"之候。

②喉痹，咽痛，不得消息，散结气：咽喉乃肺之关，喉痹、咽痛，乃肺失宣发，热邪壅于咽喉而发，以射干清肺泻火，利咽消肿之功而愈之。不得消息者，谓咽喉闭塞，不得通气之候。故以射干清肺泻火，宽胸利膈，化痰散结而愈病。

③腹中邪逆，食饮大热：大凡气血运行不畅，寒热痰湿之邪与气血相搏结，而有"腹中邪逆，食饮大热"之候。继之聚而成形，形成腹中癥瘕积聚。如《金匮要略》鳖甲煎丸中用射干，取其清热解毒，消痰散结之功而收效。

【讲解】

射干又名鸢尾。为解热毒药，又为上呼吸道之消炎药。《雷公炮制药性解》：入肺、肝、脾三经。《本草经疏》：入手少阳、少阴、厥阴经。陶弘景：疗毒肿。《日华子本草》：消痰，破癥结，胸膈满，腹胀，气喘，疬癖，开胃下食，消肿毒，镇肝明目。《本草纲目》：射干，能降火，故古方治喉痹咽痛为要药。《得配本草》：入手太阴，兼足厥阴经气分。泻上焦实热，降厥阴相火。行肝脾之积痰，则结核自消。散心脾之老血，则癥瘕自除。利大肠，除疟母，捣汁疗喉痹不通，治阴疝刺痛。得杏仁、北五味，稍加麻黄，治喉中水鸡声。配萱草根、白蜜，捣敷乳痈初肿。配黄芩、桔梗、生甘草，治喉痹。射干花、山豆根，阴干为末，吹咽喉肿痛神效。

《金匮要略》方治咳而上气，喉中水鸡声，有射干麻黄汤；又治疟母之鳖甲煎丸，亦有乌扇，皆取其降厥阴相火也。火降则血散肿消，而痰结自降，癥瘕自消矣。《圣济总录》射干汤治喉痹：射干，细锉。每服五钱匕，水一盏半，煎至八分，去滓，入蜜少许，旋旋服。《本草汇言》治瘰疬结核，因热气结聚者：射干、连翘、夏枯草各等分，为丸。每服二钱，饭吞白汤下。

【续解】

基原：为鸢尾科多年生草本植物射干的根茎。

射干苦寒，入肺经。苦寒泄降，清热解毒。《本草备要》谓其"能泻实火，火降则血散肿消，而痰结自解"，故为治喉痹咽痛之要药。用治咽喉肿痛，可用鲜品捣汁含咽，或以醋研汁噙，引涎出即可，亦可与黄芩、桔梗、甘草同煎服。因其有清泄肺热、降气消痰、平喘止咳之功，故可入《金匮要略》之射干麻黄汤，药由射干、麻黄、细辛、五味子、半夏、紫菀、款冬花、生姜、大枣组成，用于痰盛咳喘之候。《太平圣惠方》有射干散，药由射干、赤芍、升麻、杏仁、牛蒡子、麻黄、甘草组成，以其疏风宣肺、凉血解毒之功，用治风毒上攻，咽喉肿痛，水浆不下之候。尚以其祛痰散结之功，入《金匮要略》之鳖甲煎丸。

恒山（常山）

【原文】

恒山，味苦，寒。主伤寒，寒热，热发温疟，鬼毒，胸中痰结，吐逆。一名互草。生川谷。

【词解】

①主伤寒，寒热，热发温疟：该品味苦性寒，以其清热解毒，发散表邪，祛痰截疟

之殊功，而有其治。

②鬼毒：乃蛊毒鬼疰之谓，亦即疫疬瘟邪之疾。以其清热泻火、败毒除瘟之功而有其治。

③胸中痰结，吐逆：胸中痰结者，乃饮邪结胸也。结胸邪在上部，故兼吐逆。取其性善上行涌吐胸中痰涎。此法今已少用。

【讲解】

恒山，又名常山，为抗疟药。常山种类甚多，对治疗的功效差别甚大，以假乱真，不可不辨。如日本常山为芸香科常山属，朝鲜常山为蔷薇科珍珠梅属，滇常山为马鞭草科，海州常山为马鞭草科海州常山属，假鸡骨常山为夹竹桃，白常山为茜草科玉兰金花属。《名医别录》：味辛，微寒，有毒。《雷公炮制药性解》：入肝经。《药性论》：治诸疟，吐痰涎，去寒热，项下瘤瘿。《医学入门》：治疟母及腹中积聚，邪气痞结坚癥。《本草纲目》：常山，蜀漆，有劫痰截疟之功，须在发散表邪及提出阳分之后，用之得宜，神效立见，用失其法，真气必伤。《本草撮要》：常山，功专劫痰截疟，得知母、贝母、草果治诸疟，得丹砂能劫痰疟，得槟榔、草果治瘴疟，得甘草治肺疟，得豆豉、乌梅、竹叶治肾疟，得小麦、淡竹叶治温疟，得黄连治久疟，得云母、龙骨治牝疟独寒，得麻黄、甘草、牡蛎治牡疟独热。

【续解】

基原：为虎耳草科落叶小灌木植物常山的根。

常山味苦、辛，具辛开苦降之功；性微寒能清热邪，故既能豁痰化饮，如《千金要方》常山伍甘草，蜜煎温服，可涌吐胸中痰饮、积饮之候。尚有祛痰截疟之功，适用各种疟疾，如截疟七宝饮之用。

然常山有毒，悍暴能损人真气，体弱者慎用。

甘遂

【原文】

甘遂，味苦，寒。主大腹疝瘕，腹满，面目浮肿，留饮，宿食，破癥坚积聚，利水谷道。一名主田。生川谷。

【词解】

主大腹疝瘕，腹满，面目浮肿，留饮，宿食，破癥坚积聚，利水谷道：本品苦寒性降，善行经遂之水湿，有较强的泄水逐饮之功，故有其治。故《药性论》谓："能泻十二种水疾，能治心腹坚满，下水，去痰水，主皮肤浮肿。"

【讲解】

甘遂为利尿药。能治面目浮肿，水肿，腹满，脚气肿痛。《得配本草》：入足少阴经气分。《名医别录》：下五水，散膀胱留热，皮中痞，热气肿满。《本草纲目》：泻肾经及隧道水湿，脚气，阴囊肿坠，痰迷癫痫，噎膈痞塞。

应用如十枣汤。《伤寒论》：太阳中风，下利，呕逆，表解者，乃可攻之。其人漐漐汗出，发作有时，头痛，心下痞硬满，引胁下痛，干呕短气，汗出不恶寒者，此表解里未和也，十枣汤主之。《金匮要略》：脉沉而弦者，悬饮内痛。病悬饮者，十枣汤主之。十枣汤方：芫花（熬）、甘遂、大戟。上三味，等分，各别捣为散。以水一升半，先煮大枣十枚，取合，去滓，内药末。强人服一钱匕，羸人服半钱，温服之，平旦服。若下少病不除者，明日更服，加半钱，得快下利后，糜粥自养。《金匮要略》：病者脉伏，其人欲自利，利反快，虽利，心下续坚满，此为留饮欲去故也，甘遂半夏汤主之。甘遂半夏汤方：甘遂大者三枚，半夏十二枚（以水一升，煮取半升，去滓），芍药五枚，甘草如指大一枚（炙）。右四味，以水二升，煮取半升，去滓，以蜜半升，和药汁煎取八合，顿服之。又云：妇人少腹满如敦状，小便微难而不渴，生后者，此为水与血俱结在血室也，大黄甘遂汤主之（大黄四两，甘遂二两，阿胶二两。右三味，以水三升，煮取一升，顿服之，其血当下）。《太平圣惠方》中治二便不通，甘遂末以生面糊调，敷脐中及丹田内，仍艾灸三壮。

【续解】

基原：为大戟科多年生草本植物甘遂的块根。

甘遂苦、寒，有毒。苦能泄降，寒能除热。能泻肾经及隧道水湿，直达水气所结之处，以攻决为用，通利二便，为泄水逐饮之峻药。故适用于水肿、臌胀、胸胁停饮等正气未衰之候。如以泄水逐饮之功，入《伤寒论》十枣汤，与芫花、大戟、大枣同用，而治悬饮、实水之疾，入《三因极一病证方论》控涎丹，与大戟、白芥子同用，以祛痰逐饮之功，用治水饮内停之候；入《景岳全书》舟车丸，与大戟、芫花、黑丑、大黄、青皮、陈皮、木香、槟榔、轻粉同用，以治水热内壅，气机阻滞所致之水肿水胀。尚以逐痰涎之功，而入《严氏济生方》遂心丹，以甘遂为末，入猪心煨后，与朱砂为丸，用治风痰癫痫之证，甘遂尚以消肿散结之功，研末水调外敷以治疮痈肿毒。

因甘遂乃峻下有毒之药，内服不可过量，中病即止。对体虚者、孕妇均忌用，反甘草。本品难溶于水，故不宜入煎剂。

白蔹

【原文】

白蔹，味苦，平。主痈肿，疽，创，散结气，止痛，除热，目中赤，小儿惊厥，温疟，女子阴中肿痛。一名兔核，一名白草。生山谷。

【词解】

①主痈肿，疽，创，散结气：本品苦平微寒，有清热解毒、消痈散结之功，故有其治。

②止痛，除热：以其清热解毒、生肌敛疮之效，而有止痛除热之治。

③目中赤：目中赤，乃脏腑热邪上犯目窍，所致目赤肿痛。以其清热泻火之功而有其治。

④小儿惊厥：即惊风、惊厥之候。小儿脏腑娇嫩，腠理不密，极易感受外邪，郁而化火，热极生风，而发惊痫。该品能散血热壅结，而有清热息风、解痉止搐之治。

⑤温疟：以其清热解毒之功，可疗温热疟疾。

⑥女子阴中肿痛：此候多伴带下赤白之物，乃湿热瘀毒壅结阴中所致。白蔹以其苦寒清泄、清热解毒、消痈散结之功而愈之。

【讲解】

白蔹为止痛消肿药。能治疗疮，痈肿，汤火灼伤，及女子阴中肿痛，带下赤白。《名医别录》：味甘，无毒。主下赤白，杀火毒。《滇南本草》：性微寒，味苦辛。入脾、肺二经。《本草求真》：入肝、脾。《本草撮要》：入足少阴、厥阴经。《本草经疏》：白蔹，苦则泄，辛则散，甘则缓，寒则除热，故主痈肿疽疮，散结止痛。《药性论》：治面上疱疮。《日华子本草》：止惊邪，发背，瘰疬，肠风，痔漏，刀箭疮，扑损，温热疟疾，血痢，烫火疮，生肌止痛。

应用如《普济方》中白蔹散，治痈肿：白蔹、乌头（炮）、黄芩各等分，捣末筛，和鸡子白敷上。《鸡峰普济方》中白蔹散敛疮：白蔹、白及、络石各半两，取干者，为细末，干撒疮上。《仁斋直指方论》中白蔹散，治冻耳成疮，或痒或痛者：黄连、白蔹各半两。为末，先以汤洗疮，后用香油调敷。《太平圣惠方》中白蔹散治白癜风，遍身斑点瘙痒：白蔹三两，天雄三两（炮裂去皮脐），商陆一两，黄芩二两，干姜二两（炮裂，锉），踯躅花一两（酒拌炒令干）。上药捣罗为细散，每于食前，以温酒调下二钱。《圣济总录》中白蔹汤，治吐血、咯血不止：白蔹三两，阿胶二两（炙令燥）。上二味，粗捣筛，每服二钱匕，酒水各一盏，入生地黄汁二合，同煎至七分，去滓，食后温服。如无地黄汁，入生地黄一分，同煎亦得。

基原：为葡萄科攀缘性草质藤本植物白蔹的块根。

白蔹苦辛微寒，苦能泄，辛能散，寒能除热，故有解火毒、散结气、生肌止痛之功。用以治疗痈疽疮肿，面上疱疮，金创仆损之候。如以其清热解毒之功，合入五味消毒饮，可疗痈肿疮毒；以其消肿生肌之功，配赤芍、金银花等药，入《校注妇人良方》仙方活命饮，以疗痈疡红肿焮痛之候，促其溃破排脓。又因其尚有散结气、缓急止痛之功，故可用于胃脘痛、疝气腹痛、女人阴中肿痛之候。因其以辛开苦降之性，而和中降逆，理气止痛；又因其微寒，性平和，故无戕伐中阳之弊，故吉忱公用治消化道炎症，有四白饮（白蔹、白及、白薇、白英）之用。

青葙子

【原文】

青葙子，味苦，微寒。主邪气，皮肤中热，风瘙身痒，杀三虫。子，名草决明，治唇口青。一名草蒿，一名姜蒿。生平谷。

【词解】

①主邪气，皮肤中热，风瘙身痒：所治邪气，系指肝火上炎之目赤肿痛，目生翳膜，视物昏暗之候。本品苦寒入肝，性清降，功专清泻肝经实火，而有明目退翳之功，故有其治。《黄帝内经》云："诸痛痒疮，皆属于心。"《雷公炮制药性解》谓其"入心、肝二经"，故又以其清泻心火而解血热之治，而除皮肤瘙痒诸候。

②杀三虫：森立之云："凡解血中湿热之药，必有杀虫之效也。"本品苦寒，有清利湿热之功，故有其治。

③子，名草决明：此青葙子，非豆科之决明子也。

④治唇口青：于理不通，故此条可能是错简。

【讲解】

青葙子为清肝明目药。《雷公炮制药性解》：入心、肝二经。《药性论》：治肝脏热毒冲眼，赤障，青盲，翳肿。主恶疮疥瘙，治下部虫䘌疮。《日华子本草》：治五脏邪气，益脑髓，明耳目，镇肝，坚筋骨，去风寒湿痹。《本经逢原》：青葙子治风热目疾，与决明子功同。《泉州本草》：治风热泪眼，青葙子五钱，鸡肝炖服。《广利方》治鼻衄出血不止：青葙子汁灌鼻中。叶橘泉云：青葙子，煎汁滴鼻止血衄，内服清肝明目，疗赤眼翳肿。

【续解】

基原：为苋科一年生草本植物青葙的成熟种子。

青葙子味苦微寒，入肝经，有清泻风热、明目退翳之功，故适用于肝火上炎之目赤肿痛，赤障翳肿之候，多与决明子同用。然决明子甘苦咸寒而气清，既能疏散风热，又兼益肾养肝，为治风热肝火，或肝肾阴亏之目疾；而青葙子味苦微寒而性善降，功专清泻肝火，只适用于肝火上炎之目疾。

《本草备要》谓"瞳子散大者忌服"。因其药性苦寒，故虚证目疾忌用。

白及

【原文】

白及，味苦，平。主痈肿，恶创，败疽，伤阴，死肌，胃中邪气，贼风，鬼击，痱缓不收。一名甘根，一名连及草。生川谷。

【词解】

①主痈肿，恶创，败疽：该品苦平微寒，有清热消肿，收敛生肌之功，故有其治。

②伤阴：森立之云："伤阴者，妇人阴门伤破之谓，与阴蚀、阴疮自别。"以其消肿生肌之功而愈之。

③死肌：以其清热消肿、生肌结痂之治而收功。

④胃中邪气：乃胃失和降之性，结热不消而致胃疡，以其消肿生肌之功而愈病。

⑤贼风，鬼击，痱缓不收：此皆血中郁热所致斑疹诸候，以其具清热消肿、凉血透斑之功而收效。

【讲解】

白及为胶黏性止血药。内服治吐血，肺病咯血，胃溃疡吐血等。外用以治痈肿溃疡，能促肉芽发生。《本草再新》：入肺、肾二经。《药性论》：治结热不消，主阴下痿，治面上皯疮，令人肌滑。故能补肺，止血，消肿，生肌，敛疮。《得配本草》：入手太阴经。治肺伤吐血，敷手足皲裂，汤火灼伤，金疮疥癣，恶疮痈毒，败疽死肌，去腐生新。得羊肝蘸末，治肝血吐逆。得酒调服，治跌打骨折。配米饮，止肺伤吐血。配榴皮、艾、醋，治心痛。

方如《医学启蒙》白及散，治肺痿：白及、阿胶、款冬花、紫菀等分，水煎服。《本草发明》治肺热吐血不止：白及研细末，每服二钱，白汤下。《保婴撮要》铁箍散，治一切疮疖痈疽：白及、芙蓉叶、大黄、黄柏、五倍子，上为末，用水调搽四周。《本草汇言》治刀斧损伤肌肉，出血不止：白及研细末掺之。《济急仙方》治汤火伤灼，白及末，油调敷；治手足皲裂，白及末，水调塞之，勿犯水。

【续解】

基原：为兰科多年生草本植物白及的块根。

白及味苦而辛，性凉质涩而收，为收敛止血之良药。故以其消肿生肌，收敛止血之功，而治诸内出血之候，如单味研末，糯米汤调服，《丹溪心法》名独圣散；柳氏四白散，由白及、白蔹、白术、白英组成，为治胃肠出血之基础方。若因肺阴亏虚，致肺络受损之出血者，白及与枇杷叶、阿胶相伍，《证治要诀》名白及枇杷丸；若本方加藕节，阿胶珠（蛤粉与阿胶制成），《证治准绳》亦名白及枇杷丸。有验方补肺弥洞丸，以白及伍松香、黄芪、知母、桔梗、地骨皮、僵蚕、百合、花粉、甘草、冬虫夏草、五倍子相伍蜜丸，用治肺结核空洞出血。有古方白及散，药由白及、乌贼骨、竹茹、延胡索、鸡内金、炒麦芽组成，以其清泻胃火、收敛止血之功，以治吐血、便血之候；尚有今方白及散，药由白及、乌贼骨组成，以治消化道溃疡及合并出血。尚可用于外伤出血，疮口不敛，烫伤及手足皲裂、肛裂等候，可单用或与煅石膏等研末外用；若白及与贝母、知母、山甲珠、半夏、银花、皂角刺、花粉、乳香诸药合用，《外科正宗》名内清散，以其消肿生肌之功，用于痈肿溃疡者。现代研究表明，白及含有丰富挥发油及黏液质，具有美白祛斑之效，故为柳氏除尘荣颜膏之用药。

大戟

【原文】

大戟，味苦，寒。主蛊毒，十二水，肿满急痛，积聚，中风，皮肤疼痛，吐逆。一名邛钜。

【词解】

①主蛊毒，十二水：蛊毒，泛指虫毒结聚之候，多因络脉瘀滞而致胀满积块之候。包括西医学之血吸虫病，肝硬化，阿米巴痢疾，羌虫病等。十二水，诸水气病之总称。该品以苦寒之体，而具清热解毒、攻逐水邪、泻湿化浊之功，故有其治。

②肿满急痛，积聚：该病系因痰饮湿浊，瘀毒结聚所致，该品为攻逐水毒之要药，故有其治。

③中风，皮肤疼痛，吐逆：中风一证，系脾肺气虚，外邪侵袭肌肤，而致瘾疹风及风毒脚气之候。皮肤疼痛，吐逆，乃风邪外袭，三焦气化失司，风遏水阻，水湿泛溢肌肤，络脉闭阻，故皮肤疼痛。因病痰饮，中焦主化失司，故有吐逆之候。

【讲解】

大戟为峻下药。多用于壮实体质之腹水、全身水肿、胸腹积水等。故为攻逐水毒之要药。《得配本草》：入三阴、足太阳经。《本草正》：性峻利，善逐水邪痰涎，泻湿热胀满。《药性论》：下恶血癥块，腹内雷鸣，通月水，善治瘀血，能堕胎孕。

《伤寒杂病论》十枣汤（芫花、甘遂、大戟、大枣）治悬饮。《圣济总录》大戟散（大戟、干姜为末，生姜汤调服）治通身肿满喘息，小便涩。《本草纲目》治水气肿胀：大戟一两，广木香半两，为末，五更酒服一钱半，取下碧水，后以粥补之，忌咸物。反甘草。

【续解】

基原：为大戟科多年生草本植物大戟的根。

大戟辛、苦、寒，有毒。能泻脏腑水湿，行血发汗，利大小便，治十二种水。泄水逐饮，功与芫花、甘遂相近。又以其消肿散结之功，单味熬膏外敷，可疗疮肿、瘰疬。

大戟性猛有毒，能伤人元气，故体虚者、孕妇均忌用，反甘草。

泽漆

【原文】

泽漆，味苦，微寒。主皮肤热，大腹水气，四肢面目浮肿，丈夫阴气不足。生川泽。

【词解】

①主皮肤热，大腹水气，四肢面目浮肿：味苦，微寒，以其苦寒泄降之性而有利尿消肿作用，故有其治。皮肤热，亦水邪溢于肌肤，久郁成热之候。

②丈夫阴气不足：系指丈夫气血不足，不能益精强阴，而致痰浊瘀毒积滞，而致癣疮瘙痒之候，故以其清热解毒、化湿散结之功而愈病。

【讲解】

泽漆为解热利尿药。能通便利尿，消肿逐痰《得配本草》：入手阳明、太阳经气分。《本草撮要》：入手足太阴经。《名医别录》：利大小肠。《本草纲目》：泽漆利水，功类大戟。《本草汇言》：主治功力，与大戟同，较之大戟，泽漆稍和缓，而不甚伤元气也。然性亦喜走泄，如胃虚人亦宜少用。

方如《千金要方》之泽漆汤（泽漆、鲤鱼、赤小豆、生姜、茯苓、人参、麦冬、甘草），治水气通身洪肿，四肢乏力，喘息不安，腹中响响胀满，眼不得视之疾。

【续解】

基原：为大戟科二年生草本植物泽漆的全草。

泽漆，俗名猫眼草。味苦，微寒，有毒。具消痰退热，止嗽杀虫之功。以其逐水消肿之功，用治腹水胀满，四肢面目浮肿；尚以解毒散结之功，用于瘰疬，癣疮瘙痒，均可单味熬膏，黄酒调服，或为末枣肉丸服。他如以化痰止咳平喘之功，入《金匮要略》泽漆汤，以治痰饮咳喘之候。

一般剂量不宜过大，煎服不宜过 10g，外用适量。

贯众

【原文】

贯众，味苦，微寒。主腹中邪热气，诸毒，杀三虫。一名贯节，一名贯渠，一名百头，一名虎卷，一名扁符。生山谷。

【词解】

①主腹中邪热气，诸毒：该品味苦，微寒，具清热解毒之功，故有其治。尤能清气分血分之热毒，为风热感冒、温热病发斑，及痄腮等病之要药。

②杀三虫：《本草经考注》云："贯众，苦寒""故能解畜瘀之血热，筋脉百节，无所不至，亦能驱逐三虫也。"其杀三虫之理，同"苦能下蛔"之理。

【讲解】

贯众有抗病毒、抗菌作用，为收敛止血药。《本草再新》：入肝、肾二经。《本草新编》：入阳明胃经，亦入心肺。《名医别录》：去寸白，破癥瘕，除头风，止金疮。《滇南本草》：祛毒，止血，解水毒。故能消热解毒，杀虫，凉血止血，治风热感冒，湿热斑疹及诸血证。

方如《圣济总录》贯众散（贯众、黄连）治暴吐血咯血；《普济方》经效散，治肠风酒痢下血及鼠子痔出血、血痔：贯众二两，去芦头，烧存性，用瓦合地上去火毒，为末，入麝香一字研匀，米饮调服二钱。古有瘟疫流行，置贯众于水缸中，饮水可预防之。他如《小儿卫生总微论方》快斑散，治疮疹出块肥红：贯众一两，赤芍药一两，甘草半两，升麻半两，炒枳壳半两，上为末，每服一钱，水一小盏，入竹叶七片，煎至五分，去滓温服，无时。

【续解】

基原：为鳞毛蕨科多年生草本植物贯众、绵马鳞毛蕨、紫萁科草本植物紫萁等带叶柄基部的根茎。

贯众味苦，微寒，苦可燥湿，寒可清热，古谓"能解邪热之毒"。故长于解毒，善除蕴热湿秽之疾。如《圣济总录》贯众丸，药由贯众、黄连、板蓝根、木香、胡黄连、诃子、肉豆蔻组成，以治伏热下痢脓血之疾。以其清热解毒之功，可用于湿热疮毒，痄腮肿痛之疾，如验方抗毒汤，药有贯众 30g，板蓝根 30g，鱼腥草 30g，虎杖 18g，紫草 15g，牡丹皮 15g，赤芍 21g。家父吉忱公亦传一贯众汤，药有贯众、山豆根、茵陈、忍冬耳、大青叶、板蓝根、桔梗、紫草根、甘草，可用于流行性感冒、病毒性肺炎、流行性腮腺炎。尚可用于防治疫病和流感，在瘟疫流行时，可煎服之；或与石菖蒲、苍术、雄黄共为细末，做成香囊佩之，今名贯众避瘟香囊。以其凉血止血之功，可用于妇女崩漏、产后出血，如验方固本止崩汤，药用贯众炭、人参组成；又可用治湿热带下、血痢等候。尚有杀虫消治之功，如治蛔虫、蛲虫、绦虫等疾。

商陆

【原文】

商陆，味辛，平。主水胀，疝瘕，痹，熨除痈肿，杀鬼精物。一名葛根，一名夜呼。生川谷。

【词解】

①主水胀，疝瘕，痹：水胀、疝瘕，均乃湿浊积聚之候。本品味辛，有疏五脏之功，性平微寒，有散水气之治，故适用于水肿臌胀，大便秘结。小便不利之水湿肿满实证。痹，指喉痹而言，《药性论》记有"喉痹不通，薄切醋熬，喉肿处外敷之瘥"之记。

②熨除痈肿：辛可散结，寒可清热解毒，故该品用治疮疡肿毒之痈肿初起者，可用鲜根，捣烂外敷。

③杀鬼精物：鬼精物，非鬼神也，实水邪蛊毒之谓，仍以其利水化湿、消肿散结之功而祛邪。

【讲解】

商陆为利尿药。与大戟、甘遂同功。《雷公炮制药性解》：入脾、膀胱、小肠三经。能通二便，泄水，散结，而治水肿，脚气，胀满等候。《药性论》：能泻十种水病，喉痹不通。《日华子本草》：通大小肠，泻蛊毒。《本草纲目》：胃气虚弱者不可用。《品汇精要》：妊娠不可服。

《杨氏家藏方》商陆散（商陆根、甘遂末、土狗）治一种水气。《严氏济生方》疏凿饮子（泽泻、商陆、赤小豆、羌活、大腹皮、椒目、木通、秦艽、茯苓皮、槟榔，为散）治水气通身红肿，喘呼气急，烦躁多渴，大小便不利，服热药不得者。

【续解】

基原：为商陆科多年生草本植物商陆或垂序商陆的根。

商陆味苦，性寒，有毒。入肺、脾、肾经，性沉阴下行，有通利二便之功，与大戟、甘遂、芫花同功，然逐水消肿之力逊之。如以其逐水消肿之功，入疏凿饮子，而用于水肿胀满，大便秘结，小便不利之水湿肿满实证。又以其清热解毒、消肿散结之功，鲜商陆根与盐捣烂外敷，以治疮疡肿毒，痈肿初起者。

本品有赤白两种，白色入煎剂，赤色毒甚，只宜外用，不可内服。

萹蓄

【原文】

萹蓄，味辛，平。主浸淫，疥瘙，疽痔，杀三虫。生山谷。

【词解】

①主浸淫，疥瘙，疽痔：该品味苦，性平微寒，故有清利湿热、杀虫止痒之功，故为治浸淫疮、疥癣、痔疮、阴蚀之用药。如恶疮连痂痒痛，以鲜萹蓄根、茎、叶捣烂外敷，痂落即差。痔疮，或根、叶捣汁服之，或捣烂外敷，均有效。

②杀三虫：本品以其杀虫止痛之功，可用于虫积腹痛。如蛔虫腹痛或胆道蛔虫痛，可米醋煎服疗之。

【讲解】

萹蓄为抗菌利尿药。《本草汇言》：入足太阳膀胱经。《本草再新》：入脾、肾二经。能治热淋，癃闭，黄疸，阴蚀，白带，蛔虫，疳积，痔肿，湿疮。

《太平惠民和剂局方》八正散（车前子、萹蓄、瞿麦、滑石、栀子仁、木通、大黄、甘草），以治大人小儿心经邪热，一切蕴毒，咽干口燥，大渴引饮，心忪面热，烦躁不宁，目赤睛疼，唇焦鼻衄，口舌生疮，咽喉肿痛。又治小便赤涩，或癃闭不通，及热淋、血淋。《药性论》治热黄：萹竹取汁顿服一升，多年者再服之。

【续解】

基原：为蓼科一年生草本植物萹蓄的全草。

萹蓄味苦性寒，苦降下行，寒则清热，功专清膀胱之湿热而利水通淋，入《太平惠民和剂局方》八正散，药由木通、滑石、萹蓄、瞿麦、车前子、栀子、大黄、炙甘草组成，用以治小便淋沥不畅，尿道热痛之候。治疗血淋，可与大、小蓟，白茅根相伍。萹蓄尚有杀虫止痛之功，可疗湿疹阴痒，虫积腹痛之疾。如《类证治裁》萹蓄汤，有萹蓄一味，水煎服，以其祛湿杀虫之功，以治脱肛，肛头中痒之候。《外科医镜》有泄毒救茎汤，药由萹蓄、滑石、甘草梢组成，以清热泄浊解毒之功，以治阴茎疳蚀之疾。《普济方》有过关散，药由萹蓄与栀子仁、车前子、木通、瞿麦、赤茯苓、人参、滑石、大黄组成，以其清利湿热之功，主治婴孩斑疮、水痘，心躁发渴，及小便赤色，口舌生疮之疾。

萹蓄为苦寒之药，适用于湿热蕴结下焦之证，故小便因中虚不利者忌用。

白头翁

【原文】

白头翁，味苦，温。主温疟，狂易，寒热，癥瘕积聚，瘿气，逐血，止痛，疗金疮。一名野丈人，一名胡王使者。生山谷。

【词解】

①主温疟，狂易，寒热：《素问·评热病论》云："有病温者，汗出辄复热，而脉躁疾，不为汗衰，狂言不能食，病名为何？岐伯对曰：病名阴阳交。"阴阳交，即狂易之候。本品实为苦寒降泄之味，具清热解毒之功，故适用于温疟阳狂诸候。

②癥瘕积聚：本品有散热行瘀之功，故适用血分热毒结聚之证，故有其治。

③瘿气：系指项下瘿瘤之疾，治当破散瘿瘤之结气。本品有行瘀散结之功，故有其效。

④逐血，止痛：该品以其散热行瘀之功，而有解散热毒、追逐瘀血之治，故适用于赤白毒痢及其导致之腹痛。

⑤疗金疮：因其入阳明经气分，有解散热毒、追逐瘀血之功，而适用于金创感染、疔疮疽痛诸候。

【讲解】

白头翁为消炎性收敛止泻、止血药。《本草经疏》：入手、足阳明经血分。《药性论》：止腹痛及赤毒痢。《伤寒蕴要》：热毒下痢紫血鲜血者宜之。《得配本草》：入手足阳明经血分。治热毒血痢，疗吐血、衄血，祛温疟阳狂，消瘿瘤瘰疬，涂疗疮疽痛，围毒气散漫。配川连、木香，治下痢咽痛。配陈皮、川连、川柏，治挟热痢。功能清热解毒，凉血止血，而用于热毒血痢，温疟寒热，鼻衄，血痔。

如《金匮要略》白头翁汤：白头翁、黄连、黄柏、秦皮，治热痢下重。《金匮要略》白头翁加甘草阿胶汤：白头翁、甘草、阿胶、陈皮、黄连、柏皮，治产后下痢虚极。《圣济总录》白头翁丸：白头翁、艾叶，治冷劳泻利及妇人产后带下。

【续解】

基原：为毛茛科多年生草本植物白头翁的根。

白头翁味苦性寒，入手足阳明经。苦泻火，寒凉血，故能入血分而清热，善除肠胃热毒蕴结之证，为治热毒下痢之要药，尤以治血痢为著。此即《金匮要略》白头翁汤用以治细菌性痢疾及阿米巴痢疾之由因。白头翁入阳明经，故尚可治因火热瘀毒蕴结而致疮疡、瘰疬、肺痈、肠痈、癌肿、血痔诸疾。且均以其清热解毒之功而收效。肾主骨生髓，肾欲坚，苦坚肾，故白头翁有坚肾、坚阴，及泻火解毒之功，可用以治疗化脓性骨髓炎、骨膜炎，即中医热毒壅盛之附骨疽者。

因其为苦寒之品，有伤阳致泻之弊，故虚寒下痢者忌用。

连翘

【原文】

连翘，味苦，平。主寒热，鼠瘘，瘰疬，痈肿，恶创，瘿瘤，结热，蛊毒。一名异翘，一名兰华，一名轵，一名三廉。生山谷。

【词解】

①主寒热，鼠瘘，瘰疬，痈肿，恶创，瘿瘤：该品味苦，性平微寒，入心经。《黄帝内经》云："诸痛痒疮，皆属于心。"故连翘有泻心火、清热解毒、消痈散结之功，故有其治。

②结热：张元素认为"连翘之用有三：泻心经客热，一也；去上焦诸热，二也；为疮家圣药，三也"。李杲认为"十二经疮药中，不可无此，乃结者散之之义"。故以其清热泻火、消肿散结之功而治结热之证。

③蛊毒：泛指虫毒结聚，络脉瘀滞而致胀满积块之疾。本品以其清热解毒、消积散结之功而收效。

【讲解】

连翘为解热消炎药。《汤液本草》：手足少阳经、阳明经药。《雷公炮制药性解》：入心、肝、胆、胃、三焦、大肠六经。功能清热解毒，散结消肿，而治湿热，丹毒，斑疹，痈疡肿毒，瘰疬，小便淋沥。《药品化义》：连翘，总治三焦诸经之火，心肺居上，脾居中州，肝胆居下，一切血结气聚，无不调达而通畅也。但连翘治血分功多，柴胡治气分功多。同牛蒡子善疗疮疡，解痘毒尤不可缺。《本草崇原》：主治寒热鼠瘘瘰疬者。《药性论》：主通利五淋，小便不通，除心家客热。《日华子本草》：通小肠，排脓，治疮疖，止痛，通月经。

应用如《温病条辨》银翘散：连翘、金银花、桔梗、薄荷、淡竹叶、生甘草、荆芥穗、淡豆豉、牛蒡子，治太阴风温、湿热、瘟疫，冬温，初起但热不恶寒而渴者。《杨氏家传方》连翘散：连翘、鬼箭羽、瞿麦、甘草，治瘰疬结核不消。

【续解】

基原：为木犀科落叶灌木连翘的果实。

《黄帝内经》云："诸痛痒疮，皆属于心。"且连翘味苦微寒，有清热解毒之功。其质轻而浮，故历代医家谓其能"泻六经郁火"。然其轻清气浮，《本草求真》谓其"实为泻心要药"。以其清热解毒之功，被誉为"十二经疮家圣药"。可用于各种热性病初起，身热微恶寒及发斑发疹之候。如入《温病条辨》银翘散、桑菊饮。若热在心包，高热神昏者，有入《温病条辨》清营汤之施；本品既能清心火，又能宣畅气血，故被誉为"疮家要药"，如用于疮疡、丹毒，可伍以《医宗金鉴》五味消毒饮；又以其清火散结之功，而用于瘰疬结核。他如治小儿一切热病，《类证活人书》之连翘饮，药由连翘、防风、栀子、甘草组成。

蚤休（重楼）

【原文】

蚤休，味苦，微寒。主惊痫，摇头，弄舌，热气在腹中，癫疾，痈创，阴蚀，下三虫，去蛇毒。一名蚩休。生川谷。

【词解】

①主惊痫，摇头，弄舌，热气在腹中，癫疾：该品味苦，微寒，归肝经，乃清解血热之物，故有清热解毒、凉肝定惊之功，故有其治。尤适用于胎风手足抽搐、惊痫吐舌之候。

②痈创，阴蚀，下三虫，去蛇毒：以其清热解毒、消肿除湿之功，而有其治。醋调外敷可疗痈肿、蛇毒、跌打损伤。

【讲解】

蚤休又名重楼金钱，三层草，七叶一枝花。为清热解毒药。《雷公炮制药性解》：入心经。《本草纲目》：足厥阴肝经药……去疟疾寒热。《本草再新》：入肺经。《滇南本草》：消诸疮，无名肿毒，利小便。《日华子本草》：治胎风搐手足。故能治痈肿，疔疮，瘰疬，喉痹，咳嗽，蚊虫咬伤。

【续解】

基原：为百合科多年生草本植物云南重楼，或七叶一枝花的根茎。

蚤休味苦，微寒，味苦泻火，性微寒凉血，故有清解郁热，散结消肿之功，而用于一切疗疮肿毒，痈疽癌肿，可与黄连解毒汤同用；《医宗金鉴·外科心法要诀》有化疗内消散，药由穿山甲、蚤休、白及、乳香、没药、天花粉、皂角刺、金银花、当归、赤芍、生甘草、知母、贝母组成，乃治痈疮肿毒之效方。另，《外科正宗》亦有一化疗内消散，方中半夏，《医宗金鉴》作当归。咽喉肿痛，可配牛蒡子、板蓝根、桔梗同用，他如《丹溪治法心要》润喉散，药由桔梗、甘草、蚤休组成，以其理气解郁、化痰利咽为治而收功。若虫蛇咬伤，可与白花蛇舌草、半枝莲、半边莲同用；尚有《圣济总录》有凉心丸，药由蚤休、人参、白茯苓、远志、麦冬、丹砂、龙脑、金铂为丸，以治心热烦躁之候。本品尚可用于小儿惊风抽搐之候，乃取其苦寒泄降之力，而达清热息风之治。本品尚有消肿止痛、化瘀止血之功，故近世有用于跌打损伤，外伤出血之候。

本品苦寒易戕伐中阳，故体虚、无实火热毒者，及孕妇忌服。

夏枯草

【原文】

夏枯草，味苦，辛。主寒热瘰疬，鼠瘘，头创，破癥，散瘿，结气，脚肿，湿痹，轻身。一名夕句，一名乃东。生川谷。

【词解】

①主寒热瘰疬，鼠瘘，头创，破癥，散瘿，结气：该品苦寒，入肝、胆经，功于清泻肝胆之火，消肿止痛；又味兼辛，故辛以散结，苦以泄热，有良好的清肝散结之效。上述诸疾，多系肝气郁结，郁而化火，火热或火毒蕴结而成，故有其治。

②脚肿，湿痹：此二证均系湿热之邪郁于血中，蕴于肌肤关节所致，故以该品苦寒能清利血中之湿热而愈病。

③轻身：本品具清泄肝、胆之火之功，而有明目定眩之效，故谓轻身。

【讲解】

夏枯草为清火明目，散结消肿之药。为治瘰疬、高血压之要药。《本草经疏》：入足厥阴、少阳经。《本草衍义补遗》：补养血脉。《本草从新》：治瘰疬，鼠瘘，瘿瘤，癥坚，乳痈，乳岩《本草通玄》：此草补养厥阴血脉，又能疏通结气。目痛、瘰疬，皆系肝症，故独建神功。《得配本草》：入足厥阴经气分。解阴中郁结之热，通血脉凝滞之气。合香附、贝母，治头疮瘰疬。调茶清、香附、甘草，治目珠热痛。

方如《简要济众方》补肝散，治肝虚目睛疼，冷泪不止，筋脉痛，及眼羞明怕日：夏枯草半两，香附子一两，共为末，每服一钱，蜡茶调下，无时。《太平圣惠方》治血崩不止：夏枯草为末，每服方寸匕，米饮调下。《摄生众妙方》夏枯草汤，治瘰疬马刀，不问已溃未溃，或日久成漏：夏枯草六两，水二盅，煎至七分，去渣，远食服。虚甚当煎浓膏服，并涂患处，多服益善《本草纲目》：产后血晕，心气欲绝者，夏枯草捣绞汁，服一盏。

【续解】

基原：为唇形科多年生草本植物夏枯草的果穗。

夏枯草辛苦微寒，入肝胆经，气禀纯阳，补肝血，缓肝火，解内热，散结气，长于宣泄肝胆之郁火，畅达气机之运行，故适用于目赤肿痛，瘰疬，瘿瘤，乳痈，疰腮，及癌肿者。《外科正宗》有夏枯草汤之施，药由夏枯草、当归、白术、茯苓、桔梗、陈皮、柴胡、贝母、香附、白芍、白芷、红花、甘草组成。他如《简要济众方》补肝散（夏枯草、香附，又名还明散、还精散、夏枯草散）加味之用。又以其清泄肝火之功，适用于高血压病属肝热阳亢者。

芫花

【原文】

芫花，味辛，温。主咳逆上气，喉鸣，喘，咽肿，短气，蛊毒，鬼疟，疝瘕，痈肿，杀虫、鱼。一名去水。生川谷。

【词解】

①主咳逆上气，喉鸣，喘，咽肿，短气：该品辛温，有温阳逐饮、祛痰止咳之功，故适用于胸胁停饮所致上述诸候，而有其治。

②蛊毒，鬼疟，疝瘕，痈肿：上述诸疾，皆四时不正之气侵入人体所致。该品辛温，而可通利血脉，温散湿浊瘀毒之邪，故有其治。

③杀虫、鱼：疗疥疮，又可用以毒鱼，故谓"杀虫、鱼"。

【讲解】

芫花为泻下利尿药。《本草求真》；入脾、肺、肾。功能逐水，涤痰，治痰饮，咳喘水肿，心腹癥结肿满。《药性论》：治心腹胀满，去水气，利五脏寒痰，涕唾如胶者。主通利血脉，治恶疮风痹湿，一切毒气，四肢挛急，不能行步，能泻水肿胀满。《本草纲目》：治水饮痰澼，胁下痛。

方如《金匮要略》十枣汤：芫花、甘遂、大戟、大枣，治病悬饮者。《圣济总录》小消化丸：芫花、甘遂、大黄、葶苈子、巴豆，治水病通身微肿，腹大，食饮不消。《魏氏家藏方》芫花散，治牙痛，诸药不效者：芫花碾为末，擦痛处令热。

【续解】

基原：为瑞香科落叶灌木植物芫花的花蕾。

芫花辛、苦，温，有毒。功于祛水饮痰癖，疗五水在五脏、皮肤，胀满喘急，痛引胸胁，咳嗽瘴疟之候。

甘遂、大戟、芫花均为毒大性猛之峻泻逐水药。故宜用于水饮壅滞之重症。但此三药的毒性强弱不同，其中芫花毒性最强，甘遂、大戟均次之，为了增强疗效，在临床上每多配合同用，效果更为显著，如"十枣汤""舟车丸"之治痰饮积于胸胁及腹水等重症，即三药并用；而"控涎丹"治痰饮聚于胸胁之较轻和慢性者，则甘遂、大戟并用等。

甘遂、大戟、芫花等逐水药大多性烈而有毒，体虚及孕妇当忌用，故唯体气壮实者方可使用，但仍须处处顾护脾胃，勿使正气受伤。故"十枣汤"之用大枣，"甘遂半夏汤""大陷胸丸"之用蜂蜜，都是为了顾护胃气而设。又如十枣汤方后云："得快利后糜粥自养"，说明通过泻利后，应服薄粥以养胃气，胃气旺盛，则水湿之气便不复聚，这是用药之大法，应特别注意。芫花与大戟、甘遂均反甘草。

巴豆

【原文】

巴豆，味辛，温。主伤寒，温疟，寒热，破癥瘕，结聚，坚积，留饮痰癖，大腹水胀，荡涤五脏六腑，开通闭塞，利水谷道，去恶肉，除鬼毒，蛊注邪物，杀虫、鱼。一名巴叔。生川谷。

【词解】

①主伤寒，温疟，寒热：伤寒，乃寒实结胸之证，是指水寒气冷所凝结的痰饮邪气。故《伤寒论》云："寒实结胸，无热证者，与三物小白散。"方由巴豆、桔梗、贝母组成。盖因寒实结胸，非辛热之品不足以开化水寒，非峻攻无以破其凝结，故以巴豆大辛大热，泻下冷积，散寒逐水，破结搜邪，而任为主药。温疟、寒热，乃邪夹寒饮，不能发越之候，故巴豆以其辛热之性，峻下寒饮，破结除邪而愈之。

②破癥瘕，结聚，坚积，留饮痰癖，大腹水胀：盖因巴豆有峻下冷积、逐水退肿之功，能破心腹积聚结气之候，而有泄壅滞、消痰、破血、消肿毒之用，故适用于癥瘕，痞满，腹内积聚，冷气，血块，宿食不消，痰饮吐水诸候。

③荡涤五脏六腑，开通闭塞，利水谷道：《药性论》谓巴豆"主破心腹积聚结气，治十种水肿，痿痹，大腹"诸疾，盖以其峻下冷积、逐水消肿、祛痰破结之功，而有其治。

④去恶肉：本品外用，有蚀腐肉疗疔疮之功，故有蚀疮之用。

⑤除鬼毒，蛊注邪物：鬼毒，蛊邪物，皆温邪浊毒之症，盖因其破结搜邪之功，故有其治。

⑥杀虫、鱼：该品有破结聚、通六腑、除邪毒之功，故谓其效。因其辛热有大毒，乃以毒攻毒之谓也。

【讲解】

巴豆为顽固便秘之峻下药。《雷公炮制药性解》：入脾、胃、大肠三经。《汤液本草》：可以通肠，可以止泄。

方如《伤寒论》白散方：巴豆、桔梗，治寒实结胸，无热证者。《金匮要略》三物备急丸：大黄、干姜、巴豆，治心腹诸卒暴百病，若中恶客忤，心腹胀满，卒痛如锥刺，气急口噤，停尸卒死者。《世医得效方》治夏日水泻不止：大巴豆一个（去壳），上以针刺定灯上烧存性，研细，化蜡和作一丸，水下，食前服。

【续解】

基原：为大戟科乔木植物巴豆成熟的种子。

巴豆辛热大毒，能止能行，开窍宣滞，祛脏腑沉寒，为斩关夺邑之将。能荡涤胃肠沉寒涸冷，宿食积滞，为热性泻下药。以其温肠泻积之功，可单用巴豆霜装胶囊，或配大黄、干姜制丸服，如《金匮要略》三物备急丸；入《经验奇效良方》万应保赤散，与胆星、神曲、辰砂、硼砂同用，以治小儿痰食壅滞、痫疾之候。又以其逐水消肿之功，而用于腹水臌胀，如近代用巴豆配绛矾、神曲为丸，名"巴绛矾丸"，以治晚期血吸虫病之腹水症。尚以其解毒疗疮之功，用于疔疮肿毒，如巴豆与雄黄、大黄为丸内服，《余无言医案》名疔痈百效丸。

生用研碎压去油取霜用，或炒焦黑用。

蜀椒（川椒）

【原文】

蜀椒，味辛，温。主邪气，咳逆，温中，逐骨节皮肤死肌，寒湿痹痛，下气，久服之头不白，轻身，增年。生川谷。

【词解】

①主邪气，咳逆，温中：该品辛散温燥，有温中燥湿、散寒降逆之功，故适用于脾胃虚寒，脘腹冷痛，咳逆呕吐，不思饮食之候，故有其治。

②逐骨节皮肤死肌，寒湿痹痛，下气：该品以其辛散燥湿之功，而有开腠理、通血

脉、温经散寒、燥湿通痹、健脾和胃之功，而有其治。

③久服之头不白，轻身，增年：以其辛温，入脾、胃、肾经，而有培补先、后天之本之功，而行开腠理，通血脉，利五脏，坚齿发，调关节，耐寒暑，通神，益寿之用，故有其效。

【讲解】

蜀椒又名川椒、花椒、巴椒。为散寒湿、止冷痛药。多用于治疗心脏病水肿，膀胱炎，小便不利，神经性喘息，又作健胃剂。《本草汇言》：入手足太阴及右肾命门气分，兼入足厥阴血分。治心腹冷痛，囊冷入腹，呃逆不止，寒湿脚气，水气肿满，食泻不化，久冷下痢，老幼泄泻，食茶面黄，蛔结上攻等证。《长沙药解》：入足阳明胃、足厥阴肝、足少阴肾、足太阴脾经。《药性论》：治恶风，遍身四肢顽痹，口齿浮肿摇动，主女人月闭不通，治产后恶血痢，多年痢，主生发，疗腹中冷痛。《得配本草》：（蜀椒）入手足太阴经，兼入命门气分。通上焦君火之阳，达下焦命门之气。开腠理，行血脉，散寒湿，化癥癖，止泄泻，杀蛔虫，疗温疟，去痰饮。得醋煎熟，入白矾少许服，治伤寒呕衄。得生地自然汁，煎稠和丸，治元脏伤惫。配乌梅，伐肝气。配益智仁，缩小便。配茯苓蜜丸，补益心肾。配茴香，枣肉丸，治久泻。配苍术，醋丸，治飧泄不化。炒热，布裹椒，包阴囊肿大，疼闷欲死。

方如《金匮要略》大建中汤：蜀椒、干姜、人参，治心胸中大寒痛，呕不能食等候。尚有防己椒目葶苈大黄丸方：防己、椒目、葶苈子、大黄，末之，蜜丸，治腹满，口舌干燥，此肠间有水气。

【续解】

基原：为芸香科灌木或小乔木植物花椒或青椒的成熟果实。

川椒辛热纯阳，善散阴冷之气，为健脾胃驱虫之药。功用温中燥湿，散寒止痛，止呕止泻。如以其散寒燥湿之功，入《伤寒论》大建中汤，以治脘腹冷痛，呕吐不能食之疾；入《是斋百一选方》椒附汤，川椒与附子、干姜同用，以治久寒腹痛下痢而有冷沫者；又如入《魏氏家传方》蜀椒丸，亦由川椒与附子、干姜为丸之用，以治胃脘寒痛引背之候。又以驱蛔杀虫之功，入《伤寒论》乌梅丸，用治虫积腹痛。他如以其燥湿杀虫止痒之功，而用于湿疹瘙痒，妇人阴痒之疾。尚用治肾阳不足之证，以其温肾补火之功，入《景岳全书》毓麟珠，又名毓麟丹、丸，药由川椒、人参、白术、茯苓、川芎、当归、白芍、熟地黄、菟丝子、鹿角霜、杜仲、甘草组成，以治妇科阴冷宫寒之候。

然其性味辛燥，而阴虚火旺者忌用。

秦地产者名秦椒，蜀地产者佳，为川椒、蜀椒。子名椒目，专行水道，不行谷道，除胀定喘，可治水臌及肾虚耳鸣之候。

皂荚

【原文】

皂荚，味辛，咸，温。主风痹，死肌，邪气，风头，泪出，利九窍，杀精物。生川谷。

【词解】

①主风痹，死肌：该品味辛性温，具开腠理、通血脉之功，故有其治。

②邪气，风头，泪出：以其辛散开腠、通窍开闭之功，而有祛瘀生新之效，故有其治。

③利九窍：其味辛，故有通窍开闭之功。且该品入肺经，宣发肺气，以通玄府鼻窍。且肺为水之上源，主肃降而有通调水道之功，故有其效。

④杀精物：精物即为顽痰癥瘕瘰疬之疾，多为劳虫所为。该品辛散之性，具祛顽痰杀虫之功，可破坚癥，疗腹中痛之候，尚可杀劳虫，治骨蒸，故有其效。

【讲解】

皂荚又名皂角，为强力祛痰药。能消痰，破坚，杀虫。皂角子治瘰疬及疮癣。皂角刺功同皂荚。

《千金要方》中治卒中风，喎：大皂荚一两（去皮、子，研末下筛），以三年大酢和，左喎涂右，右喎涂左，干更涂之。《太平圣惠方》中治大肠风毒，泻血不止：皂荚五挺（去里皮、涂酥三两、炙尽为度），白羊精肉十两。上药，先捣皂荚为末，后与肉同捣令热，丸如梧子大。每于食前以温水下二十丸。

【续解】

基原：为豆科落叶乔木植物皂荚的果实，又名皂角。

皂荚性辛咸性温。辛温走窜，咸能软坚，故有祛顽痰、通窍开闭、散结消肿之功。如入《金匮要略》皂角丸，以其祛痰止咳之功，用治顽痰阻塞，不易咳出，胸满气逆、喘急，时吐稠痰之候。亦可伍海浮石、海蛤粉蜜丸以治之。又可用于痰盛关窍阻闭之证，与细辛等份为末，《丹溪心法》名通关散，以其通窍开闭之功，用于中风、痰厥、癫痫、喉痹之疾。此外皂角熬膏涂疮肿，以其散结消肿之治，而收功。

楝实（川楝子）

【原文】

楝实，味苦，寒。主温疾，伤寒，大热，烦狂，杀三虫，疗疡，利小便水道。生山谷。

【词解】

①主温疾，伤寒，大热，烦狂：上述诸疾，皆无形热毒所致之热病温疫也。该品苦寒降泄，有清热解毒、泻火达郁之功，故有其治。

②杀三虫：本品有杀虫之功，故适用虫积腹痛。

③疗疡：本品有清热解毒、杀虫疗癣之功，故本品焙黄研末，可疗头癣。其根皮，煎汤外洗，适用风疹、恶疮、疥癫诸病。

④利小便水道：本品苦寒，又入膀胱经，而有清泄膀胱湿热之功，故有其治。

【讲解】

楝实又名川楝子。为止痛驱虫药。能清肝火，除湿热，止痛，杀虫，治热厥心痛，胁痛，虫积腹痛。《本草经疏》：入足阳明、手足太阴经。《药性论》：主人中大热，狂，失心躁闷，作汤浴。《医林纂要》：泻心火，坚肾水，清肺金，清肝火。《得配本草》：入足厥阴经。导小肠、膀胱湿热，引心胞相火下行，除伤寒大热发狂，止上下热厥暴痛。得吴萸，疗气痛囊肿。得破故、茴香，除偏坠。配延胡，止热厥心痛。合芎蒡、猪胆，治五疳。清火生用，治疝煨用，气痛酒蒸用。

方如《活法机要》金铃子散：川楝子、延胡索，治热厥心痛，或发或止，久不愈者。《医方简义》导气汤：川楝子、小茴香、木香、吴茱萸，治寒疝。以及偏堕，小肠疝痛。《医学发明》川苦楝散：木香、茴香、川楝子、巴豆，功于行气止痛，以治癫疝。

【续解】

基原：为楝科落叶乔木植物川楝的成熟果实。

川楝子苦寒性降，入肝、胃、小肠、膀胱经。《本草备要》谓其"能入肝舒筋，能导小肠、膀胱之热，因引心包相火下行，通利小便，为疝气要药"。故以其行气止痛之功，用于肝气郁滞，肝胆火盛所致胸腹胀痛及疝痛等疾，如与延胡索相伍，《素问病机气宜保命集》名曰金铃子散。尚可用于虫积腹痛，然其驱虫之功不及其根，如《太平惠民和剂局方》之化虫丸，即苦楝根皮与鹤虱、槟榔、白矾、铅粉组成，以为驱杀肠中诸虫之方。

郁李仁

【原文】

郁李仁，味酸，平。主大腹水肿，面目四肢浮肿，利小便水道。根，主齿龈肿，龋齿，坚齿。一名爵李。生川谷。

【词解】

①主大腹水肿，面目四肢浮肿，利小便水道：郁李仁有通泄五脏、利水消肿之功，故有其治。

②根，主齿龈肿，龋齿，坚齿：《药性论》云：根"治齿痛，宣结气，破结聚"。盖因其根性平，有泻火坚阴、坚骨之功，故有其治。

【讲解】

郁李仁为泻下通便药。《本草经疏》：入足太阴、手阳明、手太阴经。能治大便秘结，四肢浮肿。《药性论》：治肠中结气，关格不通。《日华子本草》：通泄五脏，膀胱急痛。《本草再新》：行水下气，破血消肿，通关节，治眼长翳。

方如《圣济总录》郁李散，郁李仁、陈皮、京三棱，治风热气秘；郁李仁饮，郁李仁、朴硝、当归、生地黄，治产后肠胃燥热，大便秘涩；郁李仁汤，郁李仁、桑根白皮、赤小豆、陈皮、紫苏、白茅根，治水肿胸满气急；郁李仁煎，治积年上气，咳嗽不得卧，郁李仁一两，用水一升，研如杏酪，去渣，煮令无辛气，次下酥一枣许，同煮熟，放温顿服之；如圣散治血汗，郁李仁研细，每服一钱匕，研鹅梨汁调下。

【续解】

基原：为蔷薇科落叶灌木欧李、郁李的成熟种子。

郁李仁辛苦性平，入脾经。辛开苦降，且体润多脂，兼能下气行水，故入大、小肠经，而善导大、小肠之秘结，通利周身之水气，为能宣散行气，除胀消积之品。如入《世医得效方》五仁丸，与杏仁、桃仁、柏子仁、松子仁、陈皮相伍，而适用于气滞肠燥，大便不通之候。又如《医学纲目》浚川散，有郁李仁与大黄、二丑、芒硝、甘遂、木香为散剂，用治大满大实，腹水胀急之症。

郁李仁虽谓有通肠导水，燥结立开之治，然易令津液耗损，实证宜之，而虚证慎用，大凡津液不足者及孕妇忌之。

雷丸

【原文】

雷丸，味苦，寒。主杀三虫，逐毒气，胃中热，利丈夫，不利女子。作摩膏，除小儿百病。一名雷矢。生山谷。

【词解】

①主杀三虫：味苦，性寒，有清热解毒杀虫之功，为治疗绦虫病、钩虫病、蛔虫病之良药。

②逐毒气，胃中热：以其苦寒之性，清热解毒之功，而有其治。故《本草经考注》云："与茯苓、猪苓、蘜菌一类，而最坚硬苦毒，故能逐身中湿热，解胃中毒热。"

③利丈夫，不利女子：该品苦寒，能祛血中湿气，故谓"利丈夫"。然苦寒复有冷血之弊，遂令人阴痿，故不可久服。女子则血常欲温，不欲冷，因其苦寒，故谓"不利女子"。

④作摩膏，除小儿百病：小儿诸病，多为实热，故以其苦寒之性，行膏摩之法，以治小儿实热百病。

【讲解】

雷丸为绦虫驱除特效药。能消积，杀虫。《本草汇言》：入手、足阳明经。《玉楸药解》：清热疏肝，杀寸白虫，祛风除痫，止小儿汗。

方如《圣济总录》雷丸散，治三虫：雷丸（炮）一两，芎䓖一两，上二味捣罗为细散，每服一钱匕，空腹煎粟米饮调下，日午、近晚各一服；治风瘙皮肤瘾疹疼痛：雷丸、人参、苦参、牛膝、白附子、防风、白花蛇、炙甘草各二两，丹参一两半，上九味捣罗为散，每服二钱匕，食前温酒调下。《杨氏家传方》雷丸散，清疳杀虫：雷丸、使君子（炮、去壳）、鹤虱、楝子肉、槟榔各等分，上药为细末，每服一钱，温末饮调下，乳食前。《太平圣惠方》雷丸膏，治小儿风痫，掣疭戴眼，极者日数十发：雷丸、莽草各如鸡子黄大，猪脂一斤，上先煎猪脂去渣，下药，微火上煎七沸，去渣，逐痛处摩之，小儿不知痛处，先摩腹背，乃摩余处五十遍，勿近阴及目，一岁以帛包膏摩微炙身，及治大人贼风。

【续解】

基原：为多孔菌科植物雷丸的干燥菌核。

雷丸味苦性寒，有小毒，入胃、大肠经。寒能清热，苦能燥湿，而有杀虫消积之功，为治虫积腹痛、小儿疳积、脑囊虫病之要药，多用于绦虫、钩虫、蛔虫等症，可单味研末吞服，每次 15g，日三次，连服三日。如入《普济方》之追虫丸，药由雷丸与槟榔、芜荑、使君子、黑牵牛、大黄、白术、当归为丸，以治诸肠道寄生虫；而《医学心悟》尚有名同药异之追虫丸，药有雷丸、芜荑、槟榔、大黄、木香、白术、陈皮、枳实、神曲共为细末，以苦楝根皮、皂角煎浓汁和前药为丸，主治功效同前方。若用于小儿疳积，万全方有雷丸丹，药由生雷丸、使君子、鹤虱、干蟾皮、胡黄连、芜荑、芦荟、木香、肉豆蔻、朱砂、麝香组成。而治脑囊虫病，吉忱公有加味二陈汤之施。

不宜入煎汁，现代研究显示，诸品含蛋白酶，加热至 60℃左右即易于破坏而失效。

六畜毛蹄甲

【原文】

六畜毛蹄甲，味咸，平。主鬼注，蛊毒，寒热，惊痫，癫痓，狂走。骆驼毛，尤良。

【词解】

①主鬼注，蛊毒，寒热：上述诸候，皆温疫邪毒为患而发寒热之候。六畜毛蹄甲，以其清热解毒之功，可疗温热病邪热壅盛之候。

②惊痫，癫痓，狂走：本品入心、肝二经，具清解心热、平肝息风、制痫镇惊之功，故有其治。

【讲解】

陶弘景云：六畜，谓牛、羊、猪、马、鸡、狗也。驴、骡亦其类。

猪蹄甲为解毒生肌，化痰定喘药。《本草经疏》：入手、足阳明经。

方如《圣济总录》黑金散：猪蹄甲、天南星、款冬花，治久咳嗽喘息。又方猪蹄灰丸，治牡痔生鼠乳，肛门痒痛，触着有脓血出不绝：猪悬蹄壳，火焰上烧成灰，研一两，水银三大豆许，上二味，先取水银，用蒸枣肉二枚。研均，次入蹄壳灰，拌合为丸，如鸡头实大，先以盐汤洗下部，纳一丸，夜卧时再用。又方猪蹄膏，治冻烂疮：猪蹄甲烧存性研细，以猪脂和敷之。《仁斋直指方论》猪甲散治诸痔：猪后蹄垂甲不拘多少，烧存性，为末，陈皮饮，调二钱，空心服。《鲁府禁方》治偏坠疝气，并治瘰疬：猪悬蹄，烧存性，为末，每服三钱，黄酒调下。

牛蹄甲、羊蹄甲、马蹄甲、鸡脚甲、狗蹄甲，功同猪蹄甲。均具清热、凉血、息风、止咳、止血、止痉之功。

【续解】

基原：指牛、羊、猪、马、鸡、狗六种动物的蹄甲爪。

猪蹄甲，又名猪悬蹄、猪爪甲，为易得之药。味咸性平，入大肠、胃经，具清热解毒、化痰止咳、生肌敛疮之功。如治咳喘，入柳氏青龙止嗽方、医话阳和饮；治老年退行性虚损类疾病，入益元系列方。治疮疡可代穿山甲，如治疗寒疡入柳氏阳和解凝方等。

白颈蚯蚓（地龙）

【原文】

白颈蚯蚓，味咸，寒。主蛇瘕，去三虫，伏尸，鬼注，蛊毒，杀长虫。仍自化作水。生平土。

【词解】

①主蛇瘕：蛇瘕，癥瘕之类也。本品味咸，而有软坚散结之功；入肝、脾经，而有疏肝理气、健脾燥湿之效，故有化癥结瘕聚之治。

②去三虫：该品能解血中凝固之湿热，解蛔虫寄生于肠间。

③伏尸，鬼注，蛊毒，杀长虫：诸疾皆伤寒伏热，温病大热，及天行热疾、喉痹诸候。该品以其清热消肿之功，而解血中凝固之热毒，而有其治。

④仍自化作水：将蚯蚓盐之，或内葱叶中，须臾成水，点虫咬处生疥癣处，有效。

【讲解】

地龙为解热利尿、降压、平喘药。有舒展支气管的作用。对高血压、血管硬化亦有效。《本草再新》：入肝、脾、肺三经。能治高热狂躁，惊风抽搐，风热头痛，目赤，中风半身不遂，喘息，喉痹，脉痹，关节疼痛，齿衄，小便不通，瘰疬，痄腮，疮疡。《本草纲目》：性寒而下行，性寒故能解诸热疾，下行故能利小便、治足疾而通经络也。《名医别录》：主治伤寒伏热，狂谬，大腹，黄疸。《日华子本草》：治中风并痫疾，去三虫，天行热疾，喉痹，蛇虫伤。《滇南本草》：祛风，治小儿瘛疭惊风，口眼歪斜，强筋，治痿软。

方如《圣济总录》地龙散，地龙、半夏、赤茯苓，治风头痛及产后头痛；又如龙珠丸治头痛目眩，及喉痹缠喉风等，地龙、龙脑、麝香等份研均，丸如麻子大，每用生姜汁涂鼻中，每边各 1 丸。《太平圣惠方》治风赤眼，地龙十条炙干，捣细罗为散，夜临卧时，以冷茶调下二钱，服之。又治齿龈血出不止，干地龙一钱，白矾灰一钱，麝香末半钱，同研令匀，于湿布上涂药，贴于患处。《本草纲目》治龙缠疫毒，蚯蚓一条，连泥捣敷。今人用治支气管喘息：地龙研细末，为散，每次一钱，日三次，温水送服。

【续解】

基原：为巨蚓科动物参环毛蚓或缟蚯蚓的全虫体。

地龙味咸性寒体滑，入肝、肾、肺经。寒能清热以解痉，故适用于高热烦躁，惊风抽搐之候，常与钩藤、银花、连翘、生石膏、全蝎同用，今名地龙解痉汤；他如与《金匮要略》之麻黄加术汤相伍，可疗风寒湿痹，身体烦痛，无汗等症；又如伍《伤寒论》之麻黄附子细辛汤，或伍《伤寒六书》之再造散（黄芪、人参、桂枝、甘草、熟附子、细辛、羌活、防风、川芎、煨姜），均可疗阳虚外感风寒之痹阻证。尚以其通络行痹之功，如与络石藤、忍冬藤、海风藤、青风藤、鸡血藤、桑枝相伍，今名地龙五藤汤，用治风湿热痹关节红肿热痛之候。地龙入肝经，有舒筋通络之功，如入《太平惠民和剂局方》小活络丹，以其祛风除湿、化痰通络之功，以治风寒湿邪滞留经络之疾；又以温经通络，活血化瘀之功。入《兰室秘藏》之地龙散，药由地龙、肉桂、黄柏、甘草、羌活、苏木、麻黄、桃仁、当归、独活组成，以治跌打损伤，瘀血性疼痛之证；尚以活血行气、祛瘀通络、逐痹止痛之功，入《医林改错》之身痛逐瘀汤，药由秦艽、川芎、桃仁、红花、甘草、羌活、没药、当归、灵脂、香附、牛膝、地龙组成，以治气血闭阻经络所致之周身疼痛之候；又以补气活血通络之功，入《医林改错》之补阳还五汤，药由黄芪、当归、赤芍、地龙、川芎、红花、桃仁组成，以治中风，半身不遂之病。地龙因其入肺经，具清肺平喘之功，如伍《伤寒论》之麻杏石甘汤，可疗表邪未解之肺热咳喘证；伍《伤寒论》之小青龙汤，以治外寒内饮之咳喘证，伍《医学心悟》之止咳散，以治风邪犯肺之咳嗽证。地龙味咸入肾，下行故能行水，故有清热结、利水通淋之功，如与八正散、石韦散相伍，而主治五淋。又因其有清热解毒消肿之功，适用于疰腮肿毒，下肢溃疡。他如伍四物汤类，用于妇科月经不调诸候；又可用于脉痹及脱疽，如伍《医宗金鉴》之桃红四物汤，以治静脉血栓形成；伍四妙勇安汤以治血栓性静脉炎。验诸临床，伍《外科全生集》之阳和汤，治疗多种疾病，均以活血通络之功而收效。

蜈蚣

【原文】

蜈蚣，味辛，温。主鬼注，蛊毒，啖诸蛇、虫、鱼毒，杀鬼物老精，温疟，去三虫。生川谷。

【词解】

①主鬼注，蛊毒：鬼注，蛊毒，皆温邪疫毒之气之症候，以其除邪解毒之功而解之。

②啖诸蛇、虫、鱼毒：蜈蚣以其解毒之功，可疗蛇虫鱼毒所伤，故有其治。

③杀鬼物老精，温疟，去三虫：是以蜈蚣具以毒攻毒祛恶血之功，为疗心腹寒热结聚，温邪疫毒之最者，故有其治。

【讲解】

蜈蚣为镇痉药。《医林纂要》：入肝、心经。能祛风，定惊，攻毒，散结。《本草纲目》：小儿惊痫风搐，脐风口噤，丹毒，秃疮，瘰疬。《玉楸药解》：拔脓消肿。

方如《儒门事亲》蜈蚣散治破伤风：蜈蚣头、乌头尖、附子底、蝎梢各等份，为细末，每用一字，或半字，热酒调下《太平圣惠方》万金散：治小儿急惊，蜈蚣一条（全者，去足，炙为末），丹砂、轻粉等份。研匀乳汁和丸，绿豆大，每岁一丸，乳汁下。《医学衷中参西录》逐风汤（生黄芪、当归、羌活、独活、全蝎、全蜈蚣），治中风抽掣，及破伤后受风抽掣者。《疡医大全》蜈蚣散治蛇头疔初起，红肿发热，疼痛彻心者：大蜈蚣一条，全蝎七个，雄黄三钱，共为末，用鸡蛋清调敷患处，外以猪胆皮套上。

【续解】

基原：为节足动物蜈蚣科少棘巨蜈蚣的全体。

蜈蚣味辛性温，有毒，入厥阴肝经。善走能散，作用强烈，故为息风止痉之要药，用治惊痫抽搐，破伤风，中风口眼㖞斜，均有良效。如与制南星、防风、鱼鳔相伍，入《医宗金鉴》之蜈蚣散，以治破伤风；与钩藤、朱砂、僵蚕、全蝎、麝香相伍，《直指小儿方》之撮风散，以治初生儿心脾有热，致患撮口，症见口撮如囊，不能吮乳，舌强唇青，手足抽搐，甚或神昏者。现多用于新生儿破伤风者；蜈蚣尚有攻毒散结之功，用以治疗瘰疬结核，毒蛇咬伤。如有验方蜈蚣甘草丸，以蜈蚣甘草等分为细末成丸，以治面瘫及面痉者；又有蜈蚣油方，即蜈蚣与食盐少许，浸香油，涂患处，以治秃疮，及虫蛇咬伤；《枕中方》有治疗瘰疬溃烂方：蜈蚣、茶叶等分共研细末，先将患处用甘草水洗净，再掺此散，外包扎，日换一次；尚有验方瘰疬散，由蜈蚣一条，全蝎三个，鹿角粉五分，胡核仁一个，焙干，共为细末，一次黄酒送服。

僵蚕、全蝎、蜈蚣，均为治风定搐之要药。僵蚕药力平和，仅适用于抽搐之轻症者；全蝎性亦平和，药力较大，故适用抽搐之重症者；蜈蚣性偏力强，故适用于口噤痉挛，角弓反张之重症。

水蛭

【原文】

水蛭，味咸，平。主逐恶血，瘀血，月闭，破血瘕，积聚，无子，利水道。生池泽。

【词解】

①主逐恶血，瘀血：本品咸苦。归肝经，入血分，功擅破血逐瘀，故有其治。

②月闭，破血瘕，积聚，无子：本品以其破血逐瘀消癥之功，而适用于癥瘕积聚，经闭，及因月经不调而致不孕。

③利水道：大凡因恶血瘀结，三焦气化失调，水道闭滞之水肿，或淋证者，以其破凝滞、利水道之功而愈之。

【讲解】

水蛭为抗血凝药。《要药分剂》：入肝、膀胱经。能消瘀，通经，主治蓄血，癥瘕，积聚，妇人经闭，干血成痨，跌打损伤。《本草汇言》：水蛭，逐恶血、瘀血之药也。

《金匮要略》：治妇人经水不利下，以抵当汤主之。水蛭、虻虫、桃仁、大黄。亦治男子膀胱满急有瘀血者。《妇人大全良方》地黄通经丸：熟地黄、虻虫、水蛭、桃仁，治月经不行，或产后恶露，脐腹作痛。《严氏济生方》夺命散：红蛭、大黄、黑牵牛，治金疮，打损及从高坠下，木石所压，内损瘀血，心腹疼痛，大小便不通，气绝欲死。

【续解】

基原：为环节动物水蛭科蚂蟥、水蛭，或柳叶蚂蟥的全体。

味咸、苦，性平，有小毒。入肝经血分，为破血逐瘀之品。具通利水道，破血堕胎之治，故《本草求真》谓适用于"月闭，血瘕，积聚无子，并肿毒恶疮折伤，皆能有效"。如《伤寒论》用治蓄血重证之抵当汤，以水蛭与虻虫、桃仁、大黄为伍，以成破血逐瘀之治；尚有抵当丸，攻下逐瘀，以成峻药缓图之治。今多用于血滞经闭，腹中肿块诸疾。若伴体虚者，《温病条辨》有化癥回生丹之施，药由抵当汤去大黄加人参、麝香、鳖甲胶、红花、益母草、苦杏仁、川芎、肉桂、三棱而成，多用于妇女产后瘀血攻心，癥瘕，血痹，干血痨之候。他如水蛭入《普济方》之接骨火龙丹，与降香、苏木、自然铜、乳香、没药、川芎、草乌、龙骨、虎骨、全蝎、血竭、地龙、骨碎补同用，以治跌打损伤者；《严氏济生方》尚有水蛭与大黄、黑牵牛子相伍，名夺命散，以治跌打损伤，瘀肿作痛，心腹胀痛，大便不通者。

近代尚用于治疗脑出血、颅内血肿、冠心病、心绞痛及肺心病急性发作期，高脂血症者，均有一定的疗效。

因其为破血之峻药，故非瘀血实证者不宜用，且能堕胎，故孕妇忌服。

鼠妇

【原文】

鼠妇，味酸，温。主气癃，不得小便，妇人月闭，血瘕，痫痉，寒热，利水道。一名负蟠，一名蚜威。生平谷。

【词解】

①主气癃，不得小便：《本草经考注》谓鼠妇"味酸浸淫，无所不达，故能利水道"，于是以其行血利小便之功，而有其治。

②妇人月闭，血瘕：《金匮要略》之"鳖甲煎丸"，用治疟疾日久不愈，胁下痕块，今多用以治疗癥瘕积聚。该品与䗪虫诸药共成活血破瘀之功，故有其治。

③痫痉，寒热：疟疾皆有寒热往来之候，而痫证多因枢机不利，痉证多因营卫失和，二者均可见寒热发作之候。该品具开合之机，又入营血，而有调达枢机、通行营卫之功，故有其治。

④利水道：以其行血分，司开合之功，而有通行三焦，利水道之治。

【讲解】

鼠妇又名湿生虫，鼠赖虫。为破瘀利水药。能治久疟疟母，妇人经闭，癥瘕，小便不通，惊风撮口之疾。

方如《金匮要略》入鳖甲煎丸治癥瘕、疟母。《千金要方》治产后小便不利，鼠妇七枚，熬为屑，作一服，酒调下。《太平圣惠方》治小儿撮口及发噤，鼠赖虫，绞取汁，与儿小许服之。又治牙齿被虫蚀，有注孔疼痛，湿生虫一枚，绵裹于蛀痛处咬之。

【续解】

基原：为鼠妇科昆虫平甲虫的虫体。

本品味酸性凉，《本草纲目》谓其为"厥阴经药"。《本草求原》云其"主寒热瘀积，湿痰，喉症，惊痫，血病，喘急"。《本草述录》谓其"善通经脉，能化癥瘕，治痃疟日久结为疟母，以其破血而消坚也"。故鼠妇有平喘，利尿，活血，止痛，解毒之功。而适用于哮喘，血淋，小便不利，经闭，血瘕，疮肿，惊风，撮口，久疟寒热之候。故《金匮要略》鳖甲煎丸有鼠妇之用。明代陈世贤《经验济世良方》有鼠妇与胡椒、巴豆各一枚，研匀为绿豆大丸，绵裹咬于患处，治风火虫蛀所致之牙痛；今人有用鼠妇与冰片制成散剂，取末吹患处，治口腔炎，牙龈炎，鹅口疮。尚有以鼠妇与琥珀、鸡内金、王不留行、芜蔚子、白芥子、麝香，共为蜜丸，以治前列腺肥大症。他如用鼠妇虫液涂擦寻常疣表面，疗效颇佳。又如《幼科发挥》有鼠妇三分与黄连一钱，朱砂白砂各五分，共为细末外敷，用治口疮之验；《普济方》治产后小便不通，用鼠妇七枚，熬为膏，作一服，酒调服之。

桃核仁（桃仁）

【原文】

桃核仁，味苦，平。主瘀血，血闭瘕邪，杀小虫。桃花，杀注恶鬼，令人好颜色。桃枭，微温，主杀百鬼精物。桃毛，主下血瘕，寒热，积聚，无子。桃蠹，杀鬼邪恶不祥。生川谷。

【词解】

①主瘀血，血闭瘕邪：该品味苦，入心肝血分，具活血祛瘀之功，而用于多种瘀血证，如经闭、痛经、产后瘀滞腹痛，癥积及跌打损伤诸疾，故谓其治。

②杀小虫：苦能下蛔，本品味苦，故有下蛔之功。烂疮，湿癣，古人谓有小虫作祟，以其行血分之壅滞，而适用于热毒壅聚，气血凝滞所致者。常配清热解毒药应用。

③桃花，杀注恶鬼，令人好颜色：本品功于除湿气，祛疮痂，泽肌肤，故有其效。

④桃枭，微温，主杀百鬼精物："百鬼精物"，即四时邪毒之谓。桃枭，一名桃奴，实著树不落者，正月采之。该品即桃树上干而不落之桃子，历经春夏秋冬之时令，秉受五行之气，既有活血化瘀之功，又有清瘟解毒之治，故有其效治。

⑤桃毛，主下血瘕，寒热，积聚，无子：该品为刮取实毛。该品以其清瘟解毒、活血通脉之功，而有破坚闭、除邪气之治，故谓其效。

⑥桃蠹：桃枝，有避秽除瘟之用。而该品乃食桃树虫也。以其吸食桃树汁而生存，而有活血祛瘀、解毒除瘟之功，故有其治。又以其滋阴益阳之体，有养肝肾、调冲任、益气血之功，而可治不育之疾。

【讲解】

桃仁为润下通便，活血化瘀药。入心、肝、大肠经。能破血行瘀，润燥滑肠。《名医别录》：主咳逆上气，消心下坚，除卒暴击血，破瘕癥，通月水，止痛。《医学启源》：治大便血结。《本草纲目》：主血滞风痹，骨蒸，肝疟寒热，鬼注疼痛，产后血病。桃仁行血宜连皮尖生用；润燥活血，宜汤浸去皮尖炒黄用，或麦麸同炒，或烧存性，各随本方。《得配本草》：配元胡、川楝子，治肝厥胃痛。入小柴胡汤，治热入血室。行血，连皮尖生用。润燥活血，浸去皮尖炒用，或麸皮同炒研用。桃仁，苦以泄滞血，甘以生新血，故凝血须用，又祛血中之热。

如《伤寒论》入桃核承气汤，以治太阳病不解，热结膀胱，其人如狂，小腹急结；入抵当汤，以治伤寒蓄血，发热如狂，小腹硬满，小便自利之证。如《金匮要略》入下瘀血汤，以治产后腹痛，干血着脐下，主经水不利之候；入桂枝茯苓丸，治血瘕，漏下不止之疾。《杨氏家传方》桃仁散：桃仁、红花、当归、牛膝，治妇人室女，血闭不通，五心烦热。《医略六书》桃仁煎：桃仁、当归、赤芍、桂心，治产后恶露不净，脉弦滞涩者。

【续解】

基原：为蔷薇科落叶小乔木桃或山桃的成熟种子。

桃仁味苦甘性平，入心、肝、大肠经。苦味归心，以泄血滞，甘以缓肝气而生新血，通大肠血秘，治热入血室冲脉，血燥血痞，损伤积血，血痢经闭，咳逆上气，皮肤血热，燥痒蓄血，发热如狂诸证。如入《医宗金鉴》桃红四物汤，以养血活血之功而治月经不调者；他如入《医学发明》复元活血汤，药由柴胡、天花粉、当归、桃仁、红花、穿山甲、大黄、甘草组成，以其活血祛瘀、疏肝通络之功，以治跌打损伤，瘀血留于胁下，痛不可忍之候；又如入《千金要方》苇茎汤，药由桃仁、苇茎、薏苡仁、冬瓜子组成，以其清肺化痰、逐瘀排脓之功，而为肺痈咳嗽之治方；尚有入《金匮要略》大黄牡丹汤，药由大黄、牡丹皮、桃仁、冬瓜仁、芒硝组成，以泄热破瘀、散结消肿之功，而用治湿热郁蒸、气血凝聚之肠痈；本品含脂质，有润燥滑肠之功，如入《脾胃论》润肠丸（当归、羌活、桃仁、麻仁），为肠燥便秘之治方。

因本品有滑肠之功，故便溏者慎用；又有小毒，故孕妇忌服。

杏核仁（苦杏仁）

【原文】

杏核仁，味甘，温。主咳逆上气，雷鸣，喉痹，下气，产乳，金创，寒心，贲豚。生川谷。

【词解】

①主咳逆上气，雷鸣，喉痹，下气：本品有苦、甜两种，多以苦杏仁入药。苦杏仁，味苦能降，仁属，能润肺生津，入肺、大肠经，具疏利开通之性，有宣肺气、主肃降、利咽喉之功，而达止咳平喘、清咽利膈之效，为治咳喘病之要药，故有其治。

②产乳，金创：本品苦温，有温分肉、实腠理、润燥泽肌之功，故可疗产后痉，及破伤风肿之候，故有其治。

③寒心，贲豚：此疾乃寒饮在心下而致心胸脘腹痛，呕逆诸候。本品苦入心，温以化饮，故有其治。

【讲解】

苦杏仁为止咳祛痰药。入肺、大肠经。能治外感咳嗽，喘满，喉痹，肠燥便秘。《滇南本草》：止咳嗽，消痰润肺，润肠胃。《本草纲目》：杀虫，治诸疮疥，消肿，去头面诸风气瘙疱。《得配本草》：得陈皮，治便闭。配天冬，润心肺。佐柿饼，治咯血。合紫菀，利小便。

方如《千金要方》杏仁丸：杏仁、蜂蜜制丸，治咳逆上气。《圣济总录》杏仁膏：杏仁、铜绿，以治眼疾翳膜遮障，但瞳孔不破者。《伤寒论》入麻黄汤，以治外感风寒，无汗而喘者；入大青龙汤而治外感风寒，发热恶寒，不汗出而烦躁者；入麻黄加术汤治湿家身烦痛；入三拗汤，治感冒风邪，咳嗽痰多，胸满气短者；入麻黄杏仁甘草石膏汤，以成辛凉宣泄，清肺平喘之剂。故《本草经疏》谓麻黄汤、大青龙汤、麻黄杏仁甘草石膏汤、麻黄加术汤、麻黄杏仁薏苡甘草汤、厚朴麻黄汤、文蛤汤，皆麻黄、杏仁并用，盖麻黄主开散，其力悉在毛窍，非借杏仁伸其血络中气则其行反濡缓而有所伤。则可谓麻黄之于杏仁，犹桂枝之于芍药。

【续解】

基原：为蔷薇科落叶乔木植物山杏、西伯利亚杏，东北杏或杏的成熟种子。

杏仁辛苦甘温而利，入肺经气分，无毒。功于苦泄甘润，辛散泻肺而疏风散寒，降气行痰，润燥消积，兼以通大肠之气秘。故而以其止咳平喘之功，而《伤寒论》有麻黄汤，《太平惠民和剂局方》有三拗汤（麻黄、杏仁、甘草）之施。而与苏叶、半夏、茯苓、橘皮、前胡、桔梗、枳壳、甘草、生姜相伍，为《温病条辨》之杏苏散，用治风寒感冒，咳嗽气喘之疾。他如肺热咳喘，又有《伤寒论》麻杏石甘汤之用。又以其润肠通便之功，与桃仁、杏仁、郁李仁、柏子仁、松子仁、橘皮相伍，入《世医得效方》五仁丸，以治老人或妇人产后血燥夹热而致肠燥便秘之候。李东垣谓桃仁、杏仁俱用于便秘，而杏仁"治其脉浮气喘便秘，于昼而见"；桃仁"治其脉沉狂发便秘，于夜而见"。此乃二仁治便秘之异同。《本草求真》云："但用杏仁以治便秘，须用陈皮以佐，则气始通。"对此，李东垣尚云："脉浮者属气，用杏仁、陈皮，脉沉者属血，用桃仁、陈皮。"盖因肺与大肠为表里，故伍陈皮有理气导滞之治，此乃五仁丸中用陈皮之理也。

彼子（榧子）

【原文】

彼子，味甘，温。主腹中邪气，去三虫，蛇螫，蛊毒，鬼注，伏尸。生山谷。

【词解】

①主腹中邪气，去三虫：大凡胃肠功能失调，三虫得以寄生，该品有杀虫消积之功，故有其治。

②蛇螫，蛊毒，鬼注，伏尸：上述诸疾，多为蛇、蝎、瘟疫邪毒所致。如《素

问·刺法论》对瘟邪致病，有黑尸鬼、青尸鬼、赤尸鬼、黄尸鬼、白尸鬼等五疫之病。本品味甘，性温，入肺与胃经，可清解寒湿秽滞浊毒，故有清瘟败毒、化疫除秽之治。

【讲解】

彼子，古称被子、榧实、榧子、赤果、核果，含脂肪油、糖类、灰分、榧实油。为缓和无毒之驱虫药。《千金要方》：味甘平涩，无毒。《本草经疏》：入手太阴、阳明经。陶弘景：疗寸百虫。孟诜：令人能食，消谷，助筋骨，行营卫，明目。《食疗本草》治寸百虫：榧子日食七棵，满七日。多用于虫积、疳积。

【续解】

基原：为紫杉科常绿乔木榧树的成熟种子。

榧子味甘涩，性平，多用于诸虫积腹痛，尚兼有缓泻作用。如《景岳全书》扫虫煎，以榧子肉、槟榔、乌梅、乌药、青皮、小茴香、吴茱萸，水煎入雄黄、朱砂二味，内服，以治虫积腹痛。他如治钩虫方，有榧子肉、槟榔、芜荑，共为细末，每次二至三钱，日二次，开水送服；治肠滴虫方，有榧子肉、大蒜，水煮，吃蒜喝汤；治涤虫方，榧子肉十杖，嚼食，每日一次。家父吉忱公有以榧子肉、雷丸为等量，为末，饭前服9g，以治囊虫病。尚有加味二陈汤以治脑囊虫病引发癫痫之疾，方由陈皮、半夏、茯苓、白芥子、榧子仁、雷丸（研冲）、胆南星、全蝎、僵虫、郁金、远志、薏苡仁、磁石、朱砂组成。

附录

《神农本草经》常用药类编索引

一、解表药

（一）辛温解表药

麻黄　149

假苏（荆芥）　191

防风　70

细辛　54

白茝（白芷）　163

藁本　176

辛夷　101

枲耳实（苍耳子）　142

（二）辛凉解表药

鞠华（菊花）　26

蔓荆实（蔓荆子）　99

葛根　143

柴胡　40

升麻　87

柞蝉（蝉蜕）　217

水萍（浮萍）　181

二、清热药

（一）清热泻火药

石膏　136

知母　160

栀子　198

栝楼根（天花粉）　144

竹叶　195

夏枯草　258

决明子　76

（二）清热凉血药

干地黄　33

牡丹（牡丹皮）　189

紫草　171

犀角　212

元参（玄参）　156

（三）清热燥湿药

黄芩　166

黄连　63

檗木（黄柏）　97

龙胆　53

苦参　146

白鲜（白鲜皮）　173

秦皮　203

（四）清热解毒药

白头翁　255

连翘　256

败酱（败酱草）　172

射干　243

白蔹　247

漏芦　74

贯众　252

蚤休（重楼）　257

紫参（拳参）　175

白英　58

（五）清退虚热药

草蒿（青蒿）　241

白薇　179

三、祛风湿药

狗脊　168

独活　44

秦艽　158

防己　187

桑上寄生（桑寄生）　102

五加皮　98

络石（络石藤）　64

蠡实（马蔺子）　154

乌头　232

四、温里药

附子　230

牡桂（肉桂）　89

干姜　140

吴茱萸　196

蜀椒（川椒）　261

五、泻下药

（一）攻下药

大黄　236

朴消（芒硝）　21

（二）峻下逐水药

甘遂　245

大戟　250

芫花　259

商陆　253

巴豆　260

泽漆　251

（三）润下药

麻蕡（火麻仁）　129

郁李仁　265

六、利水渗湿药

（一）利水消肿药

茯苓　94

猪苓　206

泽泻　50

薏苡仁　49

（二）利尿通淋药

车前子　45

萹蓄　254

瞿麦　155

通草　151

地肤子　83

冬葵子　130

石韦　177

滑石　22

萆薢　178

（三）利湿退黄药

茵陈　84

七、化湿药

厚朴　202

八、安神药

（一）重镇安神药

龙骨　108

丹砂（朱砂）　20

铁落　139

慈石（磁石）　138

（二）养心安神药

酸枣（酸枣仁）　96

柏实（柏子仁）　93

远志　51

合欢（合欢皮）　208

九、平肝息风药

牡蛎　116

赤箭（天麻）　58

蒺藜子（刺蒺藜）　65

代赭（代赭石）　229

羚羊角　210

白颈蚯蚓（地龙）　268

白僵蚕（僵蚕）　221

蜈蚣　269

牛黄　111

十、开窍药

麝香　109

菖蒲（石菖蒲）　25

十一、止咳化痰药

（一）止咳平喘药

杏核仁（苦杏仁）　274

紫菀　170

款冬花　188

桑根白皮（桑白皮）　193

葶苈（葶苈子）　238

（二）清热化痰药

桔梗　239

贝母　162

海蛤（海蛤壳）　121

海藻　184

（三）温化寒痰药

旋覆花　242

半夏　233

虎掌（天南星）　235

皂荚　263

十二、理气药

木香　46

橘柚（陈皮）　105

枳实　200

楝实（川楝子）　264

薤（薤白）　225

十三、理血药

（一）活血化瘀药

芎藭（川芎）　61

丹参　77

桃核仁（桃仁）　273

泽兰　185

牛膝　39

王不留行　86

水蛭　270

䗪虫（土鳖虫）　222

鼠妇　272

蛴螬　218

天鼠屎（夜明砂）　213

卷柏　60

（二）止血药

蒲黄　72

白及　249

藕实茎　123

六畜毛蹄甲　267

发髲（血余炭）　107

茜根（茜草）　79

地榆　183

槐实（槐角）　90

茅根（白茅根）　169

十四、补益药

（一）补气药

人参　28

黄芪　66

薯蓣（山药）　47

术（白术）　35

甘草　31

大枣　124

石蜜（蜂蜜）　115

（二）助阳药

鹿茸　209

白胶（鹿角胶）　112

巴戟天　56

淫羊藿　165

肉松容（肉苁蓉） 68

杜仲 103

续断 73

菟丝子 38

紫石英 24

（三）养血药

当归 147

芍药（白芍） 152

阿胶 113

（四）滋阴药

沙参 85

天门冬（天冬） 30

麦门冬（麦冬） 42

石斛 55

百合 159

枸杞（枸杞子） 92

女贞实（女贞子） 104

龟甲 118

鳖甲 216

胡麻（黑芝麻） 128

十五、收涩药

山茱萸 204

蓬蘽（覆盆子） 125

桑螵蛸 120

五味子 80

梅实（乌梅） 223

鸡头实（芡实） 126

乌贼鱼骨（海螵蛸） 219

十六、涌吐药

恒山（常山） 244

十七、驱虫药

天名精（鹤虱） 75

彼子（榧子） 275

雷丸 266

芜荑 199

十八、攻毒杀虫止痒药

雄黄 134

石流黄（硫黄） 135

露蜂房（蜂房） 214

蛇床子 82

十九、拔毒化腐生肌药

铅丹 228